U0295325

开展医院卫生技术评估，
为医院技术管理决策提供信息和证据支持

上海市卫生发展研究中心
国外最新卫生政策研究译丛

欧盟 **AdHopHTA** 项目组　著

医院卫生技术评估：
手册与工具包

胡善联　金春林　主审
何江江　王海银　主译

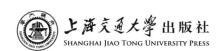

上海交通大学出版社
SHANGHAI JIAO TONG UNIVERSITY PRESS

内容提要

本书首次描述了欧洲医院开展卫生技术评估的最新方法与基本原理。上编手册部分介绍了医院卫生技术评估的理念与价值、评估过程与影响因素、部门操作准则和意识提高策略。下编工具包部分分为评估过程，领导力、战略与伙伴关系，资源和影响四个维度，内含 15 个良好实践指导原则和 34 个实用工具。

本书提供了评估现代医疗以及人类健康相关技术的详尽方法，有助于利益相关方开展医院卫生技术评估，改善医院卫生技术评估的质量，提升医院决策过程的效率和透明度，增强卫生系统运行的可持续性。

图书在版编目（CIP）数据

医院卫生技术评估：手册与工具包/欧盟 AdHopHTA 项目组著；何江江等译. —上海：上海交通大学出版社，2017

ISBN 978 – 7 – 313 – 17769 – 8

Ⅰ. ①医… Ⅱ. ①欧… ②何… Ⅲ. ①医院—卫生服务—评估 Ⅳ. ①R197. 32

中国版本图书馆 CIP 数据核字（2017）第 193478 号

医院卫生技术评估：手册与工具包

著　　者：欧盟 AdHopHTA 项目组　　　　译　　者：何江江　王海银

出版发行：上海交通大学出版社　　　　　地　　址：上海市番禺路 951 号

邮政编码：200030　　　　　　　　　　　电　　话：021 – 64071208

出 版 人：谈　毅

印　　制：上海景条印刷有限公司　　　　经　　销：全国新华书店

开　　本：787mm×1092mm　1/16　　　　印　　张：21

版　　次：2017 年 9 月第 1 版　　　　　　印　　次：2017 年 12 月第 2 次印刷

字　　数：441 千字

书　　号：ISBN 978 – 7 – 313 – 17769 – 8/R

定　　价：78. 00 元

国外最新卫生政策研究译丛
编译委员会

Preferred Citation

· Sampietro-Colom L, Lach K, Cicchetti A, Kidholm K, Pasternck I, Fure B, Rosenm? ller M, Wild C, Kahveci R, Wasserfallen JB, Kiivet RA, et al. The AdhopHTA hanbook: a handbook of hospital-based Health Technology Assessment (HB-HTA); Pubic deliverable; The AdHopHTA Project (EP7/2007 – 13 grant agreement nr 305018); 2015. Availble From: http: // www. adhophta. eu/handbook

· Sampietro-Colom L, Lach K, Cicchetti A, Kidholm K, Pasternck I, Fure B, Rosenm? ller M, Wild C, Kahveci R, Wasserfallen JB, Kiivet RA, et al. The AdHopHTA toolkit: a toolkit for hospital-based Health Tecenology Assessment (HB-HTA); Public deliverable; The AdHopHTA Project (FP/2007 – 13 grant agreement nr 305018); 2015. Available From: http: // www. adhophta. eu/toolkit

欧盟 AdHopHTA 项目组成员

EDITORIAL COMMITTEE

Iris Pasternack, University of Helsinki and Helsinki University Hospital(HUS) -Finland

Laura Sampietro-Colom, Hospital Clínic de Barcelona-Spain

Jean-Blaise Wasserfallen, Centre Hospitalier Universitaire Vaudois-Switzerland

LIST OF AUTHORS

Laura Sampietro-Colom[1], Krzysztof Lach[2], Irene Escolar Haro[2], Sylwia Sroka[2]

[1] HTA Unit, Research and Innovation Directorate, Hospital Clínic de Barcelona, [2] Fundació CLINIC pera la Recerca Biomèdica-Spain-*Coordinator*

Americo Cicchetti[3], Marco Marchetti[4], Valentina Iacopino[3]

[3] Graduate School of Health Economics and Management, Università Cattolica del Sacro Cuore (UCSC) ; [4] University Hospital "A. Gemelli", Rome, Italy

Kristian Kidholm, Anne Mette Ølholm, Mette Birk-Olsen

HTA Unit, Odense University Hospital, (OUH) , Denmark

Iris Pasternack, Risto P. Roine, Esa Halmesmäki

University of Helsinki and Helsinki University Hospital(HUS) , Finland

Brynjar Fure, Helene Arentz-Hansen, Katrine Bjørnebek Frønsdal

Norwegian Knowledge Centre for the Health Services(NOKC) , Norway

Magdalene Rosenmöller, Marta Ribeiro, Esther Vizcaino Garcia

Center for Research in Healthcare Innovation Management (CRHIM) , IESE Business School, Spain

Claudia Wild, Nikolaus Patera, Stefan Fischer, Agnes Kisser

Ludwig Boltzmann Institute for Health Technology Assessment(LBI-HTA) , Austria

Rabia Kahveci, Tanju Tutuncu, Yunus Nadi Yuksek, Emine Ozer Kucuk

HTA Unit, Ankara Numune Training and Research Hospital(ANHTA) , Turkey

Jean-Blaise Wasserfallen, Christophe Pinget

HTA Unit, Medical Directorate, Centre Hospitalier Universitaire Vaudois(CHUV) , Switzerland

Raul-Allan Kiivet, Margus Ulst

Tartu University Hospital(TUH) , Estonia

《医院卫生技术评估：手册与工具包》
中文翻译组成员名单

主　审：

胡善联（上海市卫生发展研究中心）

金春林（上海市卫生发展研究中心）

主　译：

何江江（上海市卫生发展研究中心）

王海银（上海市卫生发展研究中心）

译校组成员：

耿劲松（南通大学医学院，手册翻译组组长）

何　达（上海市卫生发展研究中心，工具包翻译组组长）

操　仪（卫生资源杂志社）

贾　品（复旦大学附属儿科医院）

唐　密（上海市第六人民医院）

张忻怡（复旦大学附属眼耳鼻喉科医院）

杨晓娟（上海市卫生发展研究中心）

张晓溪（上海市卫生发展研究中心）

房　良（上海市卫生发展研究中心）

孙薇薇（复旦大学公共卫生学院）

张　敏（复旦大学附属中山医院）

柳　睿［强生（上海）医疗器材有限公司］

吴亦晴［强生（上海）医疗器材有限公司］

质控专家组：

杨　海（上海市第六人民医院，质控专家组组长）

肖　月（国家卫生计生委卫生发展研究中心）

陶立波（中山大学药学院医药经济研究所）

陈昕琳（上海中医药大学附属龙华医院）

邵　蕾（上海市同济医院）

张力方（上海市第一人民医院）

吴懿俊（复旦大学附属肿瘤医院）

秘书组：

陈珉惺（上海市卫生发展研究中心）

信虹云（上海市卫生发展研究中心）

朱碧帆（上海市卫生发展研究中心）

PREFACE 1

I am delighted to present the Chinese translation of the handbook and toolkit produced by the EU project AdHopHTA (Adopting Hospital based Health Technology Assessment in EU).

The idea to produce information and tools on how to establish and implement Hospital Based Health Technology Assessment (HB-HTA) in (and for) hospitals first emerged at the HB-HTA Interest Group session during the HTAi Annual Meeting in 2011. Several EU members of this subgroup acknowledged the specificity and importance of HB-HTA in being closer to hospitals, the point of entrance of most of the health technologies (HTs) and the point where decisions are made. By that time, a written body of knowledge guiding interested hospitals on how to establish and initiate HB-HTA was not available. There was an urgent need to create this HB-HTA corpus as hospitals faced the challenge of a growing number and sophistication of HTs and the need for objective, comprehensive and contextualized information to guide investments and resource allocation.

This need was addressed by the European Commission in a research call in the area of HTA and hospitals under the 7th European Union Framework Program. In response to this call, a group of seven EU hospitals set up the AdHopHTA Consortium and laid out a work plan that was granted by the European Commission. The AdHopHTA Consortium was a mix of hospitals with long experience in HB-HTA and less experienced ones, thus avoiding any bias towards those institutions in a more mature stage of development and with a different mandate. In its work plan, the consortium acknowledged that hospitals are set up in health systems where National/Regional HTA Agencies may exist. This was identified as a need for the promotion of fluent links with these agencies in order to create balanced ecosystems where HTA could perform at its best and flourish. Additionally, being hospital managers one of the target recipients of the final products of the project, the Consortium was sensitive to incorporate the decision-making logic they apply and the specific vocabulary they use. Therefore, two partners in the consortium were a National/Regional HTA Agency and one a business school.

From the very beginning, the project collected information not only from existing evidence, using several research methodologies; but also gathered real world experience of partners' hospitals regardless of their experience in the field. In doing so, we tried to better attain the overarching aim of AdHopHTA products: to ease the path for setting up HB-HTA units or programs in a pragmatic way. We are glad to say that it seems that the effort was worthwhile and that the handbook and the toolkit are now being used as reference by hospitals around the globe.

In addition to providing this full body of knowledge on HB-HTA, AdHopHTA has strengthen the links among the participating hospitals in the consortium, seeing ourselves as en embrio of a network of HB-HTA in EU. We have hope that this Chinese translation of the AdHopHTA handbook and toolkit might mean an opportunity to promote greater adoption in China and, perhaps, be the seed of a future informal Chinese network of HB-HTA.

As coordinator of AdHopHTA, and on behalf of all the partners, I would like to express my deep gratitude to the leaders of this initiative and wish a great future for HB-HTA in China.

Laura Sampietro-Colom, MD PhD

AdHopHTA Coordinator

HB-HTA Unit at Hospital Clinic Barcelona (Spain)

序 一

（中文版）

我很高兴地向大家推荐欧盟医院卫生技术评估项目（Adopting Hospital based Health Technology Assessment in EU，AdHopHTA）研发的《医院卫生技术评估：手册与工具包》的中文版本。

为医院建立和实施医院卫生技术评估（HB-HTA）提供信息和工具的想法，最初是在2011年国际卫生技术评估协会（HTAi）年会上萌发的。这个HB-HTA亚组的若干欧盟成员均认同HB-HTA更接近医院，是大多数卫生技术的入口，也是决策制定的场所，HB-HTA在这些方面具有特殊性和重要性。那个时候，还没有书面知识体系来指导感兴趣的医院如何建立并启动HB-HTA。鉴于医院面临越来越多、越来越复杂的卫生技术方面的挑战，以及需要有客观的、全面的、符合医院情况的信息来引导资源投入和配置，创建HB-HTA相关概念与方法是一个迫在眉睫的问题。

欧盟委员会在欧盟第七研究框架计划下，发出了医院和卫生技术评估领域的研究号召，着手解决这一问题。为响应这一号召，首批七家欧盟医院建立了AdHopHTA联盟，并制定了由欧盟委员会正式批准的工作计划。AdHopHTA联盟将HB-HTA领域内富有经验和经验不足的医院融合在一起，从而避免对处于较成熟发展阶段的这些机构存在任何偏袒或实施区别对待。在其工作计划中，AdHopHTA联盟均认可，医院应该建立在有国家/地区卫生技术评估机构存在的卫生体系中，这一点是非常有必要的，有利于推动医院与这些专业机构之间的良好关系，创造平衡的行业生态系统，促进卫生技术评估发挥最佳效能和繁荣发展。因此，一家国家/地区层面上的卫生技术评估机构和一家商学院成为这一联盟的合作伙伴。此外，医院管理者作为本项目最终产品的目标用户之一，体现他们适用的决策逻辑和他们所使用的特定词汇正是AdHopHTA联盟的关键所在。

从一开始，AdHopHTA项目收集的信息不仅来自现有的证据并采用了若干研究方法，还囊括了合作医院的真实经验，而不考虑这些医院在该领域的经验水平如何。在这种情况下，我们试图更好地实现AdHopHTA产品的总体目标：以务实的方式，让建立HB-HTA部门或项目的路径更加灵活和便捷。我们很高兴地看到，这种努力是值得的，AdHopHTA手册和工具包如今已被全球各地的医院参考。

除了提供完整的HB-HTA知识体系，AdHopHTA项目加强了AdHopHTA联盟医院成员之间的联系，HB-HTA 欧盟网络已初见雏形。我们希望，AdHopHTA 手册和工具包中文版能够推动 HB-HTA 在中国更广泛地应用，并且，为在中国建立 HB-HTA 非正式网络播下种子。

　　作为 AdHopHTA 项目协调专员，我谨代表所有的合作伙伴，表达我对这一倡议领导者的深深谢意，并预祝 HB-HTA 在中国蓬勃发展。

劳拉·桑彼特罗－科洛姆，医学博士
AdHopHTA 项目协调专员
西班牙巴塞罗那医院临床 HB-HTA 办事机构

序　二

　　卫生技术评估是在特定环境中帮助决策者了解卫生技术价值的一门应用性学科。虽然卫生技术评估应该是国际、国家和区域上卫生决策过程的重要组成部分，但仍有一些高价值的创新技术因为各种原因不能及时应用到临床实践中去，而一些缺乏临床价值的卫生技术反而没有及时从临床实践中废除。医院是新技术最主要的市场准入地点，而往往又缺乏相关的知识和工具来评估这些新的技术，导致医院很难科学遴选和使用这些新技术。因此，在医院层面上使用卫生技术评估（Hospital Based Health Technology Assessment，HB-HTA），支持医院管理者和临床科室在新技术遴选、准入、合理使用等方面的决策越来越重要。

　　为了解决上述问题，欧盟委员会于 2012 年在卫生领域第七研究框架计划（项目协议编号：305018）下资助了欧盟医院卫生技术评估项目（Adopting Hospital Based Health Technology Assessment in the EU，AdHopHTA），旨在提供实用性信息、知识与工具，促进医院卫生技术评估的采用，推进建立一套"在医院使用"或"供医院参考"的欧洲卫生技术评估体系，帮助医院引进和使用那些已被证明有价值的卫生技术。医院卫生技术评估是指专门基于特定的医院环境，为帮助医院对各类卫生技术做出管理决策而进行的卫生技术评估活动。医院卫生技术评估可以为医院管理者提供证据，判断和分析所在医院是否需要引进新技术，使医院避免引进不适宜技术或减少不必要使用，提高医院卫生资源的配置效率。AdHopHTA 项目倡导在医院内引入医院卫生技术评估的主要原因有以下三个方面：一是可以帮助回答医院内具体卫生技术决策的相关问题；二是可以让决策者更明智地做出投资决策；三是可以更好地支持节省医院预算的决策。

　　AdHopHTA 项目聚集了 9 个不同国家、10 个机构的工作人员参与到项目中，包括西班牙、丹麦、芬兰、瑞士、意大利、土耳其、爱沙尼亚等 7 个国家的医院，挪威和奥地利等 2 个国家的卫生技术评估机构，以及西班牙 1 家商学院，产生了一系列成果，包括 4 个医院卫生技术评估组织模型、医院卫生技术评估方法学的新工具（mini-HTA 模板和医院卫生技术评估报告质量清单）、医院决策者需要的信息、15 个组织与施行医院卫生技术评估的良好实践指导原则。这些成果最终以一本手册（帮助医院了解相关概念，建立医院卫生技术评估机构）、一个工具包（基于良好实践指导原则设计，用于支持建立或者改善医院卫生技术评估机构）、一套数据库（包含联盟内合作者的医院卫生技术评估产品）呈现出来。

　　医院卫生技术评估的内容是非常广泛的，不仅涉及医疗器械、耗材、诊断试剂、临床诊疗规范，还有药品。在对一个新技术进行评价时，不仅需要开展传统的临床随机对照双盲试验，还需要进行真实世界数据的收集，只有通过新技术的扩大转播，最后才有可能获得医疗保险报销政策的补偿。特别是医院内医疗器械和耗材的评价研究不同于药品，前者技术发展很快，不断更新，评价本身就是一个实验过程，使用者的操作技术和学习曲线（learning curve）会影响到新技术的效果和安全性。

上海市卫生发展研究中心在征得 AdHopHTA 项目协调人 Sampietro-Colom Laura 女士的同意和授权后，其挂靠机构上海市卫生技术评估研究中心组织了一批卫生技术评估、药物经济学、医院管理等领域的研究人员，以及其他关心这一专业领域的热心人士对 AdHopHTA 项目产出中的《医院卫生技术评估：手册与工具包》进行了翻译，其中手册重点介绍了医院卫生技术评估的理念与价值、评估过程与影响因素、部门操作准则和意识提高策略。工具包分评估过程，领导力、战略与伙伴关系，资源和影响四个维度，内含 15 个良好实践指导原则和 34 个实用工具。在每个指导原则及相应的工具之后，均附有潜在问题及解决方案。

上海市卫生技术评估研究中心是 2011 年 11 月上海市卫生计生委批准成立的卫生技术评估研究机构，机构目标是推进上海市卫生技术评估研究工作，规范卫生技术在本市医疗卫生领域的合理应用，传播卫生技术评估理论和方法。该中心通过编译此书来介绍欧盟医院卫生技术评估实施的主要目的、核心内容与技术手册，以及实施过程中的经验与教训，以期对中国开展医院卫生技术评估有所启示与参考。

谨在此感谢所有为《医院卫生技术评估：手册与工具包》中文版翻译做出努力和贡献的专家和人士，感谢强生（上海）医疗器材有限公司对翻译本书提供的大力支持！由于整个翻译过程时间比较局促，有不当之处，敬请不吝批评指正。

上海市卫生发展研究中心　首席顾问
复旦大学公共卫生学院　　　教　授
2017 年 6 月

执行摘要

范围

卫生系统正在应对多种挑战带来的压力，影响了其当前和未来的可持续发展。挑战之一是科学知识发展和技术进步推动了卫生技术的创新，虽然一些新技术有利于解决当前卫生系统面临的问题并且能够满足卫生保健的需要，然而，由于存在争议，许多新技术并非这么乐观。因为能够改善人群健康状况、期望寿命和生活质量以及加速经济发展，创新能获得丰厚的回报。全球的经济萎缩迫使医疗卫生管理者对于公共卫生支出的决策更加谨慎，尤其对于作为新技术进入点的医院更是如此。上述复杂难题的亟待解决呼吁指导创新和新卫生技术（health technologies，HTs）决策的方法学和工具的产生。

本书聚焦于怎样通过开展医院卫生技术评估（Hospital Based Health Technology Assessment，HB-HTA）改进医院新技术的投资决策。HB-HTA 的首要原则是为医院决策者提供全面、客观和可靠的新技术效果与影响的相关信息。HB-HTA 提供的信息包括了新技术引入的决策情境。

本书为医院卫生技术管理提供信息和支持，支持以证据和知识为基础的决策过程，强调怎样建立和发展 HB-HTA 部门。这是 AdHopHTA 项目的一项最终结果，得到了欧洲委员会第七研究框架计划的资助。来自 20 个国家的 385 位人员合作开展研究并完成了本书及相关数据库。

目的和目标读者

本书的首要目的是加强医院对于高质量 HTA 结果的运用，为组建及发展 HB-HTA 部门提供可用的信息和知识（来自研究和经验）；次要目的是呈现 HB-HTA 部门在医院卫生技术管理中的任务，展示欧洲几家 HB-HTA 部门的组织和特征，并提出在欧盟建立 HB-HTA 战略的依据。

HB-HTA 手册适用于开展新技术评估及负责新技术投资决策的任何利益相关者、新技术的用户和研发人员；用户类型包括医院管理人员和医疗卫生行政部门，医疗卫生专业人员，

HB-HTA 部门，卫生当局及国家或地区 HTA 机构，创新技术的生产者，与医院服务、患者和公众相关的国际机构，全球 HTA 人士以及欧洲委员会。结合特定目标读者的关注点，1.5 章节提供了最为相关的内容。

动机

AdHopHTA 项目组的 HB-HTA 手册撰写合作者希望能够满足欧盟理事会"欧洲创新合作伙伴：积极、健康的老龄化"（European Innovation Partnershipon Active and Healthy Ageing, EIP-AHA）提出的"改进社会和卫生保健系统的持续性和效率"以及推荐的"必须以连贯的方式利用资源和技能，必须鼓励欧盟和成员国的协同以确保利于社会公众的创新技术能够更快地市场化"。此外，本书符合欧洲科学基金会关于"增加高质量 HTA 报告及临床指南在医院、基层医疗和各项行政事务，包括治疗和技术筹资的使用和实施"的建议，满足2011/24 号欧盟法案关于欧洲合作开展 HTA 的要求，该法案鼓励成员国提供"卫生技术功效和短期、长期效果的客观、可靠、及时、透明、可比及有效传播信息"，并且强调医院HTA 部门对于在欧洲建立全面的 HTA 生态系统的作用。

医院卫生技术评估的概念

本书上编第 1 章讲述了 HB-HTA 的理念及对医院而言的重要性，同时展示了 HB-HTA 与国家或地区机构开展的 HTA 的不同之处，以表格形式呈现不同利益相关者如何在书中找寻相关信息。

HB-HTA 包括医院自行开展（"医院内部"）和医院委托第三方开展（"为了医院"）的HTA，内容包括在医院层面运用多学科交叉、系统和循证的方式组织和开展 HTA 的方法和过程。医院自行开展 HTA 指由医院内部的专业团队（例如，临床医师、HB-HTA 部门）开展评估，决策者根据评估报告进行卫生技术的管理决策。医院委托第三方开展 HTA 则是由医院外部团队依据不同的活动，例如咨询、临时合同、自选内容或项目进行评估。然而，无论是医院自行开展还是医院委托第三方开展的 HTA，评估人员都需要结合医院情境并且服务于管理决策。

HTA 在特定医院的情境化要求在评估过程中结合医院的特征，例如选择可行的参照物，兼顾医院特定的组织模式，HB-HTA 侧重于评估医院感兴趣的卫生技术，根据医院情境及时调整评估方案并与医院决策者进行合作。

推动医院开展 HB-HTA 的主要原因包括：

· HB-HTA 支持决策者的知证决策，有助于提供有效和安全的医疗保健。

· HB-HTA 促使院方进行更加有效的投资决策，通过减少不必要的卫生技术的使用或避免投资失误，来节省医院支出。

· HB-HTA 基于科学知识和医院的特定信息，结合特定的情境并具有客观性。

· HB-HTA 能够改善患者安全。

医院卫生技术的管理现状

本书上编第 2 章讲述了欧洲医院采用新卫生技术的过程，该过程有多方参与且受一些因素的影响。该章提供了医院决策者信息需求的相关数据，并且告知人们现有的 HB-HTA 部门如何满足上述需求。本书还根据欧洲的经验展示了 HB-HTA 部门的组织模式并形成了框架。最后，阐述了 HB-HTA 部门与国家和地区 HTA 机构的合作经验。

HB-HTA 部门在管理卫生技术过程中的作用

新技术采用的决策过程因医院而异。此外，决策过程取决于评估的技术类型（设备、医疗器械或药品）以及医院是否成立 HB-HTA 部门。上编 2.1 节讲述了欧洲医院最常遵循的决策过程，分析了卫生技术采用的阻碍因素和促进因素；上编 2.2 节描述了 HB-HTA 部门在决策过程中的作用。一些主要观点如下：

· 许多国家的中央和地区卫生行政部门在医院卫生技术采用的决策过程中显得并不重要。

· 影响卫生技术采用的决策过程的主要因素是价值观、外部环境、机构因素、证据的提供与运用、经济因素和所需资源。上述因素因医院情况和环境的不同而成为促进因素或阻碍因素。

· 成立 HB-HTA 部门的医院，其卫生技术使用更有效率，组织更加完备。

· 虽然采用卫生技术所需的时间因技术类型而异，然而在医院使用 HTA 似乎能够控制技术采用的延迟风险因素。

HB-HTA 部门的组织模式

关于成立的 HB-HTA 部门，没有放之四海而皆准的统一模式。HB-HTA 部门的建立、组织和运行方式取决于医院情况和价值取向，且受特定医疗卫生保健系统工作氛围的影响。上编 2.3 节分析了欧洲现有的 HB-HTA 部门，展示这些部门在形式、专业分工、机构协调和集权方面的不同。

基于上述因素，HB-HTA 部门有 4 种组织模式：

1. 独立小组——这些部门在医院内部作为"独立小组"运行，并以非正式的方式支持管理决策。

2. 基本整合型的 HB-HTA 部门——虽然这些部门规模较小且职员数量有限，但是能够与其他相关人员及同盟者共同开展 HTA。

3. 独立的 HB-HTA 部门——通常具有高度正式和专业化的方案，在医院内部运行，且不会受到国家或地区 HTA 组织太大的影响（是欧洲当前最为常见的模式）。

4. 专业整合型的 HB-HTA 部门——该类 HB-HTA 部门与国家或地区 HTA 机构进行正式合作，因此合作方式对机构职能产生影响。通常，HB-HTA 部门参与技术采纳过程且得到认可，医院决策者围绕基于 HTA 的建议进行决策。

HB-HTA 部门的技术评估过程

HTA 报告的最主要目的是为决策者提供正确的信息，因此，确保 HTA 报告"与目标相符"并且满足终端用户的需要和期许显得至关重要。HB-HTA 的用户是医院的决策者，医院决策者需要关于待采用技术的临床有效性、预算影响、安全性、组织和战略方面的信息（见上编 2.4 节）。这些信息提供的详尽程度可以不同，更加重要的是需要考虑到后续决策的时间期限。然而，确保信息的质量非常关键；为此，本书提供了 HB-HTA 报告的质量清单（见上编 2.5 节）以及来自 AdHopHTA 合作国家的 HTA 报告质量分析示例。通过分析得到的主要结果是：

·没有固定的 HB-HTA 报告样式，其样式体现在完整详尽的 HTA 报告或并未深层次剖析问题的简明清单中。

·报告的总体质量处于中等，有改进空间。

·HB-HTA 报告的质量评分越高，涵盖的信息量就越大，则需要 HTA 人员付出更多的努力。

HB-HTA 部门与国家或地区 HTA 机构的合作经验

多数 HB-HTA 部门产生于成立国家或地区 HTA 机构的卫生系统。HB-HTA 部门通过与国家或地区 HTA 机构的互动与合作形成 HTA 的生态系统并获得丰硕的成果，这合乎逻辑。上编 2.6 节讲述了欧洲和加拿大魁北克 HB-HTA 部门与国家或地区 HTA 机构之间的合作范围与方式，并且列出了良好合作的促进和阻碍因素。目前，尽管多数人认为机构间的正式合作不可或缺，然而 HTA 方面的许多互动与合作仍是非正式的。医院的 HTA 部门与国家或地区的 HTA 机构共享资料和共同开展培训，并且互享经验，互帮互助。对于 HTA 报告的时限和方法学质量的不同预期成为影响协同合作的一个阻碍因素。非正式的互动对于加强相互理解和信任具有重要意义。

HB-HTA 良好实践的指导原则

本书上编第 3 章为准备开始开展或运用 HTA 的医院以及试图改进 HB-HTA 工作的人员提供了指导原则。方法学汇编请见上编第 2.7 章。

HB-HTA 开展的 15 项指导原则被分为 4 个维度：①评估过程；②部门框架（尤其是领导力、战略和伙伴关系）；③部门所需的资源；④部门工作产生的影响。

HB-HTA 部门实践的指导原则

维度 1：评估过程

指导原则 1：HB-HTA 报告：范围、医院环境和信息需求

　　HB-HTA 报告清晰阐明其目标和范围，体现医院环境，且考虑到医院决策者的信息需求。

指导原则 2：HB-HTA 报告：方法、工具和可复制性

　　运用良好的实践方法和适宜的工具系统完成 HB-HTA 报告，并且适用于其他医院（可复制性）。

指导原则 3：HB-HTA 过程：独立、无偏倚、透明和利益相关方参与

　　各利益相关方参与 HB-HTA，以无偏倚和透明的方式开展以确保独立性。

维度 2：领导力、战略和伙伴关系

指导原则 4：使命、愿景、价值观与管理

　　明确 HB-HTA 部门的使命、愿景和价值观，符合医院整体使命和战略，管理制度明晰。

指导原则 5：领导力和沟通措施/策略

　　在追求卓越、出台和推行有益的沟通措施/策略时，HB-HTA 部门高层的领导力起到示范作用。

指导原则 6：选择和优选标准

　　清晰表述待评估技术的入选标准。

指导原则 7：撤资过程

　　明确建立潜在撤资技术的甄别和评估程序。

指导原则 8：通过创新进行改善

愿意根据经验不断改善并有能力学习和创新。

指导原则 9：知识和资源共享

有明确的知识、信息和资源共享政策和机制。

指导原则 10：与 HTA 机构合作

HB-HTA 部门与地区、国家和欧洲 HTA 机构合作。

指导原则 11：与盟友及合作伙伴的联系

积极识别主要盟友和合作伙伴，加强其与 HB-HTA 部门员工、客户和其他利益相关方之间的良性互动。

维度 3：资源

指导原则 12：熟练的人力资源和职业发展

明确人力资源概况和技能要求，建立招聘政策及职业发展规划。

指导原则 13：充足的资源

经费资源足以支付运行成本和保证适合的工作场所。

维度 4：影响

指导原则 14：测量短期和中期影响

测量和保持短期及中期影响。

指导原则 15：测量长期影响

测量和保持长期影响。

在欧洲形成广泛的 HTA 生态系统

HTA 在欧盟健康日程中具有稳固的重要地位，这源于欧盟和成员国对 HTA 的长期支持。然而，直到现在，欧洲国家主要是进行国家和地区机构层面的 HTA 协作，并未特别考虑医院层面。HB-HTA 的兴起更好地满足了医院的卫生技术决策需要，为国家或地区层面的 HTA 结果向医院层面进行更加有效的转化搭建了桥梁。HB-HTA 部门与欧洲 HTA 科学和专业网络的积极合作将为不同的卫生系统提供更加完备的方法。

上编第 4 章的目的是概述欧盟与 HTA 相关的卫生政策、体系和举措的历史与现状，旨在增强将 HB-HTA 融入欧盟政策的意识。本章为欧盟提供了系列建议，包括支持建立欧洲 HB-HTA 网络，推动医院 HTA 的建设并且建立广泛的欧盟 HTA 生态系统，同时界定了网络的使命、视角、价值观和目标。本章还为成员国和利益相关者提出了其他针对性的建议。

相关工具

本书下编介绍了两个相关产品。一是 AdHopHTA 工具包，该工具包为 HB-HTA 部门的建立和有效运行提供实践指南，既回答了经常提出的问题，又为切实发展 HB-HTA 部门和开展新技术评估提供了工具。一是 AdHopHTA 数据库，该数据库包括 8 家 HB-HTA 部门开展的技术评估工作，其目的是在此基础上拓展成为涵盖欧洲更多 HB-HTA 部门工作的数据库。用户可以从 AdHopHTA 网站 www. adhophta. eu 获取工具包和数据库。

补充材料

本书有 3 个附录材料：
· 附录 1 总结了欧盟国家或地区层面伴随着 HTA 的开展而发展 HB-HTA 的历史。
· 附录 2 总结了手册开发过程和运用的方法学。
· 附录 3 为医院情境的新技术评估的信息收集提供模型（AdHopHTA mini-HTA 模板）。

目　录

下编　医院卫生技术评估工具包

上编

医院卫生技术评估手册

1　概念界定

1.1　卫生技术评估

卫生技术评估（Health Technology Assessment，HTA）是以研究为基础、以实践为目的，通过分析卫生技术的相关知识，评估技术的直接和预期结果以及间接和未预期的结果（HTAi 2014），包括短期和长期结果（Health technology assessment 2009）。"结果"不仅指卫生技术的临床效果、经济影响和对医疗机构的影响，还指其社会、伦理和法律影响。

HTA 旨在为决策者提供卫生技术可能价值的信息。当收集和分析一份 HTA 报告所需的具体信息时，要求研究者采用严谨合适的方法学。

1.2　医院卫生技术评估

为了管理决策在医院情境中开展的 HTA 称为"医院卫生技术评估"（Hospital-based Health Technology Assessment，缩写为 HB-HTA）。HB-HTA 经常在医院进行，但并非完全如此。HB-HTA 回答医院管理者提出的医院新技术[①]实施的相关问题。

通常情况下，医院是新技术的入口。新技术会取代现有技术，或是与现有技术联合使用，这意味着决策者需要知道新技术对于当前医院的临床实践价值。此外，实施决策时需要参考技术评估提供的信息，因此技术评估经常有严格的时限要求。

HB-HTA 不仅产生针对特定情况且方法学严谨的报告，同时也通过针对医疗工作中的具体问题，组织医院开展 HTA 并帮助做出医疗管理决策。HB-HTA 既符合医院的领导和管理战略，也适合现有的资源与合作关系。此外，HB-HTA 也涉及测评评估部门和评估结果，以及探讨评估对于用户[②]、医院和社会的影响。

HB-HTA 指医院自行开展或是医院委托第三方开展的 HTA，是在医院层面以多学科、系

---

① 本书中的"新技术"指尚未广泛应用（处于早期的传播阶段）的技术。其中一些属于创新技术，确实具有创新性、以全新的方式和被证实有潜在价值的技术。

② HB-HTA 的用户是医院管理者、临床管理人员、医生和护士等。

统和循证的方式组织和开展 HTA 的过程和方法。医院自行开展 HTA 指由医院内部的专业团队（例如，临床医师、HB-HTA 部门）开展评估，决策者根据评估结果进行卫生技术管理的决策。医院委托第三方开展 HTA 则是由医院外部的团队依据不同的事项，例如咨询、临时合同、自选内容或项目进行评估。然而，无论是医院自行开展还是医院委托第三方开展的HTA，评估人员都需要结合医院情境并且服务于管理决策。

将 HTA 结合特定的医院进行情境化，要求在技术评估过程中考虑到技术的特征，例如选择可行的对照技术、考虑医院特定的组织模型和形式、聚焦医院关注的技术、依据医院情况适时调整并且与医院决策者合作。

> 医院卫生技术评估（HB-HTA）是根据医院情况开展 HTA 以支持各类卫生技术管理决策，是关于医院自行开展或委托第三方开展 HTA 的流程和方法。
>
> ——AdHopHTA 项目合作者提出的定义

不同类型的卫生技术包括医用设备①、医疗器械②、药品和临床操作，以及组织和电子健康技术。

HB-HTA 可以在不同的复杂组织中开展（Cicchetti et al. 2008）。HB-HTA 可以在由全职HTA 专业人员组成的部门或是兼职临床医生形成的网络中开展，需要规划评估工作并且分配评估人员相应的任务。根据 HB-HTA 的定义，以下活动即便不能被认为是纯粹的HB-HTA，也是在 HB-HTA 过程当中重要的中间步骤：

· 照搬国家或地区（或其他医院）HTA 报告，不结合医院情况进行合理调整，在这种情况下临床负责人充当倡导者（所谓的"大使模式"）（Rehnqvist 2005）。

· 由医生委员会在并未知晓 HTA 的基本方法和/或由国际 HTA 标准要求获悉的全面信息的情况下，提出卫生技术的推荐意见。

· 医院完成卫生技术评估的问题清单，却没有运用 HTA 过程所需的质量准则。

· 仅从生物工程或是医疗机构的角度评估卫生技术。

· 运用证据帮助采购。

HB-HTA 部门不同组织模式的详细信息请见上编第 2.3 节。

---

① 医用设备：本书中医用设备指需要较长时间分期折旧并且需要列入资产清单的大型技术，可以单独或与相关配件、医用耗材或辅助设备联合用于人体。

② 医疗器械：范围很广，包括材料、仪器、装置或机器等。被单独或联合用于医疗服务，用于预防、诊断或治疗疾病等目的。与医用设备不同，医疗器械包括非可重复利用的物质，例如植入性器械、一次性产品或供单次使用的产品。

1.3　开展 HB-HTA 的原因

医院正面临着与日俱增的压力和多重挑战，原因之一就是它处于创新技术应用的最前沿。人口老龄化改变了社会人口结构，由此带来医疗卫生需求的增长。科学的发展和技术的进步加速了创新性卫生技术的出现，这可以应对一些挑战。许多新技术的价值和创新性毋庸置疑，然而部分新技术的价值和创新性有待证实。此外，社会对于医疗卫生服务质量和可及性的期望越来越高。因此，社会呼吁健康相关决策的可问责性和多方参与。上述现象也意味着医院需要更有效率地管理现有的资源。

同时，各国均面临着应用创新卫生技术改善生活质量、延长预期寿命的压力。目前遇到的问题是怎样识别能够带来更好健康结局的卫生技术。HTA 的方法和评估过程能够产生用于指导卫生决策的可信报告，为应对上述挑战提供了方法（WHO 2014）。

HTA 最初用于服务政府部门，第一家 HTA 办公室成立于 1970 年（更详细的 HTA 历史请见附录 1）。后来，人们意识到 HTA 和医院更加相关并且对医院颇具影响（McGregor &Brophy 2005）。初步的证据表明医院层面开展的 HTA 不仅可以提高医院预算管理的效率，还可以对决策发挥实质性的支持作用。

尽管在一般情况下，国家或地方 HTA 部门产生的报告易于获得，临床医生和医院管理人员却认为此类报告与日常的临床和管理实践存在差异（McGregor 2006）。其中主要的原因是国家或地方 HTA 部门产生的报告较之院方的要求，在确定优选问题（Kidholmet al. 2009）以及评估内容和时间（Cicchetti et al. 2008，Sampietro-Colom et al. 2012）方面并不匹配。此外，临床医生质疑甚至并不信任 HTA 机构（Hailey 2003）。

医院需要新兴技术的信息，然而根据国家或地区 HTA 机构的要求，鲜有可以用于产生HTA 报告的好（高质量）证据。此外，医院需要医疗器械的诸多信息，然而 HTA 机构并未开展此类评估。

医院需要预算影响分析（budget impact analysis，BIA）而非成本效果分析（cost-effectivenessanalysis，CEA），CEA 却是国家或地区 HTA 机构最常采用的经济学评价类型。同时，HTA 机构很少提及医疗机构方面的问题，此类问题对于医院而言却至关重要（Nielsen et al. 2011）。更重要的是，支持医院决策的 HTA 报告需要聚焦于基础设施、具有优势的治疗方案、患者群体、学习曲线和其他竞争性重点技术（Martin 2014）。

此外，院方基于 HTA 报告的推荐意见进行的决策，较之国家或地区层面的决策具有更多的可能性。院方的决策并非简单的"是""否"或"是、仅适用于特定类型的亚组"，而是可能针对以下情况进行决策：

（1）为了应急允许使用的特例技术；

（2）与企业结成战略联盟联合开展研发；

（3）由国家或地区卫生部门进行决策（如果决策超出了 HB-HTA 范围或需要政府资助）（Poulin et al. 2012）。

开展 HB-HTA 的另一原因是需要对并未产生预期健康收益或是曾被证实有害的卫生技术进行审查和做决定（Nielsen et al. 2011）。这一点见于医院为了规避潜在的利益冲突或市场压力，未进行合理评估就引进新技术或是决策时没有适时透明公开。

各种理由都体现了医院开展 HTA 的必要性。

开展 HB-HTA 的六个原因

1. 当新技术不断出现时，医院准备维持或紧缩预算。这时需要优选新技术。HB-HTA 是确定优先重点技术的工具。

2. HB-HTA 为医院决策者（管理人员和医生）提供循证和全面的信息，并且提供技术投资决策所需的证据。

3. 从 HB-HTA 当中获取的信息优于由国家或地方 HTA 部门提供的信息，原因是：

   a）快速和及时

   b）符合医院实际

   c）满足医院管理层的信息需求。

4. HB-HTA 提升医院的技术应用效果。

5. HB-HTA 被证实能够有效改进医院的预算管理。

6. HB-HTA 能够改善患者安全。

四项医院推广 HB-HTA 的实例

1. HB-HTA 基于科学知识和医院信息筛选新技术

· 举例：关于卫生技术对医院的益处和影响，HB-HTA 报告提出了明确的建议。一家医院在 7 年间产生了 165 份 HB-HTA 报告并形成了如下建议：51 份报告推荐引进卫生技术；20 份报告不推荐引进卫生技术；94 项卫生技术要有限制条件地引进（例如，针对特定的患者亚组）。

2. HB-HTA 助力投资决策

· 举例：4 家医院的研究结果表明，HB-HTA 报告的建议被超过 90% 的医院决策者采纳（部分医院采纳的比例达 99%～100%）。

3. HB-HTA 回答医院卫生技术决策的相关问题

·举例：HB-HTA 报告满足了医院管理层特定的信息需要。一家医院的经验表明，10 年之后（共产生了 40 份 HB-HTA 报告），85% 参与 HB-HTA 的临床医生认可 HB-HTA 的效用和必须性。另一家医院的经验表明，设立 HTA 部门之后的 5 年（共评估了 23 项卫生技术），医院管理者和医生对于 HB-HTA 提供的信息很满意，他们 100% 愿意从 HB-HTA 部门寻求支持并且会推荐医院的其他同事与 HTA 部门合作。

4. HB-HTA 是更好的投资决策的基础，能够为医院节省资金

·一项特定的评估（例如实验室的技术运用）一年可以为医院节省 37.1 万美元，减少 10% 的不必要检测量。

·一家医院最初产生的 16 份 HB-HTA 预算影响分析每年为医院节省约三百万美元（McGregor &Brophy 2005）。

·在评估了 23 项卫生技术之后，12 项技术被医院采用，据估算，这些技术的净现值未来 10 年将为医院节省 410 万欧元。相反，如果医院引进 11 项未被推荐的卫生技术，则会在未来 10 年损失 1360 万欧元（Sampietro-Colom 2014）。

HB-HTA 相对于传统的由国家或地区机构开展的 HTA 最突出的特点如表 1-1 所示。尽管 HB-HTA 与国家或地区机构开展的 HTA 存在诸多不同之处，但是医院与国家或地区机构增进 HTA 的合作和交流将取长补短、互惠互利。

表 1-1 国家或地区层面 HTA 与医院 HTA 的总体特征

特 征	国家或地区机构	医院
评估过程		
评估的技术类型	·药品 ·医用设备 ·医疗器械 ·诊断试验 ·组织技术	·药品* ·医用设备 ·医疗器械 ·诊断试验 ·组织技术
对照的范围	对照是在国家广泛运用的"金标准"	对照通常是在医院广泛使用的技术（常规医疗实践）

续表

特　征	国家或地区机构	医院
评估过程		
信息需求	·描述卫生技术及其特征 ·健康问题和技术的使用情况 ·临床效果 ·安全性方面 ·伦理、组织、社会和法律层面 ·成本和经济性评价（从社会和医院角度）	·健康问题和技术的使用情况 ·临床效果 ·安全性方面 ·组织方面 ·政治和战略层面 ·成本和经济性评价（从医院角度）
卫生经济学评价角度	从社会或医疗支付方角度的成本效果分析，并且采用平均成本	从医院角度开展的成本分析、预算影响分析和成本效果分析（即医院的实际成本）
技术评估的主要目标用户	政策制定者、医疗卫生支付者	医院和临床管理者
HTA 支持的决策类型	支付、服务包纳入、报销、监管	配置/投入、研发合作、公私合作的研究、撤资
利益相关方	医疗卫生支付者、临床医生代表、患者	要求评估卫生技术的医生、管理者、护士#、生物工程师#和规划者#
随访	很少	很少
HTA 报告	报告全文，有时是快速评估报告	HTA 报告（例如采用 mini-HTA 评估、快速评估和全面评估）
评估时限	12～24 个月	1～6 个月（平均 3 个月）
开展评估的人员	最常见： ·国家或区域 HTA 部门的学者 ·被委以评估任务的大学学者	最常见： ·HB-HTA 部门的学者 ·由 HB-HTA 部门的学者协助接受 HTA 培训的医生 ·为医院开展评估工作的国家或地区 HTA 机构学者 ·由大学学者协助接受 HTA 培训的临床医生
评估的发起者	通常情况下是政策制定者和医疗支付方	临床医生

续表

特　征	国家或地区机构	医院
评估过程		
领导	公务员或与国家或地区评估机构签订合同的专业人员，具有不同的经验或培训经历	与医院签订合同的全职或兼职专业人员，多数接受过 HTA 培训并且有长期的工作经验
使命、愿景和价值观	为国家卫生服务的知证决策提供高质量证据	支持管理决策、为临床实践评估卫生技术
被评估卫生技术的优先级设定	多数由国家（卫生部）或地方的政策制定者或医疗卫生支付方确定	由临床负责人和医院管理人员确定
合作关系和网络	与国家或地区 HTA 机构以及国际组织成立合作网络并建立正式的合作关系	医院与当地、地区、国家和/或国际评估机构的非正式联系
资源		
筹资	·主要来自政府（国家或地区）	·主要来自外部（例如：竞争性的资助申请、与其他机构签订合同） ·很少来自内部（医院预算）
资质和技能（更常用）	·临床医生 ·流行病学家 ·经济学家、统计学家 ·社会工作者、伦理学家	·临床医生 ·流行病学家、公共卫生专家 ·经济学家
影响		
满足地方需要的能力	有限（大范围调整来满足地方需要）	多数情况下都满足需要
影响测量（益处/终端用户的结果）	·经常使用终点指标（健康 & 社会影响）；要求有大量的资金 ·成本高并且难以证实直接的因果关系	·经常使用中间指标（例如对 HB-HTA 部门和评估工作的满意度、节省的净成本或采用/未采用卫生技术而避免的损失） ·推荐卫生技术的影响评价 ·成本高并且难以证实直接的因果关系
用户的结果	采纳和运用推荐意见的程度	医院管理者和临床医生采纳和运用推荐意见的程度（对决策的有效性、对 HB-HTA 部门的满意度）
社区健康	难以评价	难以评价

　　*对于欧盟的成员国，在医院内由药品委员会负责分析医院的药品引进；医院经常聚焦于其他卫生技术，不同国家的具体情况各异。

　　#可选择的。

　　一些信息取决于国家或地区之情况。

　　来源：改编自 Sampietro-Colom et al. 2015。

1.4 本书目标

本书的目标是通过运用和实施 HB-HTA 为医院的技术管理决策提供信息和知识，主要目的是：

· 基于几个欧洲国家的调查结果描述 HB-HTA 的特征，包括组织方式、在采用新卫生技术中的作用、在卫生技术评估过程中运用的信息和工具，以及怎样与国家或地区 HTA 机构互动；

· 提供支持医院水平引入和使用 HTA 的知识（事实、证据和经验）；

· 提供开展 HB-HTA 良好实践的指导原则。

HB-HTA 可被用于卫生技术的整个生命周期：研究和开发新兴技术和新技术，从早期采用、实施到通过撤资淘汰技术（见图 1 - 1）。本书针对医院情境，在技术采用阶段的曲线中展示何时运用 HB-HTA 评估新技术。

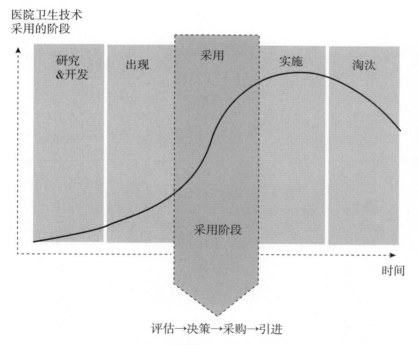

图 1 - 1　本书聚焦的卫生技术生命周期

来源：改编自 Smale 1996。

1.5　目标读者

本书的目标读者是对 HB-HTA 感兴趣的各类人群，具有不同的特征、需要和知识层次，包括各利益相关方，涵盖 HB-HTA 的用户、研究人员和对 HTA 感兴趣的人群（见表1－2）。

表1－2　HB-HTA 手册对不同类型读者而言的最相关内容

目标读者	学习目标	感兴趣的内容
尤其是医院管理者，但并非专指大学医院 医疗卫生部门的高管（例如，健康保险公司）	为医院新技术和潜在创新技术入口和守门者的目标读者提供帮助 提升人们对于 HB-HTA 能改进创新技术投资决策的意识 为优秀的 HB-HTA 部门的创建提供指导	章1，章2.1，章2.2，章2.3，章2.4，章2.5，章3，附录1
医疗保健专业人员	为创新技术的采用提供决策支持 让人们意识到在医疗资源稀缺的情况下，对于 HB-HTA 确保高质量医疗结果过程中的作用 为优秀的 HB-HTA 部门的创建提供指导 提供关于如何产生高质量 HB-HTA 报告的信息	章1，章2.1，章2.4，章2.5，附录1
不同情况的 HB-HTA 部门	增强人们运用良好实践的指导原则开展 HB-HTA 的意识 为 HB-HTA 的管理和实践提供知识	章1，章2，章3，章4，附录1，附录2，附录3
卫生行政部门（例如，政策制定者）和国家或地区的 HTA 机构/部门	增强未来在相应区域支持成立 HB-HTA 部门的意识和动机 促进 HB-HTA 部门的有效合作，提升国家或地区医院的 HTA 氛围和 HTA 的有效运用	章1，章2.1，章2.2，章2.4，章2.5，章2.6，章3，附录1
欧洲委员会	执行欧盟2011/24 指令，该指令关系到在欧盟不同的医疗保健层面建立广泛的 HTA 生态系统以及发展 HB-HTA 推荐欧盟成员国设计和实施 HB-HTA 战略，并且提升各成员国对 HB-HTA 需要和用途的意识	章1，章2.2，章2.6，章4，附录3

目标读者	学习目标	感兴趣的内容
创新性卫生技术的生产者（例如，医药企业）	提供关于以下方面的信息：医院该如何对卫生技术的采用进行管理、与 HB-HTA 部门合作的可行方式，以及根据 HB-HTA 投资创新性卫生技术的各种合作形式 理解医院决策者关于创新性技术的信息需要	章 1，章 2.1，章 2.2，章 2.4，章 2.5，附录 1
医院服务相关的国际组织（例如，欧洲医院和医疗保险联盟——HOPE；国际医院联盟）	理解组织成员推动 HB-HTA 的需要和用处 增强对于 HB-HTA 组织模式的意识 为建立优秀的 HB-HTA 部门指明方向	章 1，章 2.2，章 2.2，章 2.4，章 3，附录 3
患者、公众	让人们意识到在医院使用卫生技术时，HB-HTA 在保障病人利益和安全方面的作用 让人们意识到 HB-HTA 能帮助相关人员快速获取被证实具有附加价值的创新性技术	章 1，章 2.1，章 2.2，章 2.4
欧洲和全球的 HTA 团体（HTA 网络，例如 EUnetHTA 或 INAHTA；以及科研和专业的 HTA 协会，例如 HTAi）	理解并推动全球 HB-HTA 的最佳实践	章 1，章 2.2，章 2.3，章 2.4，章 3，附录 3

参考文献

Health technology assessment. International journal of technology assessment in health care, 2009 25 Suppl 1, p. 10.

HTA Glossary, Health Technology Assessment international 2014. Available from: http:// htaglossary. net/ health + technology + assessment + %28HTA%29 [Accessed 30 July 2014].

Cicchetti, A. et al. , 2008. Hospital based health technology assessment world-wide survey. Hospital based health technology assessment Sub-Interest Group. Health Technology Assessment International(HTAi).

Hailey, D. , 2003. Toward transparency in health technology assessment: a checklist for HTA reports. International journal of technology assessment in health care, 19(1), pp. 1—7.

Kidholm, K. et al. , 2009. Assessment of the quality of mini-HTA. International journal of technology assessment in health care, 25(1), pp. 42—48.

Martin, J. , 2014. Evidence in Context: Hospital-based HTA adds significantly to Arms-Length HTA in Canada. Panel Session-"Same, same but different: HTA in and for Hospital at Health Technology Assessment International"

11th Annual Meeting, Washington.

McGregor, M., 2006. What decision-makers want and what they have been getting. Value in Health, 9 (3), pp. 181—185.

McGregor, M. & Brophy, J. M., 2005. End-user involvement in health technology assessment(HTA) development: a way to increase impact. International journal of technology assessment in health care, 21(2), pp. 263—267.

Nielsen, C. et al., 2011. Health Technology Assessment: research trends and future priorities in Europe. J Health Serv Res Policy, 16(Suppl 2) : 6—15.

Poulin, P. et al., 2012. New technologies and surgical innovation: five years of a local health technology assessment programme in a surgical department. Surg Innov, 19(2) : 187—99.

Rehnqvist, N., 2005. Bringing HTA into practice in Sweden. Ital J Pub Health, 2(Suppl 1) : 68. Sampietro-Colom, L. et al., 2012. Development and Test of a Decision Support Tool for Hospital Health Technology Assessment. International Journal of Technology Assessment in Health Care, 28, pp. 460—465.

Sampietro-Colom, L., 2014. AdHopHTA-overview, building an ecosystem. Panel Session-"Same but different: HTA in and for Hospital at Health Technology Assessment International" 11th Annual Meeting, Washington.

Sampietro-Colom, L. et al., 2015. Modelos de evaluación de tecnología en el hospital: cómo introducir la tecnología en los hospitales. In VV. AA. Monografías de Gestión Hospitalaria: Soluciones innovadoras(no7). Barcelona: Bayer Hispania SL, 2015.

Smale, G. G., 1996. Mapping Change and Innovation, HMSO Publications, London.

World Health Organization, 2014. Health intervention and technology assessment in support of universal health coverage. The Sixty-seventh World Health Assembly, 24 May, Geneva.

2 医院卫生技术的管理现状与 HB-HTA 部门的作用

2.1 医院采用卫生技术的步骤

本部分介绍医院在引进技术过程中最常采用的决策程序。信息来自文献综述和面对面访谈、大规模调查及部分国家的案例分析。具体案例来自：①成立 HB-HTA 部门的大学、研究和培训医院；②没有成立 HB-HTA 部门的大学、研究和培训医院；③没有成立 HB-HTA 部门的小至中等规模医院，例如社区医院。

2.1.1 技术采用的典型步骤

医院卫生技术的采用过程通常包括了以下步骤（见图 2-1）：

　·步骤 1：临床需要的初步分析（例如疾病负担、需治疗的患者数、其他可选的治疗方案）。

　·步骤 2：技术使用的环境适宜性（医疗水平）评估，技术采用的经济和机构影响以及对于招标要求的界定。

　·步骤 3：市场分析和咨询。

　·步骤 4：采购程序的选择[①]。

　·步骤 5：投标价格分析和最终的决定。

　·步骤 6：与技术引入有关的采购和后勤工作。

这些步骤受到拟采用技术的类型和特性、医院结构、组织和程序的特征以及与整个决策过程有关的个人或团体的影响（Cicchetti 2013）。

---

① 采购过程指卫生技术的购买程序，可以指供应商的选择、议价、同意支付和付款（改编自 www.businessdictionary.com）。

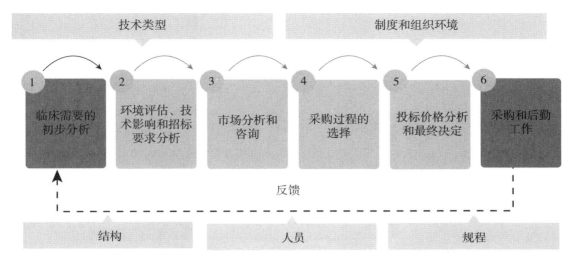

图 2－1　医院采用卫生技术的过程（来自意大利的案例）

来源：改编自 Cicchetti 2013。

这些和采购有关的步骤受到了医院技术采用相关方的高度关注，尤其是鉴于最近颁布的公共采购的欧盟法律（European Union 2014）。上述关注体现在昂贵医疗服务合同（≥75000欧元）的决标标准，除了价格之外还考虑了其他因素。目前在采购过程中兼顾质量、连续性、可及性、服务的综合性和创新性。鉴于这些决策准则，招标采购可以归结为一个"物有所值"的问题，该问题可以通过 HB-HTA 顺利解决。因此，HB-HTA 在技术采用过程中显得更加重要，HB-HTA 运用特定医院的数据使得评估结果可以直接用于该医院。

2.1.2　与采用过程相关的行动者

过程的发起者

临床医生、首席医疗官（chief medical officer，CMO）和临床科室负责人是卫生技术采用过程中的主要发起者（见图 2－2）。这见于所有被分析的医院，无论医院所在的国家或者 HB-HTA 的具体形式。现已确立了一种"自下而上"的方法，即不论是何种管理职位的临床专家和当地的意见领袖，都通过参加医疗会议带来新技术价值的信息并将其传达给医院决策者。

当开展机构创新时，医院首席执行官和/或临床科室负责人可成为技术采用过程的发起者。护士和其他的专业团体，例如生物学家和临床工程师也会充当发起者，但没有上述情况常见。考虑到护士在日常工作中接触大量的卫生技术，今后他们的角色很可能会更重要。最后，采购办公室、行政和财务部门有时也会担任技术采用过程的发起者。

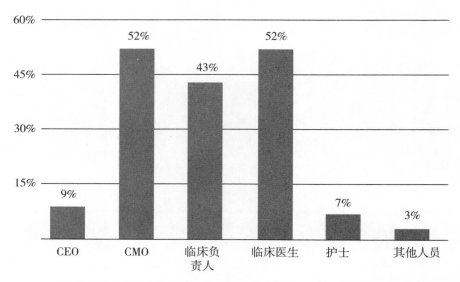

图 2-2　卫生技术采用决策过程的发起者（百分比代表频次，即各方是否为技术采用的发起者）

来源：对西班牙、意大利、土耳其、瑞士、奥地利、爱沙尼亚、丹麦、芬兰和挪威 82 家医院的 163 名受访者开展的大规模网络调查（Cicchetti et al. 2014）。

技术采用过程中不同阶段的主要参与者

不同的参与者和利益相关方在卫生技术采用过程中的不同阶段发挥了重要作用（见图 2-3）。临床医生和 HB-HTA 部门在卫生技术的采用过程中，不仅作为发起者发挥了重要的作用，而且还能提供所有关于卫生技术的信息。

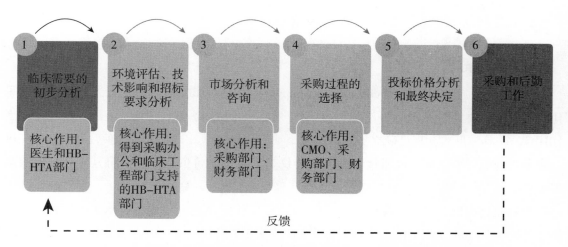

图 2-3　利益相关方在技术采用过程中不同阶段的作用（来自意大利的案例）

* 采购部门在环境评估和技术影响方面发挥支撑作用，而临床工程部门在投标要求方面支持 HB-HTA 部门。

值得一提的是，参与此过程的护士主要在大型医院，尤其是设有 HB-HTA 部门的大学、科研或教学医院。护士很少成为评估过程的主要参与者，他们多参与到技术采用相关的过程中，例如绷带、探针等一次性用品的使用以及诸如胃溃疡的治疗等。

卫生技术采用的最终决策者

一般来说，高层管理者（首席医疗官连同技术委员会，例如医院采购委员会），尤其是首席执行官是卫生技术购置决策最终决策者（见图 2-4）。临床部门的负责人则较少负责此类最终决策。但对于价格不高的卫生技术，临床科室（部门）负责人（主管）通常可以做最终决策。

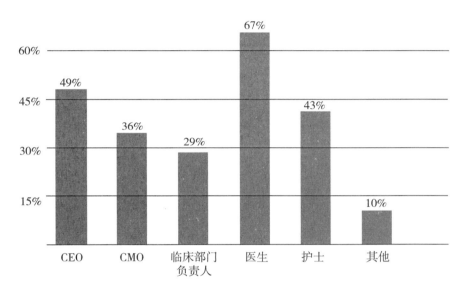

图 2-4　卫生技术采用的最终决策者（百分比代表频次，即各方是否为最终决策者）

来源：对西班牙、意大利、土耳其、瑞士、奥地利、爱沙尼亚、丹麦、芬兰和挪威 82 家医院的 163 名受访者开展的大规模网络调查（Cicchetti et al. 2014）。

2.1.3　国家和地区卫生行政部门在技术采用过程中的作用

国家和地区层面的卫生行政部门很少影响医院（设有或没有设置 HB-HTA 部门）卫生技术的规划、采购和采用过程。他们的角色主要集中在资源和医疗保健项目的规划和配置方面（例如确定预算和规划床位数）。他们很少参与非常昂贵的医疗技术的采购和大规模的医疗项目，因为这些都需要中央的规划和指导（例如预算和人员编制的计算）。

换言之，医院通常可以自由选择他们希望采用的卫生技术。也有一些例外，例如药物的采用由国家或地区的卫生行政部门进行管控。行政部门也可以通过对医疗卫生活动的类型和规模进行协定来间接影响高新技术医院或教学医院的卫生技术采用。

一般情况下，似乎国家和地方的卫生行政部门与中小型医院之间的关系比大型医院显得更加密切。

2.1.4 技术采用过程中的阻碍和促进因素

医院卫生技术引进的决策方式有很多种，根据医院情况和拟引进技术的不同而异。

主要的阻碍和促进因素框架见表2-1。根据特定的环境和背景，每个因素可以促进或阻碍卫生技术的采用。例如，如果向负责人提供了明确的答案，那么信息或知识可以促进创新技术的采用；而若以一种无法让人理解的方式来解答，则将成为阻碍因素。同样，资源在充足的时候是促进因素，在匮乏的时候却成为障碍因素。这些因素被归纳至5个标题之下，分别是：价值观、外部环境、机构因素、科学证据和资源需要。

> 价值观：指患者、临床医生和医院管理者的价值观。
>
> 外部环境：医院周围的影响因素、事件、规则和规范（即监管制度、支付制度、国家或地区的管控）。
>
> 机构因素：描述某特定机构的内部特征（即医院的能力、规模、专业化水平和内部组织安排）。
>
> 证据的呈现和运用：实证研究证据的可得性、清晰性和证据强度。
>
> 经济因素和资源需要：技术采用的成本、所需的机构变革和资源配置的可行性。

表2-1 影响卫生技术采用的主要因素

A. 价值观	促进因素	阻碍因素
新技术的临床需要	能够获得显著的临床益处或降低风险	已有正在使用的几项备选技术
患者的期望	满足未能满足的需要并开展新的医疗服务	该技术仅适用于特定的患者或疾病类型
医疗和管理者的声望	技术采用能增加医院的声望	该技术仅适用于常见的病症
专业抱负	技术符合高年资医务人员的临床科研抱负	该技术与临床实践或科研兴趣不相符

B. 外部环境	促进因素	阻碍因素
国家或地区的管控环境	不管控医用设备和医疗器械	国家或地区要求在技术采用之前开展 HTA
药厂和医疗企业的市场营销	鼓励高年资医务人员实施新技术	竞争者传播有偏倚的信息并制造谣言
医院的第三方支付机制（报销）	按服务付费的方式能回收成本并获得回报	总额预算和诊断相关组不允许轻易转移成本
运用绩效支付，支付者要求考量医疗质量	现有研究已证实新技术的功效和成本效果	没有与技术相关的足够信息
C. 机构因素	促进因素	阻碍因素
专业化和规模	医院很大并且有很广的专业范围	小型或中型医院，专业范围狭窄
医院活动活跃地区的竞争	对于特定的患者群体存在竞争	垄断的局面
预算的弹性	良好的经济规划机制	难以在不同的预算线之间转移资源
管理的灵活性	自主化和分散决策	复杂和严格的财务控制机制
变革的阻力	只需适量的培训就能采用技术	技术将影响占主导地位的诊断和治疗路径
D. 证据的呈现和运用	促进因素	阻碍因素
科学信息的可用性	研究成果已发表并被广泛使用	不具备识别和评价相关研究结果与科学信息的能力
科学信息的清晰度	摘要语言平实，并提出确切的推荐意见	不合适的发表形式，信息传播不力
证据强度	技术已被国际临床指南认可	收集到的信息零散或自相矛盾
医院管理者对研究的态度	研究人员可信赖并有好的人际关系	互相不信任或缺乏人际沟通

续表

D. 证据的呈现和运用	促进因素	阻碍因素
有效性和安全性证据	临床试验已证实技术的有效性和安全性	未开展或无法开展正式研究
成本和成本效果证据	成本效果研究证实技术具有成本效果	没有可用的成本效果信息
当地情况	结果可以直接运用于特定的医院环境	在不同或未知的环境中取得的研究结果
E. 经济因素和资源需要	促进因素	阻碍因素
所需的资本投资额	技术采用的成本低	需要大量的额外资金
所需的资源	现有员工在目前情况下能够实施该技术	必须建新址并聘用新员工
期望的经济学结果	通过缩减物资列表实现定量配给	需要更多种类的物资
需要的组织变革	组织变革仅限于部门层面	要求许多部门乃至整家医院进行重大变革
医院的收入	技术使收入增加	无法向医疗保健支付方转移成本

来源：AdHopHTA 研究项目的文献综述（Cicchetti et al. 2014）。

主要观点：

·临床医生通过评估临床需求在待评估技术的提出和采用过程中发挥作用，而 HB-HTA 部门通过卫生技术评估促成这一过程。

·昂贵医疗技术采用的最终决策者是医院的高层管理人员（首席执行官、首席医疗官、管理委员会）。中小型卫生技术的采用通常由临床科室的负责人来决定。

·许多国家的国家和地区卫生行政部门在医院卫生技术的采用过程中只充当小角色。

·卫生技术采用决策的主要影响因素包括价值观、外部环境、机构因素、证据的呈现和运用、经济因素和资源需要。上述因素受到医院的条件和环境的影响，既可成为促进因素又可成为阻碍因素。

参考文献

Cicchetti, A. , 2013. Il ruolo dell'HTA nei processi di acquisto dei medical devices, Report. Available from: https://www. bravosolution. com [Accessed 7 September 2014].

Cicchetti, A. , Marchetti, M. , Iacopino, V. , Coretti, S. , Fiore, A. , Addesso, D. et al. , 2014. D1. 1Report on innovation uptake in hospital. Confidential Deliverable; The AdHopHTA Project (FP7/2007 – 13 grant agreement nr 305018).

European Union, 2014. Directive 2014/24/EU of the European Parliament and of the Council of 26 February 2014 on public procurement and repealing Directive 2004/18/EC. Official Journal of the European Union, 2014 (28. 3. 2014) , pp. 65—242.

2.2　HB-HTA 部门在医院卫生技术采用过程中的作用

本节通过比较已成立和未成立 HB-HTA 部门的医院其卫生技术采用情况，强调 HB-HTA 部门在进行卫生技术采用决策中的作用。

本节运用多种研究方法获取相关结果，发现许多医院开展了一些类型的 HTA 活动（65% 的调查对象）——这主要是在大医院。此外，医院管理者比临床管理人员更熟悉 HTA（分别是 97. 4% 和 76. 6% 的调查对象）。

本节对来自 9 个国家的 38 个案例进行了研究，涵盖了如表 2 – 2 所示的卫生技术。

表 2 – 2　AdHopHTA 项目提及的卫生技术

研究案例中采用的医用设备（N = 22）	
·正电子发射计算机断层扫描（PET-CT）（2 项研究） ·计算机断层扫描（CT）（1 项研究） ·螺旋 CT（spiral-CT）（1 项研究） ·自动手术系统（7 项研究） ·光加速器（DIAC）（2 项研究） ·离子耦合等离子体质谱（ICP-MS）（1 项研究）	·术中神经电生理监测（IONM）（1 项研究） ·神经监测（1 项研究） ·心电图（ECG）（1 项研究） ·混合操作手术室（1 项研究） ·冠状内光学相干断层成像（OCT）（1 项研究） ·术中放射治疗（放疗）和直线加速器（2 项研究） ·用于消融心律失常的远程磁导航系统（1 项研究）
研究案例中采用的医疗器械（N = 10）	
·便携式超声检查仪＊（1 项研究） ·伺服反馈低温装置（1 项研究） ·经导管主动脉瓣（TAVI）（2 项研究）	·主动脉内气囊泵（IABP）（1 项研究） ·脊柱后凸成形术（3 项研究） ·治疗前列腺的放射性粒子植入物（2 项研究）

研究案例中采用的药品（N = 4）	
·杜普伊特伦挛缩病的治疗药物（3 项研究）	·Raf 抑制剂 Vemurafenib（1 项研究）

研究案例中采用的诊疗方案（N = 2）	
·体外光分离置换法（1 项研究）	·门诊患者的房颤治疗（1 项研究）

＊在案例研究中，便携式超声装置被视作医疗器械而非医用设备（FDA 2014）。当然，可能也存在其他分类方法。

来源：西班牙、意大利、土耳其、瑞士、奥地利、爱沙尼亚、芬兰、丹麦和挪威开展的 38 个案例研究（Cicchetti et al. 2014）。

2.2.1 成立 HB-HTA 部门的医院能更好地管理卫生技术的采用或淘汰过程

卫生技术的采用过程取决于医院是否成立 HB-HTA 部门。医院的 HB-HTA 部门使得卫生技术的采用过程正规化。因此，成立 HB-HTA 部门的医院能够更好地组织创新技术的采用过程。这种情况下，临床医生被确认为是技术采用过程的主要发起者。

没有成立 HB-HTA 部门的医院，其技术采用的正规化程度低于成立 HB-HTA 部门的医院。同时，决策者的类型多样（例如临床医生、财务部门、临床部门负责人等），参与决策的人数也各不相同。

在成立 HB-HTA 部门的医院，医用设备采用过程中的主要参与者是临床医生、HB-HTA 部门和管理委员会，管理委员会还与 CEO 和 CMO 共同负责最终的决策。在开展 HB-HTA 的医院中，参与决策过程的参与者群体数量稍大。在没有开展 HB-HTA 的医院中，医用设备采用过程的主要参与者是临床医生、管理委员会、护士协调员、CMO 以及高层管理人员，即 CEO、CMO 和管理委员会，他们在最终的决策中发挥了重要作用。与开展 HB-HTA 的医院相比，没有开展 HB-HTA 的医院，其财务部门在最终决定中的作用更加突出。

技术采用过程的促进因素和阻碍因素

在成立 HB-HTA 部门的医院，科学证据的可用性和透明度、医院管理者对于研究活动的积极态度被认为是技术采用的促进因素。

在没有成立 HB-HTA 部门的医院，价值观、经济因素、所需的资源、证据的呈现和使用被认为是技术采用的主要推动因素（见表 2 – 3），而机构因素成为最相关的潜在障碍（见表 2 – 4）。

表 2 - 3 卫生技术采用的促进因素

	成立 HTA 部门的医院	未成立 HTA 部门的医院
医用设备	国家或地区层面没有对医用设备和器械进行管控 明确和正式的技术采用程序 决策过程的参与者数量有限 医院的声誉会随着技术的实施而增加 研究已经证实技术的功效和成本效果 内部或外部专家的正向建议	新技术的临床需要 内部或外部专家的正向建议 过去的经验 研究已经证实技术的功效和成本效果 外部资金的可用性（如捐赠）
医疗器械	国家或地区层面没有对医用设备和器械进行管控 内部 HTA 报告的可用性 过去的经验 内部或外部专家的正向建议	医院的声誉会随着技术的实施而增加 低采用成本 决策过程的参与者数量有限 内部或外部专家的正向建议 研究已经证实技术的功效和成本效果
药品	内部 HTA 报告的可用性 内部高度共识 内部或外部专家的正向建议 对技术进行分析的随机对照试验（RCT）	国家或地区层面对药品的严格管控 决策过程的参与者数量有限 比较分析的可用性 研究已经证实技术的功效和成本效果
诊疗方案	决策过程的参与者数量有限 内部 HTA 报告的可用性 研究已经证实技术的功效和成本效果 对技术采用的高度内部共识	低采用成本 比较分析的可用性

来源：在西班牙、意大利、土耳其、瑞士、奥地利、爱沙尼亚、丹麦、芬兰和挪威开展的 38 项案例研究（Cicchetti et al. 2014）。

表 2 - 4 卫生技术采用的阻碍因素

	成立 HTA 部门的医院	未成立 HTA 部门的医院
医用设备	需要大量的额外资金 需要在整家医院或多部门开展机构变革 外部支付者难以达成一致共识	需要大量的额外资金 技术采用需要的培训投入量高 对于技术缺乏内部共识
医疗器械	对于技术缺乏内部共识	技术采用需要的培训投入量高 存在技术经治患者的国家随访登记 外部支付者难以达成一致共识

	成立 HTA 部门的医院	未成立 HTA 部门的医院
药品	需要大量的额外资金	需要大量的额外资金 没有明晰或正式的决策过程
诊疗方案	不适用	对于技术缺乏内部共识

来源：在西班牙、意大利、土耳其、瑞士、奥地利、爱沙尼亚、丹麦、芬兰和挪威开展的 38 项案例研究（Cicchetti et al. 2014）。

卫生技术采用过程的持续时间

成立 HB-HTA 部门的医院，其卫生技术采用过程的持续时间[①]通常短于没有成立 HB-HTA 部门的医院（几周至 2 年相对于数周至 3 年）。HB-HTA 部门能够更好地控制延长技术采用周期的环境因素（例如机构因素、经济影响等）。

技术采用过程的持续时间似乎主要受卫生技术类型的影响，医用设备的采用与医疗器械和药品相比需要更长时间（见表 2–5）。医保报销决策所需的时间可能会延缓该过程，然而紧急情况和外部压力（例如来自业界的压力）可能会加速上述过程。

表 2–5　卫生技术采用过程的持续时间

卫生技术的类型	成立 HTA 部门的医院	未成立 HTA 部门的医院
医用设备	6~36 月 发起者：临床医生 主要参与者：临床医生、HTA 部门、管理委员会 决策者：CMO/CEO/管理委员会	2~48 月 发起者：临床医生 主要参与者：临床医生、管理委员会、护士协调员、CMO 决策者：CMO/CEO/管理委员会、财务部门
医疗器械	5~12 月 发起者：临床医生 主要参与者：临床医生、HTA 部门、财务部门 决策者：CEO	1~60 月 发起者：临床医生 主要参与者：临床医生、CMO 决策者：CMO/CEO/管理委员会、财务部门
药品	3 月 发起者：药物委员会 主要参与者：护士协调员、CMO、临床部门的负责人 决策者：临床部门的负责人	12~24 月 发起者：临床医生 主要参与者：临床医生 决策者：临床部门的负责人

---

① 卫生技术采用过程从申请引进卫生技术开始，直到它被引入医院为止（因此包含卫生技术评估过程）。

卫生技术的类型	成立 HTA 部门的医院	未成立 HTA 部门的医院
诊疗方案	6 月 发起者：临床医生 主要参与者：临床医生、HTA 部门、财务部门 决策者：临床部门的负责人	24 月 发起者：临床医生 主要参与者：临床医生、护士协调员、CMO、财务部门 决策者：财务部门

来源：在西班牙、意大利、土耳其、瑞士、奥地利、爱沙尼亚、丹麦、芬兰和挪威开展的 38 项案例研究（Cicchetti et al. 2014）。

2.2.2　成立 HB-HTA 部门的医院对机构和医疗/临床技能的评价

理想情况下，HTA 需要多学科专业的团队（医疗/临床、经济、技术、组织、法律、伦理、政治、护理）。然而，当在医院层面开展 HTA 时，医院管理者和临床决策者认为，在评估过程中，某些方面的技能更具有相关性。其中，医疗和临床技能被认为是最相关的，其次是经济性和伦理。图 2-5 总结了医院管理者和临床管理人员对 HTA 专业能力相关性的看法（以绝对值而非相对值的形式）

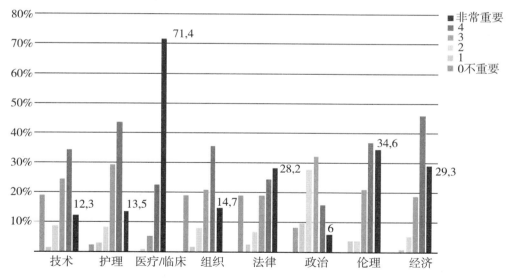

图 2-5　技术评估过程中不同技能的相关性

来源：对西班牙、意大利、土耳其、瑞士、奥地利、爱沙尼亚、丹麦、芬兰和挪威 82 家医院的 163 名受访者开展的大规模网络调查（Cicchetti et al. 2014）。

问：请用 0~5 分标明在你的医院中，评估新技术时各项技能的相关程度（例如药品、医疗器械、诊断性试验、手术治疗或机构规程）。

医院管理者和临床医生对于专业背景相关性的看法有所不同。医院管理者认为技术的经济、技术的性能和伦理学背景资料具有绝对的高度相关性。至于后者，临床管理人员并没有和医院管理者一样认为它很重要，因为临床管理人员很可能认为技术的伦理性已经成为医疗和临床评估的一部分。

开展和未开展 HTA 的医院之间也存在一定的差异，成立 HTA 部门的医院更加重视组织和医疗/临床技能。

2.2.3 不同机构属性对卫生技术采用决策模型的影响

医院卫生技术采用的决策模型可以被描述为"权变决策框架"（见框 2 - 1）。"问题"可以被理解为临床的、战略的和机构的需要，而"解决方案"则是最能满足这些需要的技术。有一种假设即 HTA 在"管理科学模型"中找到了其定位，因为对信息的系统分析和对替代技术的评估是 HTA 过程的一部分。

框 2 - 1　权变决策框架（Daft 2007）

权变决策框架的目的是根据影响最终决策的不同参数描述不同的决策模型。该模型基于两个维度。

（1）对问题的共识：决策组内部对于特定问题的认可程度（从全部同意到全部反对）。当管理者同意时，则很少存在不确定性。而当管理者不同意时，对于机构导向和预期绩效会存在争议，并出现不确定的局面。

（2）对解决方案技术层面的理解：对于如何解决问题以及达成机构目标的认识和认同的程度。该变量的范围从对因果关系的完全确定和同意到完全不确定和反对，并影响到问题的解决。

两个维度的交叉使我们能够确定 4 种不同的决策模型。

（1）管理科学模型：对问题的共识和解决方案的理解具有高度确定性。它相当于一位管理者运用的理性方法。在此模型中，决策过程通常遵循逻辑顺序，这个过程包括从运用分析工具对问题进行评价直到做出决定。在此过程中，要比较替代方案并选出最佳的解决方案。在管理科学模型中，决策者遵循理性方法并以系统的方式评估所有可能的解决方案。

（2）卡内基（Carnegie）模型：记录具有高度不确定性问题和优先权的情形。因此，通过谈判和折中达成似乎能够立即满足功效标准的解决方案的共识。结合机构情况进行讨论、辩论和结盟来达成共识。该模型适用于那些基于管理联盟进行决策的机构。

（3）增量决策过程模型：适用于明确了问题和性能标准、但解决问题的技术方案模糊和不确定时。因此，要解决上述问题，理性分析方法并不适用，管理者需运用先前的经验和判断进行决策。从组织学角度来看，这种模式相当于一位管理者通过反复尝试来解决问题。该模型适用于由几个步骤组成的决策情境。在这些步骤中通过增量决策解决问题。鉴于这一过程的性质，管理者会遇到障碍或失败，但最终会获得所需的知识。

（4）垃圾筒模型：特点是问题和解决方案的高度不确定性。在特定情况下，管理者可使用自己的灵感。

· 它可以被定义为一个远离逻辑序列的创新行为

· 或者可以采用行为模仿和运用之前在其他模型中列举的方法。

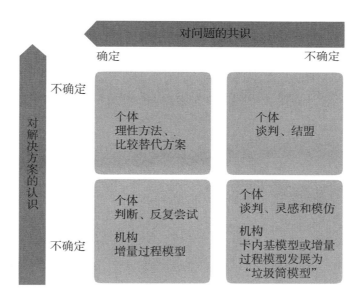

图 2 - 6　权变决策框架

来源：改编自 Daft 2007。

AdHopHTA 研究项目对不同类型卫生技术的案例研究，已使明确医院采用卫生技术的决策模型这一趋势成为可能。框 2 - 2 根据卫生技术类型和医院的机构特征总结了决策模式的类型。对于大多数研究的卫生技术，决策过程遵循管理科学模型。但是药品除外，因为药品决策是典型的卡内基模型。

框2-2　医院采用卫生技术的机构决策模型

表2-6根据AdHopHTA项目的案例研究结果，基于卫生技术的类型（医用设备、医疗器械、药品和机构规程）以及医院的特征（规模、机构概况和HB-HTA部门）总结了决策模型的类型。在表中，格子的着色强度表示模型的强度，该强度的确定依据是临床、战略和组织需要方面的共识（即对问题达成的共识）和采用的卫生技术类型的共识（即对解决方案的确定程度）：

·在管理科学模型（M）中，最深的颜色意味着该模型非常合理，对技术的需要和采用的解决方案达成高度共识。

·在卡内基模型（C）中，最深的颜色意味着对于解决方案（即所采用的技术）达成强烈的共识。但是关于临床、战略和/或组织的需要具有低度共识和不确定性。

在这两种情况下，中间色调和最淡的色调分别表示中等和低频率的被采用模式。

表2-6　医院卫生技术采纳的组织决策模型

		机构属性					
		医院规模		医院性质		HB-HTA部门	
		大	中/小	公立	私立	是	否
技术类型	医用设备 (N=22)	M	M	M	M	M	M
	医疗器械 (N=10)	M	M	M	M	M	M/C
	机构规程 (N=2)	M	M	M	M	M	M
	药品 (N=4)	C	C	C	(1)	C	C/I

M＝管理科学模型；C＝卡内基模型；M/C＝界于管理科学与卡内基模型之间；C/I＝界于卡内基模型与增量模型之间；（1）＝没有案例

强度等级：管理科学模型　■■■■□

强度等级：卡内基模型　■■■■□

来源：在西班牙、意大利、土耳其、瑞士、奥地利、爱沙尼亚、丹麦、芬兰和挪威开展的38项案例研究（Cicchetti et al. 2014）。

·医用设备：在一半的案例（22例中有11例）中，决策过程主要是受理性管理方法（管理科学模型＝M）所启发。然而，3个案例的决策过程运用了增量的方法，而且在3个案例中，决策趋向于是强大联盟之间的动态交互作用的结果（卡内基模型＝C）。在5个案例中，决策过程处在卡内基和增量模型之间的"边缘"。

·医疗器械：多数案例（10 例中有 8 例）的决策过程遵循理性管理方法。

·药品引进的决策过程更具异质性，一般情况下不是很理性，按照卡内基模型进行决策。

影响卫生技术采用的决策过程的其他因素包括：

（1）HT 的复杂性和成本。在一般情况下，越复杂和昂贵的技术，其采用的决策将越具理性。这多见于采用具有高度复杂性的医用设备，以及需要付出很大的努力和提供很多资源的医疗器械。

（2）HT 的创新程度。相反，高度创新性技术的采用（例如治疗前列腺癌的放射性粒子植入物）决策受到高度不确定性的影响，这会降低决策的合理性。事实上，决策模型从基于强大的机构联盟（卡内基模型）到那些没有明确的理性方法的决策（垃圾筒模型）。

（3）立法状态。某些机构属性也被证实在界定引进新医疗技术的决策模型过程中发挥作用。医院的法律地位（私立与公立）在定义决策模型时并未发挥太大的作用。

（4）医院大小。医院规模也如此，规模大小似乎不影响决策模型的类型。

（5）HB-HTA 部门。由于管理科学模型普遍存在，HB-HTA 部门的存在似乎会提升决策的理性程度。

主要发现：

·成立 HB-HTA 部门的医院能够更好地管理卫生技术的采用过程。

·尽管技术采用过程的时间跨度受到技术类型的影响，医院开展 HTA 似乎能够控制技术采用过程持续时间延迟的危险因素。

·值得一提的是，HB-HTA 部门在需要重大机构变革和/或经济投资的复杂技术采用过程中发挥至关重要的作用。

·大型医用设备、医疗器械和诊疗方案的采用过程特征是"用理性的方法，对替代技术进行比较"（管理科学模型）。然而，药品采用的特点是"通过谈判和结盟"进行最终决策（卡内基模型）。

参考文献

Cicchetti, A., Marchetti, M., Iacopino, V., Coretti, S., Fiore, A., Addesso, D. et al., 2014. D1. 1Report on innovation uptake in hospital. Confidential Deliverable; The AdHopHTA Project (FP7/2007 – 13 grant agreement nr 305018).

Daft, R., 2007. Organisations Theory and Design. Tenth Edition South-Western, CengageLearning Publishers.

Food and Drug Administration (FDA), 2014. Is The Product A Medical Device? Availablefrom: http://www.fda.gov/medicaldevices/deviceregulationandguidance/overview/classifyyourdevice/ucm051512.htm [Accessed 26 May 2015].

——医院通过 HB-HTA 管理卫生技术的案例——

框 2 - 3   HB-HTA 和药品——为医院药品目录的协同管理留下空间（以意大利为例）

　　HB-HTA 已经被公认为是一种系统评估医院卫生技术的相关方法。HB-HTA最常评估的卫生技术是医用设备（昂贵设备）、医疗器械（中小型设备）以及医疗保健干预措施或方案。HB-HTA 部门很少评估药品，很可能是因为药品引进受到国家和地区规章的严格控制。然而，由欧洲医院药师协会最近开展的一项调查显示，欧洲大多数医院采用自己医院的药品目录，这意味着机构层面需要对药品引入进行决策，HB-HTA 在药品评估方面的作用值得探讨（EAHP survey 2010）。在意大利，大部分关于药品的决策由意大利药品管理局（Italian Medicines Agency，AIFA）在国家层面上进行，该机构负责药品的引进、定价和报销制度。然而，医疗保健的组织安排和相关财务职责已从国家向地区层面逐步放权。过去十年间几个地区有关于药品的 HTA 实例，但是几乎没有可获得的关于医院如何管理药品的HTA 的证据，即便是那些已经运用 HTA 评估医疗器械甚至是操作规程的医院。这种趋势的一个例外是在罗马的"A. Gemelli"大学医院，该医院于2000 年成立了意大利的第一家 HB-HTA 部门。这家 HB-HTA 部门主要致力于医疗器械的评估，并在 2013 年开始在医院引进新药的过程中扮演着不可或缺的角色。该过程开始于由临床医生提出在医院药品目录中加入新药的要求。医院药品和技术委员会（Committee for Drugs and Technologies，COFT）收集上述请求，根据 HB-HTA 部门和医院药房的合作做出决定。在合作开展新药疗效、安全性、成本和组织影响的快速评估过程中，分析了医院药品目录中列出的备选药物的相关证据，包括已发表的研究证据、药物经济学研究和医院特有的数据。HB-HTA 部门在与意大利药品局的长期合作中提供专业技术，医院药房则带来内部组织和临床需要的具体知识。这些联合开展的快速评估通过结合临床需要和预算影响提供支持医院 COFT决策的战略工具。此外，HB-HTA 部门最近建议在引进新药之后对其开展监测。在一个试点项目中，医院药房开始使用 2 个最近引进的药物，记录药品的处方和相关支出。这些记录将与引入新药前临床医生提出的预算进行比较，并为后续的医院药品目录更新提供信息。

在 2014 年评估的 18 种药品当中，有 4 种获得批准；3 种肯定的决策被暂缓直至负责区域药品目录的委员会做出决定；其他 2 种药物的核准根据每位患者提出的请求来决定，并且严密监测请求的合理性和数量。COFT 评估并撤回了其他所有的药品请求。

为了满足预算约束并保证决策的合理性，HB-HTA 部门和 COFT 也倡导根据药品的类别进行评估来指导医院的药品使用。其首次尝试是针对新型口服抗凝剂（new oralanticoagulants，NAOs）。HB-HTA 部门对已批准的临床指征、药品的风险收益比、治疗的费用以及特定患者群体相关的临床指南和药物经济学研究进行快速的比较评估。最后，临床专家和 COFT 界定了医院使用 NAOs 的患者类型。

此外，为了更新医院的药品目录（hospital drug formulary，HDF），也为了避免对同一临床指征的有效性原则进行不必要的重复，有关人员正对目录进行修订。HB-HTA 部门、医院药房和药物管理部门正在重新定义 HDF 的格式和内容。首先，自 2010 年开始对药品采购情况进行分析，以发现 HDF 报告提及的不再开具处方的药品。然后，用同样的数据库发现那些 COFT 并未讨论但是医院药房经常提出请示的药品。最后，要决定在 HDF 中自动插入这些药品或者与医生讨论其使用。目前，相关部门正在开展区域药品目录与 HDF 的比较研究。

参考文献

European Association of Hospital Pharmacists（EAHP），2010. Survey of hospital pharmacypractice in Europe. Available from: http://www. eahp. eu/publications/survey/eahps – 2010 – survey – hospital – pharmacy – practice – europe [Accessed 14 September 2014].

框2－4　HB-HTA 在战略投资中的作用（来自加泰罗尼亚和西班牙的案例）

　　HB-HTA 考虑到了在形成特定卫生技术投资的最终推荐意见时，与决策环境相关的卫生技术信息。通常，国家和地区的 HTA 机构并不推荐报销缺乏高质量证据或仍处于临床研究阶段的卫生技术。然而，医院因考虑技术的战略价值仍会采用这些技术。

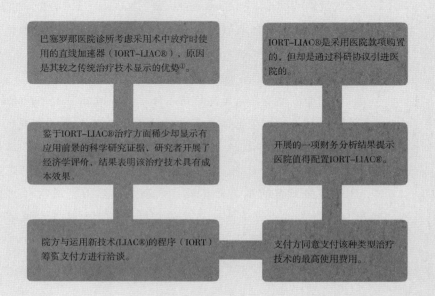

　　巴塞罗那医院诊所根据科研计划书对 IORT-LIAC ⓡ进行投资，该项举措具有战略价值。在西班牙没有其他医院引进该项技术的背景下，该医院诊所因拥有该项技术而成为一家创新型医疗保健中心。

　　*IORT-LIAC ⓡ是一项针对特定患者群体的创新型卫生技术，相对于传统的治疗技术（保乳术后外照射放疗）具有优势，例如它是 1 个疗程而非 30 个治疗疗程，并有较高的病人整体满意度。在巴塞罗那医院诊所采用该项技术之时，其临床有效性的证据较少且质量较低。然而，目标人群使用 IORT-LIAC ⓡ，似乎在改善临床疗效和病人的整体生活质量方面发挥积极作用。

框 2-5　HB-HTA 在优化/撤资时的作用（以意大利为例）

在过去的几十年间，HTA 主要应用于卫生技术采用的决策过程中。然而，一个与运用 HTA 方法有关的重要新兴领域出现了：将 HTA 的方法用于撤资过程。撤资被定义为"与替代技术相比，因被确定为对卫生系统和/或患者而言价值甚微而被全部或部分撤除的卫生技术及操作资源（药品、医疗器械、诊断技术、规程、治疗技术和其他临床、公共卫生和组织干预技术）"（HTAi Policy Forum 2012）。

应用 HB-HTA 进行撤资的一个实例来自于"A. Gemelli"大学医院，它经历了一个主要用于腹股沟疝修补术的手术网格的主动撤资过程（PDP）。PDP 撤除技术的第一步是由 HB-HTA 部门通过常规的 HTA 活动和对国际、国家或地区 HTA 报告的年度评审。第二步是开展评估，由 HB-HTA 部门通过文献检索、临床医生的问卷调查和医院数据分析。最后一步是证据评价环节，包括对撤资的提议与讨论（使用报告或指南）。最后，高层管理者经过讨论进行决策。这种 PDP 方法应用于外科用网状织物的撤资案例。

在 2012 年，该医院面临着严重的财务危机，主要是由于医保（拉齐奥大区地区）面临的资金问题。此外，医疗器械的费用增加，加之手术医疗器械尤其是物流管理变得复杂。事实上，这些器械必须分配给一个由 33 个手术室组成的手术区内的多个手术组。另一个撤资的动机与临床实践和临床结果的变异有关，主要是那些需要更多器械的操作规程。所以基本思想并不是撤资，而是使得临床科室器械使用的数量和类型合理化。在 2011年，外科修补术使用的网状织物在这些技术中被"遴选"，因为市场上有超过 70 种外科疝修补手术使用的修补网。根据修补网的材料和成分、孔径大小、重量和形状，将其分为不同的类别。数据分析和文献综述表明，在"A. Gemelli"医院合理运用外科用网状织物具有重要意义；文献综述也表明，医生和患者认为外科用网状织物应该具有某些特征，必需考虑到患者的健康结局，例如最低程度的黏连、以最低程度的收缩向组织内很好地生长、无感染或瘘管形成等。因此，要求临床医生确定哪一种网可以被"选中"：该研究使用了一份问卷，问卷改编自《卫生保健系统中现有卫生技术的不资助指南》（Ibargoyen-Roteta et al. 2009）。其中一位临床医生选择了"用于腹股沟疝修补的平面和三维重网格"作为被撤除的技术：对于这些技术应用的不足之处存在共识。重网格（heavy-weight meshes，HWMs）和轻网格（light-weight meshes，LWMs）之间的比较表明，LWMs 的术后并发症发生风险与 HWMs 类似，慢性腹股沟疼痛和其他腹股沟症状的风险相对较低。3 种来源的资料（文献综述、数据分析和医生的问卷调查）都得出 HWM 具有局限性的结论。根据 HB-HTA 部门递交给医院药品和技术委员会（Committee for Drugs and Technologies，COFT）并且审核通过的指南，HWMs 的使用量在 6 个月内降低 65%。现在根据临床结果和成本进行撤资的这一举措备受关注。从中吸取的主要教训是遇到的障碍和面临的问题，如医生的习惯、证据的缺乏、管理工作（由于与供应商对合同进行重复谈判）、在技术采用过程和数据收集过程中消耗的时间，这些问题可以通过临床医生的参与和建立激励机制进行解决。此外，在细致的操作过程、透明的标准和严谨的方法下开展的常规 HTA，能够使撤资过程获得成功。

参考文献

HTA and Disinvestment: Harnessing HTA to reduce lower value or ineffective uses of health technologies. HTAi Policy Forum, 2012.

Ibargoyen-Roteta, N. , Gutiérrez-Ibarluzea, I. , Asua, J. , 2009. Report on the development of the GuNFT Guideline. Guideline for Not Funding existing health Technologies in healthcare systems. Quality Plan for the NHS of the MHSP. Basque Office for Health Technology Assessment(Osteba). Health Technology Assessment Reports: OSTEBA N° 2007/11.

2.3　HB-HTA 部门的组织模式

本节旨在探讨现有 HB-HTA 部门的组织模式，以了解其不同结构、过程和结果。它描述了 HB-HTA 部门组织和运作的一般特征和趋势。通过对欧洲的数家 HB-HTA 部门进行半结构化访谈收集信息[①]，在研究过程中同时收集了来自新西兰 HB-HTA 部门的一些观点。

2.3.1　HB-HTA 部门组织模式的宏观态势

HB-HTA 部门的组织安排取决于数个变量，例如部门的大小、部门的发展阶段（成熟期与早期/启动期）、使命、愿景和定位（内部的和外部的）、专业能力，以及与国家或地区的 HTA 机构进行合作的情况。

然而，具备如下特征才能被称作 HB-HTA 部门：

---

①　参与 AdHopHTA 项目的 HB-HTA 部门来自丹麦、芬兰、意大利、西班牙、瑞士和土耳其。

·形式化：指规则和程序（即书面协议）用于管理 HB-HTA 部门活动的程度。

·专业化：关于 HB-HTA 部门的工作和职责分解为不同任务的程度。一个高度专业化的部门能够管理不同类型的 HTA 过程（例如药品或设备的 HTA，或者一项为期 3 年的卫生技术投资方案），以及对 HTA 过程投入的特定资源（例如，一个项目团队）和/或正式建立的程序（例如每种卫生技术的特定评估程序）。

·整合：指 HB-HTA 部门和医院内部或外部的其他组织之间的协调程度。如果 HB-HTA 部门在制度层面（国家或地区层面）与其他开展 HTA 的机构创建多种联系，则整合的程度较高（Daft 2007）。

·权力和集权：指在 HB-HTA 部门中做决定的权力。如果由 HB-HTA 部门中较低的组织水平（例如 HTA 的项目负责人）进行决策，该部门被认为是分权的。如果由 HB-HTA 部门的高层（例如部门的负责人）完成决策，该部门被认为是集权的。

·职业化：指 HB-HTA 部门员工培训的程度。

HB-HTA 部门的组织安排具有 3 个变量，即正规化、专业化和整合程度。3 个变量似乎体现了 HB-HTA 部门的组织安排并与之高度相关。此外，高度专业化的部门往往更加正式。通常"成熟"的 HB-HTA 部门更为正规和专业。另一方面，一些不太"成熟"的 HB-HTA 部门更愿意保持灵活性，相对而言缺乏专业性和规范性。HB-HTA 部门与其他 HTA 机构间的整合形式可以基于正式协议或非正式的合作来实现。

根据正规化、专业化和整合程度将专业化的 HB-HTA 部门分为 4 种不同类型（见图 2-7），图后对各种类型进行了描述。

		整合水平	
		中–低	高–中
正规化和专业化的水平	非正规但基本	1.独立小组	2.基本整合型的 HB–HTA 部门
	正规且专业	3.独立的 HB–HTA 部门	4.专业整合型的 HB–HTA 部门

图 2-7　通过整合、正规化和专业化水平来定义的 HB-HTA 部门组织模式

（1）独立小组。这种部门在院内作为一个"独立小组"进行运作，以不正式的方式为管理决策提供支持。总体而言，这是 HB-HTA 部门发展的初级阶段。在这种情况下，医院高层管理人员通常并未意识到 HTA 对于决策支持的作用，一些"先锋者"自愿开展 HTA；他们并非全职做 HTA，但正在致力于见证 HTA 的方法如何对医院管理发挥作用。

（2）基本整合型的① HB-HTA 部门。该类部门的规模较小，职员数量有限但能够邀请其他人员和"盟友"开展工作。他们组成了一个合作的系统，该系统包括提供人力与专业技能的大学和研究中心。

（3）独立的 HB-HTA 部门。这些主要是医院内部 HB-HTA 部门，未受到国家或地区 HTA 机构太多影响，相对较为成熟，建立了规范、专业化的评估程序。

（4）专业整合型的 HB-HTA 部门。这些部门存在于设有国家或地区 HTA 机构的背景中。因此，HB-HTA 部门虽有一定程度的自主性，其职能与国家或地区 HTA 机构开展的正式合作有关。此类部门高度正规化并且有专业人员（例如药品评价、医疗器械评估人员等）致力于执行 HTA 的具体任务。

上述 4 种组织模式只是基本模式，它们均无法真正体现 HB-HTA 部门的复杂性。此外，许多 HB-HTA 部门的组织特征可能是介于两种组织模式之间。然而，以上分析可以告诉人们医院成立的 HB-HTA 部门形式多样。

这些分类方法描述了 HB-HTA 部门的组织生命周期。一般来说，初建单位是非正式的并较少与外部环境建立联系（独立团体），人员都是兼职，自愿且采用非正规的程序，没有来自管理者正式、强有力的支持。国家或地区的 HTA 部门能否成为 HTA 网络的核心，决定了技术评估部门将发展成为整合或是独立的部门。

能够发展为更加成熟的 HB-HTA 部门的机构通常在工作过程中得以提高其规范化程度和专业化水平，并且具备与国家或地区的 HTA 工作目标和医院战略高度一致的特点。在此过程中，HB-HTA 部门只有被认同为医院发展战略中的关键成员，并且被视作国家或地区层面的合作伙伴，才会拥有内部和外部的法律地位。

2.3.2 HB-HTA 部门组织模式和实施的微观趋势

HB-HTA 部门的结构、过程和结果特征呈现多样化。HB-HTA 部门的主要微观趋势如表 2-7 所示。

---

① "基本"指仅有少数员工的小规模部门。由于专业人员数量有限，所以员工需要执行多项评估任务。必要时，需要外部机构参与工作。

表 2 – 7 HB-HTA 部门中的组织模式和实施趋势

HB-HTA的特点	HB-HTA部门的组织模式和绩效的微观趋势
职责（由 HB-HTA 部门界定）	支持管理决策（在这种情况下，医院管理者致力于将评估结果运用于决策过程） 评估卫生技术（在这种情况下，在最终的决策过程中并非一定要整合评估结果）
医院组织结构中的地位	a. CMO（首席医疗官）—最重要 b. CEO b. 质量与研究主管 d. 研究与创新主管
资金来源（公共）	外部（例如竞争性资助，与其他的公立或私立组织签订合同*）—多数案例 内部（从医院预算）（在多数案例中，很少有来自医院预算的资金支持）
评估后的作用	a. 无—多数案例 b. 采购（购买）阶段—少数案例 c. 实施推荐意见—少数案例
部门的专业人员背景	a. 临床医生、卫生经济学家、公共卫生专家—多数案例 b. 与 a 相同，加上护士、生物工程师和其他共同开展工作的医务人员
职业机会	a. 正式的（特定的发展计划）—无 b. 非正式的（例如专门的会议、课程等）—多数案例
HB-HTA 部门的人员	a. 兼职—多数案例 b. 全职
HB-HTA 部门对评估活动的传播	a. 内部（查房、口头讲述、将信息发送给临床部门、散播电子邮件、在医院董事会会议上进行报告） b. 外部（媒体、国家期刊、简报、网站、课程、活动和会议）
优先评估的卫生技术	a. 根据具体的准则—少数案例 b. 按提出的先后顺序—多数案例
评估的卫生技术类型（按频率排序）	a. 医疗器械 b. 医用设备 c. 诊断试验 d. 操作（临床和机构的）与药品

HB-HTA的特点	HB-HTA部门的组织模式和绩效的微观趋势
评估实施	a. 由与临床医生和医院管理人员密切联系的 HB-HTA 部门专业人员开展 b. 由临床医生（例如文献综述）和 HB-HTA 部门（例如经济性分析＋监管临床医生工作）共同开展 c. 由 HTA 部门支持和监管的临床医生开展
范围	a. PICO（患者类型、干预技术、对照技术、结果指标）—所有案例 b. 对比技术的类型：金标准和医院可用的技术
提出推荐意见	a. 是—多数案例 b. 否，只递交评估结果（例如临床的或经济的）
HB-HTA 在决策中的作用	a. 建议性—总是 b. 强制性—从不
推荐意见对最终决定的影响	a. 高—多数案例 b. 低
保证评估的透明度	a. 内部评审—时常 b. 按步骤进行、简明（例如发表或向临床医生展示） c. 外部评估—较少采用
保证评估独立性的系统/方法	a. 非正式的—多数案例 b. 系统的
HB-HTA 产品/评估的传播	a. 内部（例如内部网—数据库：完整的评估报告、评估的摘要或文摘）—多数案例 b. 外部（例如对其他医院开放的数据库）—少数案例
HB-HTA 部门影响的测量	a. 无—多数案例 b. 非系统的—少数案例 c. 系统的—从不

＊HB-HTA 部门活动的资金可能引起利益冲突。为了解决这个问题，在一些 HB-HTA 报告中，作者进行了利益冲突声明。

来源：在丹麦、芬兰、意大利、西班牙、瑞士、土耳其和新西兰的 HTA 部门开展的半结构式访谈（Cicchetti et al，2014）。

重要观点：

·HB-HTA 部门组织可从非正式的管理决策支持小组（"独立小组"）发展成为正式和更加整合的部门。

·目前，欧盟最常见的模式是医院内部建立正式和专门的 HB-HTA 部门，该部门不受国家或地区 HTA 机构的影响（"独立的 HB-HTA 部门"）。

·HB-HTA 部门的主要任务是支持医院管理者的卫生技术采用决策。

·通常，HB-HTA 部门评估医疗器械和医用设备。

·HB-HTA 部门大多为临床技术引进提供决策依据，医院决策者会采纳该部门提出的建议。

·通常情况下，评估部门人员的专业背景是临床医生、卫生经济学家和公共卫生专家。

·虽然评估团队和其特征在不同部门间各不相同，但是都有临床医生（即卫生技术用户）参与评估过程。

参考文献

Cicchetti, A. , Marchetti, M. , Iacopino, V. , D'Amico, G. et al. , 2014. D1. 2: Detailed description and analysis of hospital based HTA initiatives. Confidential Deliverable; The AdHopHTA Project(FP7/2007 – 13 grant agreement nr 305018).

Daft, R. , 2007. Organisations Theory and Design. Tenth Edition South-Western, Cengage Learning Publishers.

2.4　决策者采用新技术时需要什么样的信息

本节描述了医院决策者[①]对于技术投资的信息需求。为了了解什么样的信息对于医院决策而言至关重要，本项目进行了系统的文献综述，并与不同类型医院（大学附属医院、研究和培训医院、小到中等规模医院）的医院管理人员、临床管理者和护士协调员进行面对面访谈。项目同时还对 339 家医院的医疗卫生专业人员开展大规模的网络调查。

2.4.1　研究背景

HTA 的目的是支持卫生技术采用或撤资的决策过程。因此，确保 HTA 报告"有的放矢"并满足终端用户的需求和期望显得尤为重要。以 HB-HTA 为例，这意味着 HTA 报告的

---

① "医院决策者"指医院管理者/医院主管和临床管理者/临床部门负责人。

内容应满足医院决策者的信息需求。

已有许多指南提供 HTA 的方法学和工具，并指导如何明确 HTA 所需的信息类型。最广泛使用的一种工具是由国家 HTA 机构开发的 EUnetHTA 核心模型。核心模型包括大量潜在的评估要素，并将评估要素分为 9 个不同的结构域（Lampe et al. 2009）。表 2-8 描述了这 9 个结构域。

表 2-8　EUnetHTA 核心模型的结构域

EUnetHTA 核心模型的域	解　释
D1：健康问题与目前的技术应用	目标人群、目标状况、管理情况、技术使用和监管现状
D2：技术和技术特征的描述	技术的特征、技术使用所需的投资和工具、技术利用所需的培训和信息
D3：安全性	患者安全、职业安全、环境安全、安全风险管理
D4：临床有效性	病死率、发病率、检验—治疗链、管理功能的改变、健康相关生活质量、生活质量、患者满意度、患者安全、试验准确度、利弊平衡
D5：成本与经济学评价	资源的利用率、结果的测量和估计、成本和结果的核查、不确定性分析、异质性分析、模型的验证
D6：伦理分析	有利/不伤害原则、自主、尊重、正义和公平、立法、HTA 的伦理学评估结果
D7：机构方面	医疗卫生服务的提供、卫生系统的结构、过程相关的成本、组织管理、组织文化
D8：社会方面	个体的、生活方面、信息交换
D9：法律方面	自主权、隐私权、平等医疗保健权、使用权限和保险、所有权和责任、市场调控

来源：EUnetHTA 2015。

然而，人们并不清楚核心模型的各结构域对于医院决策者信息需求的满足程度。HB-HTA 所需的背景知识、方法学和科学证据通常与国家或地区层面开展 HTA 的要求相同。然而，来自医院的初步研究发现，医院决策所需的评估工具和信息有别于国家或地区层面（Cicchetti et al. 2008）。因此，如果 HB-HTA 的目的是为医院决策者所用，了解他们的信息需求至关重要。AdHopHTA 项目运用多种研究方法探讨医院决策者的信息需求，并分析信息需求与 EUnetHTA 核心模型中 9 个结构域的相关性。

2.4.2 EUnetHTA 核心模型的结构域在很大程度上涵盖了医院决策者的信息需要

当医院决策者在进行卫生技术的投资决策时，他们被要求描述其最迫切的信息需求。结果表明，EUnetHTA 核心模型的结构域在很大程度上涵盖了医院决策者的信息需求。然而，医院决策者也表达了对未被核心模型涵盖的政治和战略方面的信息需求。

表 2-9 列举了上述结果，运用表中提及的研究方法明确了与医院决策者信息需求最相关的 5 个 EUnetHTA 结构域。

表 2-9　3 项研究确定的 10 个结构域的相对重要性

EUnetHTA 域（D）	用于明确医院决策者信息需求的方法		
	文献综述	访谈研究	问卷调查
D1：健康问题与现有的技术			
D2：技术和技术特征的描述			
D3：安全性			
D4：临床有效性			D4.1 结果/效应量
			D4.2 证据质量
D5：成本与经济学评价			D5.1 社会角度
			D5.2 医院角度
D6：伦理分析			
D7：机构方面			
D8：社会方面			
D9：法律方面			
D10：政治和战略方面 AdHopHTA 项目新确定的结构域，不包括在核心模型中			D10.1 战略方面
			D10.2 政治方面

深颜色表示由每种方法确定的最重要的 EUnetHTA 结构域。

来源：文献综述、访谈研究（N=53 受访者）和问卷调查（N=163 受访者）；访谈和问卷调查在西班牙、意大利、土耳其、瑞士、奥地利、爱沙尼亚、丹麦、芬兰和挪威开展（Kidholm et al. 2014，Kidholm et al. 2015，Ølholm et al. 2015）。

2.4.3 对医院决策者而言 EUnetHTA 结构域的相对重要性

对医院管理者而言，不同结构域的相对重要性与国家或地区的 HTA 机构所认为的重要性并不相同（Sampietro-Colom et al. 2012，Ehlers et al. 2006）。

总的来说，不同的研究方法一致发现，对于医院决策者而言最重要的信息（见表 2 - 9）是如下几个结构域：

- 健康问题与目前的卫生技术应用（D1）；
- 卫生技术的临床有效性（D4）；
- 卫生技术的成本（D5），特别是从医院角度进行分析；
- 安全性（D3）、机构方面（D7）以及与引进和使用卫生技术相关的政治或战略方面（D10），其中尤其重要的是战略方面。

根据系统评价的结果和访谈研究中使用的术语，问卷调查中，10 个结构域中有 3 个被细分成 2 个亚组，目的是为了获取更能够体现医院决策者信息需求的结果：

- 临床有效性（D4）分为与临床结果/效应量和证据质量相关的信息。
- 成本与经济学评价（D5）分为从社会角度和医院角度需要的信息。
- 政治和战略方面（D10）分别划分为政治方面和战略方面的信息。

此外，各结构域相对重要性的问卷调查结果与系统综述和访谈结果并无显著差异。对医院决策者来说，从医院角度获取的卫生技术成本信息比从社会角度获取的信息更加具有相关性。这一点与如下事实相呼应，文献综述表明经济学方面的决策准则多限定于医院的角度，访谈结果也表明局限于医院角度获取的经济学信息更具有相关性。这也说明较为宽泛的结构域需要被划分为更细的类别，以满足医院决策者对信息的具体需求。

问卷调查发现，医院决策者认为给定新技术战略方面的信息较之政治方面的信息更加重要。其实，当医院决策者在访谈过程中被直接询问以上问题时，回答多与医院自身的战略目标有关。

2.4.4 新结构域——政治和战略方面

当医院决策者必须对给定的卫生技术进行投资决策时，EUnetHTA 核心模型的结构域涵盖了所需的大部分信息。然而，也并非满足各种信息需求。在所运用的 3 种方法中，管理者有政治和战略方面的信息需要，核心模型却没有涉及这些方面的结构域。

文献综述明确了决策者在引进和运用给定卫生技术时的战略信息需要。这些被归入第 10 个新的结构域，称之政治和战略方面。

战略问题的含义是将特定卫生技术与研究策略、医院的价值取向，或者医院之间对于某项技术或健康问题的相关声誉和竞争相联结。

　　政治问题的含义是特定技术的投资符合当地的政治局势要求（理解为由当地政治家进行的政治决策和发布的公告。当地政治家如市政部门或县议会）。

　　访谈结果表明，当医院的决策者被直接询问关于政治和战略方面的问题时，他们大部分的回答都关系到医院自身的战略目标，包括研究策略、与其他医院的竞争、树立形象和投资策略。

访谈研究中调查对象关于政治和战略问题的举例

政治问题举例：

- ·"政治决策往往支配一切。这一点我们是肯定的。"
- ·"在芬兰越来越需要考虑政治因素。"

战略问题举例：

- ·"政治/战略考虑非常重要，即使我们并不喜欢，因为如果一个人想成为某个结构域的标杆，他必须第一个采用一种新技术。"
- ·"在西班牙和欧洲，战略因素至关重要。"
- ·"并非政治因素，而是医院的战略因素较为相关。"
- ·"在芬兰，政治因素只影响预算，但是医院有自己的策略。"
- ·"无论该技术是否关乎医院的形象树立，同样需要相关信息。"

2.4.5　临床有效性结构域的两个维度

　　系统的文献综述表明临床有效性（D4）结构域包含的决策准则，一方面是临床结果（例如生活质量）和效应量（例如对患者的影响），另一方面是证据本身特点（如证据质量）。因此，该结构域在问卷调查中被分为两个独立的维度。

2.4.6　经济学结构域的两个维度

成本和经济学评价的结构域（D5）既包含了广义社会视角下的传统卫生经济分析相关的决策准则（如成本效用分析），又包含了医院视角下的预算影响分析（如成本和预算约束）。

在系统综述中，关于引进和使用卫生技术的经济性相关的决策准则多是基于限定的医院视角。

在访谈中，当调查对象被问及卫生技术的经济学问题时，研究人员无法分清被访者是从宽泛的社会视角还是特定的医院视角考虑问题。但是，1/3 的调查对象在提供卫生技术经济性方面的信息时，使用了诸如"预算影响""筹资""报销""收费"和"诊断相关组（Diagnosis-related group，DRG）"等措辞来表明某项卫生技术"非常重要"。另一方面，15%的调查对象既从社会角度又从医院的角度明确陈述了卫生技术的经济性。

2.4.7　医院中不同角色对信息重要性的看法

根据文献综述和访谈研究的结果，问卷调查最终包括了 13 个结构域。其中 5 个结构域被临床管理者和医院管理者确定是最为重要的：临床结果/效应量（D4.1）；安全性（D3）；证据质量（D4.2）；健康问题（D1）和医院角度的经济性（D5.2）。然而，这些结构域的最后两项有不同的排序：医院管理者将医院角度的经济性信息（D5.2）排名更高，而临床管理者更加重视患者的健康信息（D1）。此外，只有医院管理者认为政治方面相对于其他结构域更加重要。表 2-10 总结了这些研究发现。

表 2-10　不同类型的管理者认为在决策中最重要的 5 个结构域

AdHopHTA 调查的域	临床管理者	医院管理者
D1：卫生问题	74%	51%
D2：技术特征	16%	19%
D3：安全性	82%	77%
D4.1：临床结果/效应量	84%	74%
D4.2：证据质量	74%	72%
D5.1：经济性 – 社会角度	24%	23%

续表

AdHopHTA 调查的域	临床管理者	医院管理者
D5.2：经济性－医院角度	42%	61%
D6：伦理	24%	19%
D7：组织方面	11%	30%
D8：社会	11%	5%
D9：法律	26%	21%
D10.1：战略	26%	35%
D10.2：政治	0%	7%

注：受访者认为新技术（例如药品、医疗器械、诊断学试验、手术治疗或组织规程）使用方面的决策，最为重要的 5 种信息类型；百分比代表选择该结构域的受访者比例。

来源：问卷调查（N = 163 调查对象）（Kidholm et al. 2014，Kidholm et al. 2015）。

重要观点：

·医院决策者要求/需要被评估技术的临床有效性、经济性、安全性和组织方面的信息。

·经济方面的评估侧重于对医院的影响包括预算影响和报销。该分析可以与社会角度的成本效果分析互为补充。

·医院卫生技术投资的战略层面是医院决策者提出的一个新结构域。

·医院决策者认为社会、法律和伦理方面的信息不太重要。

参考文献

Cicchetti, A. et al. , 2008. Hospital based health technology assessment world-wide survey. Hospital based health technology assessment Sub-Interest Group. Health Technology Assessment International(HTAi) .

Ehlers, L. , Vestergaard, M. , Kidholm, K. , Bonnevie, B. , Pedersen, P. H. , Jørgensen, T. et al. , 2006. Doing mini-health technology assessments in hospitals: a new concept of decision support in health care? International Journal of Technology Assessment in Health Care, 22(3): 295—301.

EUnetHTA Joint Action 2, Work Package 8. HTA Core Model © version 2. 1(Pdf) ; 2015. Available from http: //

www. corehta. info/BrowseModel. aspx [Accessed 14 July 2015].

Kidholm, K. , Ølholm, A. M. , Birk-Olsen, M. , Buck Christensen, J. et al. , 2014. D2. 1: Report on informational needs of hospital decision makers on health technology investment. Confidential Deliverable; The AdHopHTA Project (FP7/2007 – 13 grant agreement nr 305018).

Kidholm, K. , Ølholm, A. M. , Birk-Olsen, M. , Cicchetti, A. , Fure, B. , Halmesmäki, E. , Kahveci, R. , Kiivet, R. A. , Wasserfallen, J. B. , Wild, C. , Sampietro-Colom, L. , 2015. Hospital managers' need for information in decision-making-an interview study in nine European countries. Manuscript submitted for publication.

Lampe, K. , Mäkelä, M. , Garrido, M. V. , Anttila, H. et al. , 2009. The HTA Core Model: A novel method for producing and reporting health technology assessments. International Journal of Technology Assessment in Health Care, 25 (Supplement 2) : 9—20.

Ølholm, A. M. , Kidholm, K. , Birk-Olsen, M. , Christensen, J. B. , 2015. Hospital managers' need for information in decision-making on health technology investment-a systematic review. Manuscript submitted for publication. Sampietro-Colom, L. , Morilla-Bachs, I. , Gutierrez-Moreno, S. , Gallo P. , 2012. Development and test of a decision support tool for hospital health technology assessment. International Journal of Technology Assessment in Health Care, 28(4) : 460—465.

2.5 HB-HTA 的报告类型和质量

本节内容旨在展示欧洲地区医院的 HB-HTA 报告类型和它们的质量。提及的信息来自 HB-HTA 的报告样本，这些报告用于不同国家的新技术投资决策。本节同时评价了报告的质量。

2.5.1 HB-HTA 的报告类型

医院决策者的卫生技术投资决策需要特定的信息，这些信息通过 HB-HTA 报告进行呈现。然而，关于新卫生技术 HB-HTA 报告的特征和类型取决于几方面因素，包括涉及的疾病、证据是否足够和证据质量、技术发展阶段和成熟度以及技术类型。例如，当进行新兴技术的投资决策时，现有的证据可能很少甚至缺乏，因此 HB-HTA 报告将以清单的形式呈现简短的信息。

决策过程中提交评估结果的"合理时间"影响 HB-HTA 报告的篇幅和涵盖的信息量。如果研究者没有太大的时间压力，则报告可以包括更多的参数和更加全面的信息；如果可用的时间短暂，报告只能提供关键信息。同样，当有大量来自临床实践终端用户（医疗专业人员）的需求时，HB-HTA 报告因时间限制很可能只提供关键信息。

可用的资源会影响 HB-HTA 的报告形式，尤其是在撰写 HB-HTA 报告的资源和人员匮乏的情况下。特定的医院文化（例如，一些决策者需要简洁的信息，而其他决策者可能需要大量的信息）同样会决定报告的类型。

这反过来又导致了种类多样的 HB-HTA 报告的出现，这些报告被用于医院决策。目前可获得的 HB-HTA 报告具有不同的特征（例如报告的长度、类型、评估的结构域），以及最终的受众、评估的具体目标和评估人员。从丰富多样的报告形式来看，两种特定的 HB-HTA 报告类型最为常见：①短小且结构化的 mini-HTA 报告；②更广泛且全面的完整 HB-HTA 报告。

·mini-HTA 报告是一种简短而结构化的评估报告，关于特定卫生技术运用于医院特定患者群体的先决条件和产生的结果。它往往以清单的形式呈现，清单包含一些有关待评价卫生技术临床效果、安全性、经济性和组织影响的问题（例如，15～25）。这些问题的解答为医院引入卫生技术的决策提供简明概要和（部分）依据。mini-HTA 通常是回顾性的，基于相关文献综述（不一定是系统综述）和专家意见。

·完整的 HB-HTA 报告是一种全面的、跨学科的、系统化的评估报告，关于特定卫生技术运用于医院特定患者群体的先决条件和产生的结果。完整的 HB-HTA 报告正确分析了卫生技术直接和间接的、预期的和未预期的，以及短期的和长期的结果；用多种研究方法重点评估卫生技术的临床疗效、安全性、经济性、组织、伦理和社会方面问题，围绕特定研究目的产生的原始数据和二次数据（例如，根据已有指南的详尽且系统的文献系统综述）进行技术评估。

从内容、范围、结构、时间和资源使用情况看，许多 HB-HTA 报告介于上述两种类型之间（见表 2-11）。

表 2-11　介于 mini-HTA 和完整 HB-HTA 报告之间的报告类型

HB-HTA报告的类型	HB-HTA报告的特征
可能被撤资的技术清单	目的：评价医院药品处方集和可能被撤资的医疗器械
	目标受众：医院决策者（医疗管理人员、药房负责人、采购部门负责人、财务部门的主要负责人）
	评估的卫生技术类型：医疗器械和药品
	生产周期：通常 4 周
	人力：2 名资深的专门人员（每个 10% FTE * ①）
	产出：一张 Excel 表

① FTE-完整的工作时间（大约每周工作 40 小时）；* 相当于一位来自 HB-HTA 部门的专业人员全职工作 8 周完成报告；HB-HTA 专业人员仅参加少许项目。

续表

HB-HTA报告的类型	HB-HTA报告的特征
mini-HTA（使用临床试验数据或常规收集的数据）	目的：以前瞻性的方式开展，促成创新技术临床功效和成本效果方面的原始研究（将 HTA 方法和工具与临床试验结合）。
	目标受众：生产厂家、临床医生、希望获得战略投资建议的医院管理者
	评估的卫生技术类型：技术刚刚进入市场，特别是评估医用设备、医疗器械（大/中/小型）和诊断试验，以提供决策者从现有临床试验中未能获取的信息
	生产周期：约 52~78 周
	人力：几位来自 HB-HTA 部门的专业人员（10%~15% FTE）和临床医生
	产出： ·一份 23~24 页的报告，涵盖临床功效和安全性、成本、成本效果和预算影响分析的原始数据 ·一份 6~8 页的科研论文原稿（提交给学术期刊）
技术摘要	目的：主动联合 HTA 执行者和使用者（医院委员会）管理运用于不同临床部门（科室）的特定卫生技术
	目标受众：医院委员会，包含来自不同专业背景的临床医生
	评估的 HTs 类型：通常是处于最初发展阶段（新兴卫生技术）的医用设备、医疗器械或药品
	生产周期：约 4 周
	人力：几位来自 HB-HTA 部门（10%~15% FTE）的专业人员
	产出：一份 3~6 页的文档，记录了需要对卫生技术开展临床试验（原始研究、RCT 或其他）还是需要对卫生技术进行评估的决策

续表

HB-HTA报告的类型	HB-HTA报告的特征
医学—经济学分析	目的：评估卫生技术的预算影响和医疗效果
	目标受众：医院的执行委员会（决策者）
	评估的卫生技术类型：医疗器械（治疗、诊断）和药品
	生产周期：估计需 18 周
	人力：一位来自于 HB-HTA 部门（FTE）的专业人员
	产出：一份 2~4 页的文档，记录了新技术在特定情境下的医疗效果、经济学评估结果、对工作量的影响，以及对医院和临床部门的预算影响、预算重新分配建议和后续操作
半快速 HTA	目的：为芬兰国家级医院的决策提供循证的背景资料
	目标受众：芬兰国家级医院的决策者
	评估的卫生技术类型：各类卫生技术（药品除外）
	生产周期：通常 52 周（32~72 周）
	人力：来自国家 HTA 机构的 2 名 HTA 专家和 1 位信息专家，以及 2~3 位来自医院的临床医生
	产出：一份 15 页纸的文档，涵盖了对卫生技术和健康状况的描述、临床有效性、安全性、例均成本和服务体系组织影响
快速的系统评价	目的：为医院不同卫生技术的决策者提供循证依据
	目标受众：医学决策者
	评估的卫生技术类型：医用设备、医疗器械、临床规程、药品和其他
	生产周期：6~12 周
	人力：HTA 专家和临床专家（每位一周时间）
	产出：一份 6 页纸的文档，总结了临床功效、安全性和单位成本

HB-HTA报告的类型	HB-HTA报告的特征
药品评估	目的：为了给医院在药物方面的决策提供循证的背景知识
	目标受众：医院决策者
	评估的卫生技术类型：药品
	生产周期：2~4周
	人力：1~2位临床专家（每位一周时间）
	产出：一篇2~4页的文档，包含通过文献检索（未必系统化的）获取的相关信息，并有专家观点相补充

开展 mini-HTA 还是更加全面的 HB-HTA，往往涉及给定情形下（Danish National Board of Health 2005）多种因素的权衡，包括对报告的质量和完整性的要求，以及对资源、速度和时间的要求。

2.5.2　HTA 报告的质量

医疗决策者包括医院管理者和临床科室的负责人，需要依据及时和合适的信息对健康技术的投资进行决策。因此，欧洲的医院已经开始开展 HTA 并将其用于决策（Sampietro et al. 2012）。然而，令人担忧的是，医院产生的新技术评估报告能否支撑科学决策。

HB-HTA 报告通常整合来自科学证据的临床结果、新技术应用的机构特征以及新技术的经济学信息，从而为医院决策者提供合适且及时的信息（Sampietro et al. 2012）。HB-HTA 报告未必同样满足国家或地区 HTA 报告的质量和方法学要求。另一方面，HB-HTA 报告需要涵盖额外的信息以满足医院决策者特定的信息要求。

已有许多形成高质量 HTA 报告的指南以及评价 HTA 质量的核查清单（Busse et al. 2002，Hailey 2003，Drummond et al. 2008，Kidholm et al. 2009）。然而，这些工具主要适用于国家或地区层面的 HTA。只有 Kidholm 等开发的核查清单侧重于 HB-HTA。

对高质量 HB-HTA 报告的需求，加之欧洲 HB-HTA 的方法学和专家经验的支撑，推动了高质量 HB-HTA 报告清单的开发。这一重要成果适用于不同国家的不同类型医院，并成为提升 HB-HTA 报告透明度和一致性的方法。

高质量 HB-HTA 报告的核查清单有哪些内容?

核查清单不仅用于指导决策者结合 HB-HTA 报告进行投资决策，还能为热衷于完成高质量 HB-HTA 报告的人员提供指南。核查清单具有通用性，因此适用于不同类型的 HB-HTA 报告和不同的国家。核查清单可作为如何开展 HTA 的国际指南的补充，但是该清单聚焦于 HB-HTA。

核查清单最终包括 26 个问题，以此来帮助准备或评审 HB-HTA 报告，问题按以下类别进行分组：
- 基本信息（问题 1 ~ 5）；
- 方法和报告（问题 6 ~ 12）；
- 在结构域中的结果（问题 13 ~ 23）；
- 讨论与建议（问题 24 ~ 26）。

核查清单列出的问题只是对 HB-HTA 报告的要点进行简洁描述。

在医院卫生技术评估的 AdHopHTA 工具包网站可以获取上述清单的具体内容（http：// www. adhophta. eu/toolkit）。

HB-HTA 报告的质量评价结果

为评价 HB-HTA 报告质量，我们要求 9 个 HB-HTA 部门各自选择一份高质量的报告。这些报告可作为最佳案例，但并不代表所有类型的 HB-HTA 报告。

根据质量核查清单的 26 个问题评价 9 篇 HB-HTA 的报告质量，结果显示：

（1）有关基本信息的问题（问题 1 ~ 5）：多数 HB-HTA 报告提供作者信息（Q1，98%）、报告范围的界定（通过 PICO 问题：人群、干预技术、对照技术、结果）（Q5，100%）。半数报告提供了评估的概要（Q4，56%）（1 页纸或更少）。仅 1/3 提及该报告是否经过内部或外部评审（Q3，33%）。更少报告进行了利益冲突声明（Q2，22%）。

（2）有关方法和证据汇报的问题（问题 6 ~ 12）：HB-HTA 报告通常以结构化的形式（Q11，100%）呈现评估结果，并且所有报告都包括重要的参考文献清单（Q12，100%）。报告常常进行文献综述（Q6，89%），描述文献综述的方法学（Q7，67%）以及呈现纳入文献的证据等级（Q10，78%）。然而，时常缺失纳入信息的质量评价（例如，通过核查清单评价纳入文献的内部真实性）（Q9，33%）。

（3）有关评估纬度的问题（问题 13 ~ 23）：大部分的 HB-HTA 报告包含临床疗效（Q13，89%）、安全性（Q14，78%）和经济性方面的信息，经济性方面提及经济学评价的角度（Q15，100%）和成本的量化信息（Q17，78%）。然而仅 2/3 的报告提及不同类型的成本构成（Q6，67%）和对医院报销的影响（Q18，67%）。该现象同样见于技术对医院内部（Q19，67%）和外部（Q20，67%）的影响以及其他影响因素的信息中（Q23，67%）。多数 HB-HTA 报告缺乏患者对于技术的体验信息和对患者影响的信息（Q21，33%）。所有报告缺乏战略方面的信息（Q22，0%），例如新技术与医院科研战略的一致性（医院管理者在战略方面的信息需求见第 2.4 节）。

（4）有关讨论和建议的问题（问题 24~26）：部分 HB-HTA 报告仅浅显地进行讨论（Q24，33%），然而多数报告基于评估提出了推荐意见（Q25，8%）和对未来行动的建议（Q26，89%）。

总之，本节通过对欧洲 HB-HTA 报告便利抽样获取的样本进行严格评价，发现不同国家的 HB-HTA 报告对于质量核查清单各条目要求的满足程度各异。但是，HB-HTA 报告质量评分介于 0.50 和 0.92 分之间（平均 0.67 分），并且 3 份报告的质量评分等于或高于 0.80 分。

HB-HTA 报告的总体质量中等（3 份报告除外），报告质量仍有改进的空间，尤其是利益冲突声明、纳入文献的质量评价、患者的体验以及引入新技术的战略价值。另一项有待提高的方面是对评估结果的讨论。

对质量评价结果应谨慎解释。当评价 HB-HTA 的报告质量时，核查清单上不同的准则被赋予了相同的权重。原则上，这意味着每个准则对于 HB-HTA 报告的质量具有同等重要性。但是这几乎不可能，因为医院的决策者认为技术的临床疗效、经济性、安全性、机构和战略方面的信息最为重要（与医院管理者有关的上述方面在第 2.4 节中重点陈述）。如果在评价过程中考虑各准则的相对重要性，显然会得到不同的结果。

如何利用资源？HB-HTA 报告的全面性怎样影响其质量？

HB-HTA 报告的全面性（页码[①]的数目）以及人员在报告生产过程中投入的精力与 HB-HTA 的报告质量相关[②]。尽管人员的工作投入和报告的全面性有很大差异，似乎一份 HB-HTA 报告的质量评分越高，人力投入就越多，报告就更加全面（见表 2-12）。这体现在，3 篇最高质量分（报告 1、2、4）的 HB-HTA 报告，其平均页数和工作人员的人均投入量高于其他报告。

[①] 作为一个全面的 HB-HTA 报告代表，报告中完整的页码数目被统计，包括首页，内容表格，词汇表，数目和附录。

[②] 总体质量分来适用于 HB-HTA 报告的清单。

表 2 – 12　特定 HB-HTA 报告格式的概述、报告投入的人力
（周数）、全面性（总页数）和报告的质量（正向评价的比例）

HB-HTA 报告	格式①	劳动付出（周数）	全面性（页数）	质量（%，正向评价的比例）
报告 1	清单	14.3	42	0.84
报告 2	清单	N/A	15	0.80
报告 3	文本	2.0	17	0.52
报告 4	文本	10.8	54	0.92
报告 5	文本	8.7	21	0.50
报告 6	文本	4.3	6	0.56
报告 7	文本	4.3	25	0.69
报告 8	文本	N/A	14	0.62
报告 9	清单	0.6	5	0.62
均值		9.0	22.1	0.67

来源：对欧洲（西班牙、意大利、土耳其、瑞士、法国、丹麦、瑞典、芬兰和挪威）HB-HTA 机构和部门的 HB-HTA 报告的便利抽样分析。

然而，需要考虑某些事宜。

首先，在提交 HB-HTA 报告时，多数作者宣称难以提供人力投入的估计值，因为这些信息并未被常规记录。此外，评估所需的时间和人力很大程度上取决于具体技术的可用证据的数量。对于部分 HB-HTA 报告而言，人力投入的估计值可包括用于检索和评阅文献所需的时间，然而并非所有报告的人力投入估计值都计算了此类时间。上述因素使得资源利用的估计值具有高度不确定性，因而结果应该被谨慎解释。

其次，为了探析 HB-HTA 报告的全面性，报告的页数被仔细计算。报告的页数取决于多种因素，包括分析的详尽程度以及技术的复杂性，因此研究发现 HB-HTA 报告的全面性各异。一些报告列举了详细的文献检索情况，而另一些没有，这也在某种程度上解释了报告全面性的差异。上述因素使得 HB-HTA 报告的全面性具有高度不确定性，因而结果应该被谨慎解释。

总之，报告的多样性表明，HB-HTA 的完成方式多样——质量和全面性各不相同并且可使用的资源千差万别。医院决策者需要准确、相关和及时的决策信息，但这些目标可能会相

---

①　对核查清单而言，格式指系列需要回答的准则化问题，文本指用标题划分不同章节的传统报告样式。

互冲突（Kidholm et al. 2009）。根据表 2 – 12 中的数据，获取最高质量的报告会以消耗更多资源为代价——即更高的信息质量意味着需要更多的人力和更高的成本。例如，表 2 – 12 中，报告 3 的质量相对较低，仅 0.52 分，但只需要花费 2 周来完成。报告 4 的分值高达 0.92，却需要 5 倍以上的人力去生产（10.8 周）。是否值得额外的劳力成本以提高信息的质量视特定情况而定，需要医院的决策者在高质量信息、低资源要求、及时性和有用性之间进行权衡取舍。

主要观点

· 报告类型多样。既有完整的面面俱到的 HTA 报告也有并未进行深层次分析的简明清单。

· 虽然被评价的 HB-HTA 报告质量参差不齐，总体上却是处于中等质量水平。因此，报告的质量有很大的改进空间。

· HB-HTA 报告在其他方面各不相同，例如全面性以及开展报告投入的人力。然而，似乎 HB-HTA 报告的质量分值越高，投入的人力就越多，报告也更加全面。

· HB-HTA 报告需要在兼顾时效性的同时加强质量控制。

参考文献

Busse, R., Orvain, J., Velasco, M., Perleth, M., Drummond, M., Gürtner, F. et al., 2002. Best Practice in Undertaking and Reporting Health Technology Assessments. Working Group 4 Report. Int J Tech Assess Health Care, 18(2):361—422.

Danish National Board of Health, 2005. Introduction to mini-HTA-a management and decision support tool for the hospital service. Denmark; Copenhagen.

Drummond, M. F., Schwartz, J. S., Jönsson, J. S., Luce, B. R., Neumann, P. J., Siebert, U. et al. Key principles for the improved conduct of health technology assessments for resource allocation decisions. Int J Tech Assess Health Care. 2008; 24(3):244—58.

Hailey, D. Toward Transparency in Health Technology Assessment. A checklist for HTA Reports. Int J Tech Assess Health Care. 2003; 19(1):1—7.

Kidholm, K, Ehlers, L, Korsbek, L, Kjærby, R, Beck, M. Assessment of the quality of mini-HTA. Int J Tech Assess Health Care. 2009; 25(1):42—8.

Ølholm, A. M., Kidholm, K., Birk-Olsen, M. et al., 2014. D2. 2: Quality assessment of hospital-based HTA products. Confidential Deliverable; The AdHopHTA Project(FP7/2007 – 13 grant agreement nr 305018).

Sampietro-Colom, L., Morilla-Bachs, I., Gutierrez-Moreno, S., Gallo, P., 2012. Development and test of a decision support tool for hospital health technology assessment. Int J Tech Assess Health Care, 28(4):460—5.

2.6 医院与国家或地区 HTA 机构的合作经验

本章节旨在描述欧洲地区 HB-HTA 部门与国家或地区 HTA 机构之间的合作程度和方式。信息源自开展 AdHopHTA 项目的国家和地区（12 个），以及比利时、法国（巴黎）和加拿大（魁北克）。本节分别从目前成立和未成立 HTA 部门的医院的角度来展示与 HTA 机构开展的合作。有一些发现，例如对合作障碍的认识不仅代表了 HB-HTA 部门的观点，也代表了医院管理者的普遍看法。

HB-HTA 的活动在世界范围内呈增长态势（Martelli et al. 2013）。许多国家和地区虽然成立了 HTA 机构，但其报告产出不能充分满足医院的需求。然而，HTA 机构通常有更丰富的经验和更多的资源来开展高质量的评估工作，因此加强医院与 HTA 机构的合作对医院有利。

本节分析的欧洲国家大部分存在这种现象，即 HTA 机构和 HB-HTA 部门之间存在 HTA 相关的非正式交流。然而，部分国家有高度自治的地区（例如西班牙和意大利），这些地区有正式的交流体系。但是在同一个国家的其他地区可能只有非正式的交流。表 2-13 展示了被研究的欧洲国家现存的合作模式。

表 2-13 HB-HTA 部门与国家或者地区 HTA 机构的合作模式

正式系统	非正式系统
在国家层面和医院层面之间： ·挪威 ·芬兰 ·意大利（"A. Gemelli"大学医院） 在地区层面与医院层面之间： ·西班牙（巴斯克地区） ·意大利（伦巴第和拉齐奥地区）	·西班牙（加泰罗尼亚） ·奥地利 ·瑞士 ·土耳其 ·丹麦 ·意大利（艾米莉亚罗马涅地区）

来源：来自 AdHopHTA 合作国家和地区 24 个调查对象的问卷调查（Arentz-Hansen et al. 2013，Pasternack et al. 2014）。

　　正式系统：指定联系人员，建立信息共享程序，有反馈参与机制，确立合作项目，功能融合。

　　非正式系统：临时联系。

2.6.1 欧洲国家和加拿大 HB-HTA 部门与 HTA 机构的合作经验

奥地利

奥地利的 9 个医院区域仅有一家指定的 HB-HTA 部门。奥地利的联邦州拥有绝大多数的医院。自 2006 年起，国家的 HTA 职能就被一个公共资金资助的非大学研究机构——Ludwig Boltzmann 卫生技术评估研究院（LBI-HTA）所行使。奥地利医疗卫生领域的重要成员都是该研究院的董事，有些成员来自 9 个联邦州、奥地利社会保障的主要协会（整合了健康保险、意外险和养老金）以及联邦卫生部。奥地利没有国家层面的 HTA 战略。国家级 HTA 机构和 HB-HTA 部门之间以非正式的形式合作，合作项目主要由 9 个联邦州制定的年度议程产生，这也共同促成了 LBI-HTA 的年度工作项目。正在开展的 HTA 和最终的 HTA 报告在 LBI-HTA 网站上全部对公众开放。HB-HTA 报告以非正式的形式被获取。HB-HTA 与国家 HTA 机构之间通过私人关系建立自发的联系，未建立常规的机制，通过人际关系进行合作。目前，奥地利并没有设想在国家 HTA 机构和 HB-HTA 部门之间开展正式合作。

比利时

比利时没有正式的 HB-HTA 项目，因此，并不清楚 HTA 项目是否在医院层面开展，也不清楚哪些是医院之间合作开展的 HTA 项目。医院与比利时医疗卫生知识中心（Belgian Health Care Knowledge Centre，KCE）的合作仅限于国家 HTA 机构的医院专家。他们可以是作为利益相关方或是对特定技术或疾病具有经验的外部专家。

与每位市民一样，比利时的组织或者公共机构及医院可以向国家 HTA 机构递交研究提案。这有助于确定 HTA 的优先级，但是递交研究提案并不能保证该项研究得以开展，因为每年提案的数量总是比开展的 HTA 数量多。有时，医院通过共享数据协助国家开展 HTA。从国家 HTA 机构获取的信息包括关于医院技术已发表的推荐意见、KCE 计划和正在进行的研究项目清单，以及在研讨会上由专业人员（包括医院协会）组织汇报特定卫生技术的评估方法和/或评估工作。

丹麦

欧登塞大学医院和丹麦国家 HTA 部门之间的合作开始于 2002 年。医院层面上将 HTA 作为制定规划和设定优先领域的工具，最初的合作目的是从国家层面学习经验。之后，因为国家层面缩减了评估工作的规模，促成了国家与医院之间临时性的非正式合作。非正式合作主要是通过举办国家 HTA 会议以及在国家层面联合开展些许项目来交换知识和信息。在医院层面上，参与和使用 HTA 是出于自愿，并且国家级大型 HTA 部门现在实际上被关闭了。除了欧登塞大学医院的 HTA 部门，在丹麦五大区域之一（丹麦的中部）还有一家地区级 HTA 部门（奥尔胡斯卫生技术评估与健康服务研究所）负责开展国家和地区的 HTA。奥尔胡斯的 HTA 部门同时也是丹麦地区的国家 HTA 工作的协调者。

爱沙尼亚

2011 年，HTA 协作网由爱沙尼亚健康保险基金（EHIF，主要的医疗保健购买方）、社会事务部、塔尔图大学、爱沙尼亚医院联盟和医学会共同创建，并且是在 TerVe 健康促进研究项目的框架之下成立。几年来，HTA 已经被政府部门和 EHIF 用于医疗服务报销的分析和决策。根据爱沙尼亚医疗卫生项目，在 2012 年到 2015 年间共委托完成了 25 篇 HTA 报告。评估的主要目的是让新技术投资决策合理化，并且评价已经使用的技术（例如乳腺造影和体外受精）。HTA 委员会和爱沙尼亚医院联邦以及医学会共同遴选评估主题。评估报告发表于公开的数据库（http：//rahvatervis. ut. ee/）。HTA 所需的分析、统计和成本数据由 EHIF 和合作医院自愿提供。

芬兰

20 家区域性医院和芬兰卫生评估办公室（Finnish Office for Health Technology Assessment，FinOHTA）的合作始于 2006 年，目标是共同完成新技术的 HTA 报告，将证据直接运用于决策并且减少地理因素对新技术使用的影响。成立了一些共有机构，以系统化的方式遴选评估主题和开展评估工作。共有机构设有一个秘书处、一个为期 3 年的董事会和一个运营咨询委员会，并为每一项联合开展的 HTA 项目以非正式合约的形式组建专家团队。评估任务通过如下方式进行分解：FinOHTA 负责协调工作，提供专业检索文献，并提供评估方法；医院方面负责确定评估主题，形成推荐意见和实施评估。评估主题的选择和技术评估以联合的方式开展。产出是每项卫生技术的功效、安全性和成本的半快速评估。医院自愿使用 HTA 报告，没有强制性规定要求医院实施 HTA 报告中的推荐意见。

法国

地区 HB-HTA 机构（Comité d'Evaluation et de Diffusion des Innovations Technologiques，CEDIT）和国家 HTA 机构之间有良好的合作传统，在 2004 年成立卫生总局（the Haute Autorité de Santé，HAS）之前就已经开展合作。HAS 是国家级 HTA 机构，开展评估工作以支持药品、医疗器械和操作等技术的报销和定价决策。CEDIT 是巴黎地区大学医院的 HB-HTA 机构，覆盖 37 家医院，成立于 1982 年。CEDIT 负责为医院传播创新技术提出建议并且开展新兴技术评估。CEDIT 和 HAS 的合作包括非正式的联系、HTA 报告和信息共享，有时还签订合约合作开展评估。

意大利

意大利因为复杂的分权体系，合作模式多种多样。不同地区具有高度自治性，因此区域间存在很大差异。从 3 个地区的例子来看，从 2009 年开始，拉齐奥地区的医院和区域性 HTA 机构（ASP Lazio）就建立了临时、非正式的合作关系；自 2013 年开始，其继任者——地区的 HTA 部门也是如此。此外，"A. Gemelli" 大学医院的 HB-HTA 部门已经和国家 HTA 机构之间建立了正式和系统化的互动关系，还和意大利医药局（Italian Medicines Agency，

AIFA）维持了长期合作关系。

伦巴第地区医院的 HTA 部门和地区 HTA 项目组之间并未进行系统化的合作，这包括提供新兴技术或是发现存在的问题等。医院完成 mini-HTAs 或者预评估报告，区域层面会在此基础上进一步完善报告。在伦巴第，合作主要是非正式和自愿的。

艾米利亚罗马涅区的地区 HTA 机构和医院管理者为了协调 HTA 工作而保持联系，但是 HTA 报告仅在地区层面完成。

挪威

挪威新的体系强烈推荐通过系统化的医院卫生技术评估尤其是临床有效性和安全性评估引入卫生技术。2012—2014 年，挪威建立的技术评估系统是基于 4 个地区的卫生部门、挪威卫生理事会、挪威卫生服务知识中心（Norwegian Knowledge Centre for the Health Services，NOKC）、挪威医药局和卫生部之间达成的共识。该体系包括国家新兴技术扫描、单一技术评估和国家层面的完整 HTA，以及在医院层面开展的 mini-HTA（HB-HTA）。医院和国家层面的 HTA 合作受到监管且具有强制性。挪威设有明晰的准则，指出医院在完成一份 mini-HTA 之后，何时应该与地区或国家层面的 HTA 机构互动。

同样，挪威的国家级 HTA 机构 NOKC 负责为医院层面的 HTA 提供协助和建议。完成后的 mini-HTA 通过一个对外公开的国家级数据库进行发布。如果在完成 mini-HTA 之后，卫生技术的临床有效性或安全性方面仍然存在不确定性，国家层面将开展更加全面的评估工作。上述情形尤其见于新技术的经济性或伦理影响不明确的情况。此时，一个由各方组成的"委员论坛"确定优先评估的技术，决定国家 HTA 机构开展常规技术评估的主题。

加拿大魁北克

2001 年，省级卫生系统层面的 HTA 机构 INESS（Institut national d'excellence en santé et en services sociaux，Quebec）和魁北克地区的 5 所大学医院开始合作。HB-HTA 部门的数量在过去 10 年间持续增长，如今大约有 10 家活跃的 HB-HTA 部门和其他 10 家在卫生和社会服务中心新成立的 HB-HTA 部门。2005 年，卫生和社会服务部创建了 HTA 的协作机制；2006 年，INESS 开创了 HB-HTA 的实践小组。畅通的合作机制和良好的合作关系促成了 HB-HTA 部门与 HTA 机构在方法学和价值观方面的高度共识。所有 HTA 报告都向公众开放，并且医院层面会交流在 HB-HTA 过程中遇到的问题。几份 HTA 报告已经从 HB-HTA 部门和 INESS 的合作中获益。魁北克是世界上唯一一个法律规定 HB-HTA 部门的任务与大学卫生和社会服务中心工作任务相联系的地区。

西班牙

西班牙有多种 HTA 合作模型，原因是西班牙的分权和各地区的高度自治。

加泰罗尼亚

1990 年，加泰罗尼亚的区域性 HTA 机构（Catalan regional HTA Agency，AQUAS）和开展 HTA 的医院在不同时点开始了个人名义的合作。自此，来自合作医院的临床医生与区域性 HTA 机构共同开展了数项评估项目。通常情况下，对评估工作提出的信息需求是关于技术的性质或技术的临床领域应用。2008 年，在巴塞罗那医院诊所成立了第一家正式的 HB-HTA 部门。区域性 HTA 机构与 HB-HTA 部门签订了一项合作协议，表达了合作和互帮互助的意愿。在第一年的合作中，由 HB-HTA 部门组织开设 HB-HTA 课程，区域 HTA 机构的成员进行授课。此后，区域性 HTA 机构和医院开展点对点和非正式合作。

加泰罗尼亚另一家医院（Hospital de la Santa CreuiSant Pau）的流行病学部门为了明确待撤资的卫生技术和提高卫生保健的适宜性，也与区域性的 HTA 机构进行合作。该部门负责评价临床证据及提供指南为医院医生提供技术评估支持。在个别情况下，也开展全面的 HB-HTA。

2012 年，地区性 HTA 机构为创建 XAHTS——加泰罗尼亚的 HB-HTA 网络奠定了基础，以满足医院评估技术的需求并且促进 HTA 方法学的运用。然而，HB-HTA 的网络建设由于缺乏资源只能停止。

巴斯克地区

2010 年，巴斯克卫生服务系统（Osakidetza）的两家医院开始与巴斯克卫生技术评估办公室合作，开展新技术和过时技术的评估工作，为医院决策提供证据，并为医院和地区的公共采购流程提供建议，加强卫生专业人员和地区 HTA 机构间的互动。上述合作包括委托研究项目和研究团队共同选择评估主题、明确评估的优先重点、进行技术评估和评价。根据被评估的技术和联合开展的各项 HTA 项目所需的专业技能临时组建研究团队，以非正式的形式开展合作。评估任务按以下几种方式进行分解：地区 HTA 机构（Osteba）负责协调并为文献检索及评估方法提供技术支撑，评估方法包括伦理、法律、社会、组织方面以及经济学分析。医院负责明确评估主题、分析获取的信息，协调组织机构，帮助形成推荐意见并且负责在医院实施评估结果。评估主题的选择和评估工作联合进行。根据评估主题形成临床、经济和 ELSOI 方面的 mini-HTA 报告，报告的侧重点取决于评估的主题。医院参与 HTA 工作和使用 HTA 信息都是出于自愿。

瑞士

瑞士没有国家级的 HTA 机构，但是在 1999 年由公共卫生联邦办公室支持创建了瑞士卫生技术评估网络（Swiss Network for Health Technology Assessment，SNHTA）。该网络以协会的形式存在，旨在促进 HTA 在瑞士的应用，建立瑞士政府机构、大学和大学医院之间的交流平台。SNHTA 成员通常一年举行两次会面来讨论 HTA 事宜和瑞士的 HTA 政策。

瑞士是由 26 个州组成的联邦制国家，每一个州负责建立满足当地民众卫生需要的医疗卫生体系。因此，HTA 机构分散并且有不同的组织模式。SNHTA 的职责仅限于让卫生当局与 HTA 专家保持联系。会员自愿加入 SNHTA，会员的组织形式和关注点比较多样。

土耳其

2012 年，土耳其卫生部的卫生保健研究总局成立了第一个国家层面的 HTA 部门。同年，在 Ankara Numune 培训和研究医院建立第一个 HB-HTA 部门（ANHTA）。社会安全研究所随即于 2013 年成立了 HTA 部门。虽然两家部门之间有非正式的交互，但是没有开展正式或系统化的合作。合作是出于自愿并且多数情况下取决于个人。最常见的合作形式是培训，上述部门的人员参加联合举办的培训。目前，没有关于优选评估主题、提供图书馆服务、寻求专家或共享数据方面的合作案例，这些部门之间也没有财务联系。

2.6.2　合作活动的类型

国家和地区 HTA 机构与 HB-HTA 部门之间常见的合作活动类型见表 2 - 14，排在首位的是最常见的类型。

表 2 - 14　HB-HTA 部门和国家或地区 HTA 机构之间的合作活动类型

合作活动的类型	报道该类活动的国家或地区数目
交流文档：HTA 报告和其他信息	12
HTA 的原则和方法的培训会议	11
寻找 HTA 项目的专家	8
HTA 项目的方法学建议或支持	8
提供相互在战略或政治上的支持	7
告知对方计划开展的或正在进行的 HTA 项目	6
联合或委托开展卫生技术评估	6
共享专家资源（对于任一项评估任务）	6
联合发表	5
提出 HTA 项目的选题并明确题目的优先顺序	4

续表

合作活动的类型	报道该类活动的国家或地区数目
共享医院数据（关于指征、临床结果和成本）	4
HTA 机构促进医院间的合作	4
信息服务、图书馆服务、帮助获得文献	3
为决策提出推荐意见（基于 HTA 结果）	3
HTA—业界合作（例如早期的科学建议）	3
财务支持	3
水平扫描	3
共享软件或工具	2
对报销和/或定价提出建议	2
相互进行外部评审	2
识别不适当的或过时的技术	1
为技术传播提出实用性建议	1

来源：来自 AdHopHTA 合作国家和地区 24 个调查对象的问卷调查（Arentz-Hansen et al. 2013，Pasternack et al. 2014）。

2.6.3　HB-HTA 部门和 HTA 机构之间合作的阻碍和促进因素

最常见的合作障碍是医院普遍缺乏 HTA 的知识和文化。最大障碍是缺乏医院系统化运用 HTA 的相关法律法规和国家政策，以及医院之间的竞争和临床医生对失去专业自主性的担忧。国家或地区 HTA 机构以高质量的方法学著称，这却会成为 HB-HTA 部门和 HTA 机构之间合作的障碍。HTA 机构的传统做法是生产长篇和复杂的报告，面临的挑战是通过改变 HTA 机构的传统来满足医院对于快速务实解决方案的需要。

通过立法或指令性的方式要求在决策过程中进行 HTA，对于推动 HB-HTA 部门和 HTA 机构之间的合作具有显著的促进作用。正式和系统化的合作优于非正式的临时联系。然而，许多调查对象强调个体之间非正式的联系同样重要。多学科参与、相互信任和尊重对于加强合作是必要的。务实的解决方法，例如使用医院现有的团队、决策架构和资源，以及适用于医院并与医院相关的"足够好"的 HTA 也会对医院有益。

HB-HTA 部门与国家或地区 HTA 机构之间合作的具体阻碍和促进因素见表 2 - 15。

表 2 - 15　HB-HTA 部门和 HTA 机构之间合作的阻碍和促进因素

阻碍因素	促进因素
评估过程	
· HTA 所需的医院数据的获取和使用困难 · 合作关系失衡：HTA 机构占绝对主导地位 · 国家或地区 HTA 机构评估的技术的证据所处阶段晚于医院的要求 · 对于医院而言，国家或地区的 HTA 机构生产 HTA 报告的速度太慢 · HTA 报告中缺乏证据，影响 HTA 项目的合作积极性 · 从医院的角度来看，HTA 机构或者合作机构生产的 HTA 报告方法学色彩太重 · mini-HTA 形式过于复杂，并不适合医院使用 · HTA 的语句让医院难以理解	· 共同执行评估或委托给其中一方进行评估 · 重新评估后进行保险覆盖范围的临时决策（推动医院产生额外的证据） · 在 HTA 项目的合作过程中专家的确定和遴选透明化 · 使用现有的网络，例如专门的协会来提名专家或医院管理团队来评估证据 · 在 HTA 工作中共享指征、成本和临床结果的医院数据 · 共享数据库或以其他方式共享 HTA 报告和信息 · 在合作过程中，明确需要更新的 HTA 并确定更新过程 · 吸引和培训新手：能力建设 · 共享培训 · 共享研究项目（原始研究） · HTA 机构促进形成国家或区域的医院评估网络 · 共同努力增进国际交流 · 通过公告和提醒进行交流 · HTA 主题具有相关性：影响范围广且经济影响大 · HTA 报告的内容为医院定制，包含组织、病人和成本方面的信息 · 压缩 HTA 报告：仅包括决策所需的相关信息 · HTA 报告充分体现了组织要求（技能、持续培训、工作过程需要的设施和改变）和实施技术产生的费用（预算影响） · 包含更多的患者意见 · 有 HTA 报告应满足的质量准则（为了解决以下问题：①质量欠佳；②由于太高的方法学标准导致产出延迟） · 很容易获取 HTA 报告

续表

阻碍因素	促进因素
领导力 & 战略 & 伙伴关系	
· 医院普遍缺乏 HTA 的文化和知识 · 自上而下的管理合作，中央规划和组织合作被认为是多余的 · 缺乏国家 HTA 政策，不能明确 HB-HTA 和 HTA 机构的分工 · 没有法律或规章要求使用 HTA① · 缺乏合作的管理承诺，主要体现在医院方 · 缺乏正式的合作治理结构 · 临床医生唯恐失去专业自主性 · 医院之间的竞争 · HB-HTA 和 HTA 机构都缺乏资金，因此竞争也是徒然 · HB-HTA 和 HTA 机构有不同的利益和优先重点	· 由好名声的组织（可能是一家医院、一家 HTA 机构或者是创办 HTA 机构的组织）来协调合作 · 法律或法规指令或需要使用 HTA · 正式的合作结构 · 非正式的、个人的联系 · 由专门的协调员进行协作 · 共同开展新兴技术评估 · 对过时技术的警报 · 共享已规划或正在进行的项目信息
资源	
· 参与合作的人员缺乏专业的方法学知识 · 缺乏能够从事合作项目的信息专家 · 来自 HB-HTA 部门和 HTA 机构的合作伙伴之间的角色冲突和不信任	· 专业和值得信赖的 HTA 团队 · 多学科的 HTA 团队：既有医生也有护士，还有其他专业团队加入 · 合作方之间有良好的人际关系，相互信任、欣赏，且有充分的交流 · 好的项目领导合作开展 HTA 和其他项目
影响	
· 医院的决策中没有常规运用 HTA · 公众对 HTA 的了解程度和认可度较低	无

来源：AdHopHTA 合作伙伴的国家、地区或 3 个其他的国家或地区（比利时、法国、加拿大/魁北克）的问卷调查，2 个案例来自芬兰和挪威（Arentz-Hansen et al. 2013，Pasternack et al. 2014）。

---

① 指缺乏促进因素而非这样的阻碍因素。

主要观点：

·医院 HTA 部门和国家或地区 HTA 机构间有互动和合作，但通常是非正式的。

·共享文件和培训是最常见的合作形式，也会共享个人专业知识和政策支持。

·最明显的合作障碍是在医院决策时普遍缺乏 HTA 文化和使用 HTA 的自主性。另一个阻碍因素是对 HTA 报告的时限和方法学质量的不同预期。

·虽然多数人认为正式的合作组织是必要的，但非正式的互动对于增进信任十分重要。

参考文献

Arentz-Hansen, H. , Bjørnebek Frønsdal, K. , Fure, B. , Pasternack, I. , Halmesmäki, E. , Roine, R. , 2013. D3. 1 Bridging Hospital HTA and National/Regional HTA Activities. Confidential Deliverable; The AdHopHTA Project (FP7/2007 – 13 grant agreement nr 305018).

Martelli, N, Lelong, A. S. , Prognon, P. , Pineu, J. , 2013. Hospital-based health technology assessment for innovative medical devices in university hospitals and the role of hospital pharmacists: learning from international experience. Int J Technol Assess Health Care, 29: 185—191.

Pasternack, I. , Halmesmäki, E. , Roine, R. , Arentz-Hansen, H. , Bjørnebek Frønsdal, K. , Fure, B. et al. , 2014. D3. 2 Portfolio of patterns of collaboration between hospital-based HTA and national/regional HTA agencies. Confidential Deliverable; The AdHopHTA Project(FP7/2007 – 13 grant agreement nr 305018).

2.7　医院 HB-HTA 部门良好实践的指导原则——制定步骤

本节致力于描述欧盟 AdHopHTA 项目识别、最终确定 HB-HTA 部门应遵循的良好实践指导原则的过程，希望有助于形成 HB-HTA 部门工作的指导原则框架。

2.7.1　以医疗服务优化模型为基础

HB-HTA 部门的良好实践应涵盖一家医院的 HTA 部门组织和运行必备的各项准则和开展高质量评估的各项必要准则。在 AdHopHTA 研究项目中，使用 EFQM 模型来指导 HB-HTA 部门良好实践准则的确定。EFQM 模型①（EFQM 2003）是公认的被很多医院管理层使用的最佳商业运行模式（Vallejo 2006）。它包含 9 个准则，分为"实施"类（机构如何开展关键活动）和"结果"类（取得的结果和如何进行测评）。实施准则是：领导力，人员，战略，合作和资源，流程、产品和服务。结果准则是：员工结果、客户结果、社会结果、业务结果。HB-HTA 部门的良好实践应该包括上述各类别的准则。

2.7.2　通过文献综述明确良好实践的准则

文献综述显示了国家或地区 HTA 机构的良好实践指南。尽管研究者没有找到 HB-HTA 部门的良好实践指南，但发现了描述 HB-HTA 部门特征及其运行的文献。相比国家或地区 HTA 机构，HB-HTA 的经验在文献中描述得较少，这可能是由于 HB-HTA 是 HTA 中较新的领域，最近才开始广泛传播。

本节将国家或地区 HTA 机构确定的良好实践指南和适用于 HB-HTA 部门的准则进行了比较。一些准则在组织和开展 HTA 的两种情景下都被提及。然而，相比其他准则，某些准则在文献中被更为频繁地讨论，被讨论频次的不同可能提示了这些准则对于国家或地区 HTA 或者 HB-HTA 重要性的不同。因此，引文数量成为重要性的替代指标并据此对准则进行了排序。此外，在分析 HB-HTA 实践和国家或地区 HTA 实践过程中各项准则的排序时，研究者发现一些准则具有相近的位次（即排序的位次相同或仅相差 1 个位次）。表 2－16 显示了这些结果。

---

① 欧洲企业质量管理（EFQM）优秀模型是非指定的组织管理系统（之前被称为质量管理的欧洲基础），其设计的目的是为了使组织更具有竞争性。一个组织，无论其部门、大小、结构和成熟性，都需要建立合适的管理体系来获得成功。EFQM 优秀模型是通过测量组织是否正迈向优秀来帮助其获得成功的实用工具。该模式帮助组织理解差距，模拟解决方法。

表 2-16 关于运营一家 HTA 部门最常被引的准则排序（在国家和地区或医院层面）

标　准	文献中提及的次数（排序的位次）	
	HB-HTA实践	国家或地区 HTA 实践
应答时间：按时递交 HTA（S）	7（1）	4（7）
明确所有的利益相关方并让他们参与（包容性）（PPS）	6（2）	13（1）
进行评估时从医院的角度考虑（P&S）	6（2）	3（8）
用合适的方法、工具开展 HTA 并且胜任 HTA（PPS）	5（3）	9（3）
建立优先技术的选择制度（S）	5（3）	5（6）
对 HB-HTA 专业人员的招聘和工作任务有明确说明（Pe）	5（3）	4（7）
对工作的使命、愿景和价值观定义清晰（L）	4（4）	3（8）
HTA 专项基金（P&R）	4（4）	1（10）
HTA 必须无偏倚和透明（S）	3（5）	11（2）
明确关键盟友和外部合作者来满足需求（P&R）	3（5）	7（4）
管理清晰（L）	3（5）	3（8）
适应性/自主学习/外推性（S）	3（5）	3（8）
知识、信息和资源共享的政策（S）	3（5）	1（10）
HTA 和决策的关联（BR）	2（6）	6（5）
独立性（S）	2（6）	3（8）
HTA 和其应用的相关性（S）	1（7）	9（3）

续表

标　准	文献中提及的次数（排序的位次）	
	HB-HTA实践	国家或地区 HTA 实践
客户对结果申诉/建议的权利（PPS）	1（7）	6（5）
影响力测量（PPS）	1（7）	6（5）
清晰的沟通政策（内部和外部）（S）	1（7）	5（6）
明确评估的目标和范围（PPS）	0（8）	6（5）

相应的 EFQM 准则：（L）领导力；（S）战略；（Pe）人员；（P&R）合作和资源；（PPS）流程、产品和服务；（PeR）人群结果；（SR）社会结果；（BR）业务结果。

加黑数据：排序中的前三位。

阴影：在国家或地区 HTA 机构和 HB-HTA 部门排序处于相同位次（±1）的准则。

来源：AdHopHTA 研究项目进行的文献综述（Rosenmöller et al. 2013）。

　　HB-HTA 最重要的 3 项准则和在国家或地区 HTA 机构观察到的不同。上述差异表明，不同层面（医院 vs 国家或地区 HTA）对 HTA 组织和开展的需求各异。"及时响应"是 HB-HTA 部门操作中的一个关键要素，因此它被列为第一。此外，"识别利益相关方并使其参与评估过程"和"从医院的角度开展评估"都位居第二，显示了根据医院的情境进行评估的重要性。HB-HTA 最重要的准则与组织评估流程更为相关，它们力求确保满足医院的需求而没有侧重于评估本身的方法学，展现了医院层面开展 HTA 的动力和实用性。位列第三的准则对应于选择被评估的技术时对于"建立优先技术选择制度"的需要，以及对"开展评估的熟练专业人员"的需求。这两条准则也提示了以下情况对实用性方法的需求：①多种彼此竞争的卫生技术引入临床实践时；②卫生技术和签约开展评估的专业人员资源匮乏时。高质量评估（"用合适的方法、工具开展 HTA 并且胜任 HTA"）也被认为具有相关性，处于第三位。

　　国家或地区 HTA 机构也认为需要将"明确评估过程的利益相关方并让他们参与"作为一项重要的准则（位列第一）；位列前三的其他准则与评估本身的方法而非评估流程的组织相关。因此，"HTA 必须是无偏倚和透明""HTA 应该与其用途相关"以及"使用合适的方法、工具开展 HTA 并且胜任 HTA"等诸如此类的准则位列第二和第三。上述准则对于运用良好的方法学进行评估都是必需的。

　　有两条特别针对 HB-HTA 的良好实践准则："为了支持证据发展"和"为了撤资进行评估"（Poulin et al. 2012）。

　　通过分析国家或地区 HTA 机构良好实践的相关文献以及展示 HB-HTA 经验文献明确的

所有准则都表明，HB-HTA 经验可以归入 EFQM 的两大类（实施部分和结果部分）。然而，文献仅提及一个通用的 EFQM 模型准则"影响力测量"。对于所有其他的 EFQM 准则，应该围绕 HB-HTA 进行必要的调整。

2.7.3 基于 HB-HTA 部门和医院管理的视角进一步精炼良好实践的准则

一个由 8 位 HB-HTA 利益相关方组成的焦点小组包括管理者、企业代表、HB-HTA 代表、1 位患者代表和 1 位 HTA 代表，明确了良好实践中要考虑的 25 条附加准则（见表 2 – 17）。

表 2 – 17　结合 HB-HTA 经验、医院管理和 HTA 利益相关方的观点明确的其他良好实践准则

实施部分	
领导力	·HB-HTA 部门的领导作为示范，在组织内部和外部推动部门发展（正式和积极的领导）
战略	·在医院文化、战略、愿景、使命和价值观的基础上明确 HB-HTA 部门的战略 ·HB-HTA 部门的战略与国家、地区和欧洲的 HTA 战略相关
人员	·组织机构制定了明确的职业发展计划，有相关培训项目以及其他有利于技能和能力发展的措施 ·HB-HTA 部门的客户和其他利益相关方能频繁接触和/或有共同的空间进行互动，创造出良好的工作环境和共同的工作文化
合作和资源	·HB-HTA 部门有充足的空间、设备、材料和技术支持 ·当知识缺乏时，有为创造附加证据另寻资助的战略
流程、产品和服务	·患者参与评估过程（医院层面） ·与患者沟通评估结果和决策方案 ·有对如何实施结果的随访
结果	
客户结果	·客户觉得 HB-HTA 有价值 ·HB-HTA 部门满足了客户的期望 ·客户愿意再次接受和推荐采用由 HB-HTA 部门提供的服务
人群结果	·HB-HTA 部门的工作人员对其工作、发展和专业成就感到满意，有动力和归属感 ·HB-HTA 部门的工作人员珍视他们在专业领域的成长机会，例如网络合作

	结果
社会结果	·医院内部的专业人员和医院外部的相关人员了解 HB-HTA 部门存在的必要性和作用 ·利益相关方被告知 HB-HTA 的用途和益处 ·HB-HTA 被广为认知，相关知识通过科技论文、其他出版物、特定的培训和科学会议广为传播
业务结果	·HTA 的结果对技术的采用过程及实施产生影响 ·要求得到了满足 ·获得某种程度的认可（名誉和市场地位） · HB-HTA 遵循预算 ·通过评估衍生出投资回报（对比 HB-HTA 部门的成本和产生的效益） ·可以获得生产率的指标 ·HB-HTA 对医院的总体绩效发挥作用，主要表现在：效益的取得/终端用户的健康结果（患者/总体人群）和运作效率

来源：HB-HTA 部门访谈和焦点小组（N = 8 位调查对象）（Rosenmöller et al. 2013）。

研究者仔细分析了由文献综述和 HB-HTA 部门、HTA 利益相关方和医院管理者提供的资料，确定了完整的准则清单（例如查找一致性的定义、冗余的概念等）。该步骤得出了 HB-HTA 部门良好实践最终的 42 条准则清单。

2.7.4 寻求已明确准则的重要性的共识

研究者认为，在文献和 HB-HTA 利益相关方观点基础上确定的 42 条准则对于 HB-HTA 的良好实践非常重要。之后，由医院管理者、临床部门负责人、精通 HTA 的专业人员和病人代表构成的更大样本量的德尔菲咨询小组（N = 48）对这些准则表达了看法。表2 – 18展示了这一小组对 42 条准则的重要性评级及其一致性程度。

表2-18 根据一致性程度和重要性评级的 HB-HTA 部门良好实践指导原则

		重要性等级 *	
		最重要	次重要
一致性程度 * *	高	1. 使命、愿景和价值 2. 医院组织中的位置 5. HB-HTA 部门在技术采用过程中的角色 6. 确定优先技术的体系 8. 从经验中学习的能力和对经验的适应力 10. HB-HTA 部门的独立性 14. 好的工作环境和文化 18. 与关键盟友、网络和合作者的联系 19. 卫生技术的评估过程 21. 无偏倚和透明的评估过程 22. 利益相关方的参与 26. 结果实施的随访过程 35. HTA 结果对技术采用和实施过程的影响 36. 计划的依从性（及时递交结果） 42. HB-HTA 部门的社会影响	9. HB-HTA 过程的外推性 30. HB-HTA 部门人员的满意度 38. 外部认可（声誉 & 市场地位）
	中高	3. 积极的领导力角色 7. 沟通战略 12. 人力资源概况 16. 支付运营成本的专门预算 25. 撤资过程 27. 客户对于 HB-HTA 价值的看法 32. 意识到 HB-HTA 部门的相关性 33. 与利益相关方的沟通	4. HB-HTA 部门战略与医院战略相符 13. 职业发展规划 15. 充足的设施 17. 筹资策略 28. 通过 HB-HTA 部门实现客户的预期 29. 积极评价 HB-HTA 部门的工作 31. 在 HB-HTA 部门可以看到的事业发展机会 34. 广泛传播产生的知识 39. 符合预算 40. 衍生的投资回报率（ROI） 41. 生产率指标的可获得性
	中等	无	11. 不同医疗卫生层面的 HB-HTA 部门和HTA 战略的关联 20. 为特定的医疗情境定制的评估 23. 病人参与 24. 和病人沟通结果 37. 需求的满意度

　* 准则重要性评级的结果从 1（次重要）到 6（非常重要），均分 4.86（最重要指高于 4.86 分）；

　* * 用 Likert 六分计分法确定分值最高的两项准则，并且累加选择该准则的次数：超过 80% 选择认为具有高度一致性；70% ～80% 选择认为具有中—高度一致性；60% ～70% 选择认为具有中度一致性。

　来源：Delphi 法（n = 36 位参与者）（Danglas et al. 2014）。

2.7.5　明确 HB-HTA 部门良好实践的框架和指导原则内容

通过准则的内容分析将具有相似概念的准则分组，并与有经验的 HB-HTA 部门展开讨论，AdHopHTA 项目最终界定了 HB-HTA 框架的维度。该框架有 4 个维度和 15 项指导原则，它们概括了界定的准则。

评估过程（维度 1）处于良好实践框架的核心。这是任何一家 HB-HTA 部门达成主要目标的必备基石，它为医院决策者提供了所需的高质量信息。评估过程需要领导力、战略和伙伴关系（维度 2）的驱动、管理和促进，并且需要丰富资源（维度 3）的支持。这 3 种关键维度的结合决定了 HB-HTA 部门的整体绩效，对医院决策者创造价值产生的积极作用，以及对社会产生的间接影响（维度 4）。应用这些指导原则的指南和工具详见本书下编 HB-HTA 工具包。

参考文献

Danglas, L. , Ribeiro, M. , Rosenmöller, M. , Sampietro-Colom, L. , Soto, M. , Lach, K. et al. , 2014. D4. 2 Guiding principles for best practices in hospital-based HTA. Confidential Deliverable; The AdHopHTA Project(FP7/2007 – 13 grant agreement nr 305018).

EFQM, 2003. EFQM Public and Voluntary Sector Excellence Model. Brussels, European Foundation for Quality Management.

Poulin, P. , Austen, L. , Kortbeek, J. B. , Lafreniere, R. , 2012. New technologies and surgical innovation: five years of a local health technology assessment program in a surgical department. Surg Innov, 19(2) : 187—99.

Rosenmöller, M. , Sampietro-Colom, L. , Farré, M. , Angulo, E. , Soto, M. , Alonso, A. et al. , 2013. D4. 1 Review of best practices on undertaking and using HTA at Hospital level and description of European policies affecting Hospital based HTA. Confidential Deliverable; The AdHopHTA Project(FP7/2007 – 13 grant agreement nr 305018).

Vallejo, P. , et al. , 2006. A proposed adaptation of the EFQM fundamental concepts of excellence to health care based on the PATH framework. Int. Journal for Quality in Health Care 18(5) : 327—335.

3　医院 HB-HTA 部门良好实践的指导原则

本章阐述的良好实践指导原则（Guiding Principles for good practices）有助于较高水准的医院卫生技术评估。在医院中设立并运行 HTA 部门需要遵循这些原则。

HB-HTA 也可以由医院外部机构承担。为了实现较高水准的 HB-HTA，独立评估机构应参照 HB-HTA 部门的实践原则，为医院决策者提供其所需的高质量信息（参阅表3－1）。

本章介绍了相关评估准则，为了说明有关内容还列举了当前不同 HB-HTA 部门和 HTA 机构①的评估案例。当 HB-HTA 部门的做法符合指导原则时，即可认为是良好的评估实践。

该原则代表了优秀的 HB-HTA 部门和组织的理想操作方法，因此 HB-HTA 需要参考整套指导原则。然而，还可以从中选择系列核心原则作为设立和运行 HB-HTA 部门的必备条件（见表3－2）。

其中，较为实用的指南和工具详见欧盟 AdHopHTA 项目工具包（见图3－1）。

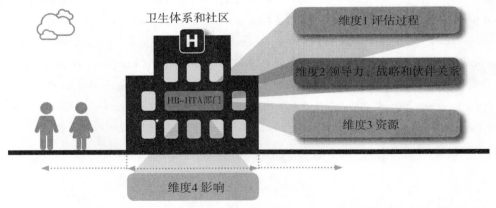

图3－1　影响 HB-HTA 部门良好实践的 4 个维度（AdHopHTA 项目 HB-HTA 工具包）

---

① HCB——巴塞罗那医院诊所（Hospital Clínic de Barcelona）（西班牙）；GUH——梅利医院（"A. Gemelli" University Hospital）（意大利，罗马）；CHUV——洛桑大学医院（Lausanne University Hospital）（瑞士）；ANHTA——安卡拉·纽门卫生技术评估中心（土耳其）；HUS——赫尔辛基大学中心医院（Helsinki University Hospital）（芬兰）；OUH——欧登塞大学医院（Odense University Hospital）（丹麦）；TUH——塔尔图大学医院（Tartu University Hospital）（爱沙尼亚）；ACH——奥克兰城市医院（Auckland City Hospital）（新西兰）；SUH——萨尔格林斯卡医院（瑞典，哥德堡）；CEDIT——创新技术评估传播委员会（Committee for Evaluation and Diffusion of Innovative Technologies）（法国，巴黎）；MUHC——麦基尔大学健康中心（McGill University Health Centre）（加拿大，蒙特利尔）；NOKC——挪威卫生服务知识中心（挪威，奥斯陆）。

表 3 - 1 为医院进行的 HTA

	指导原则	
第一维度 评估过程	**1. HB-HTA 报告：范围、医院环境和信息需求** HB-HTA 报告清晰阐明其目标和范围，反映医院环境，且考虑到医院决策者的信息需求	为医院开展的 HTA
	2. HB-HTA 报告：方法、工具和可复制性 运用良好的实践方法和适宜的工具系统完成 HB-HTA 报告，并且适用于其他医院（可复制性）	
	3. HB-HTA 过程：独立、无偏倚、透明、利益相关方参与 各利益相关方参与 HB-HTA，以无偏倚和透明的方式开展以确保独立性	
第二维度 领导力、战略和伙伴关系	**4. 使命、愿景、价值观与管理** 明确 HB-HTA 部门的使命、愿景和价值观，符合医院整体使命和战略，管理制度明晰	医院内部的 HTA
	5. 领导力与沟通措施/策略 在追求卓越、出台和推行有益的沟通措施/策略时，HB-HTA 部门高层的领导力起到示范作用	
	6. 选择和优选标准 清晰表述待评估技术的入选标准	
	7. 撤资过程 明确建立潜在撤资技术的甄别和评估程序	
	8. 通过创新进行改善 愿意根据经验不断改善并有能力学习和创新	
	9. 知识和资源共享 有明确的知识、信息和资源共享政策和机制	
	10. 与 HTA 机构合作 HB-HTA 部门与地区、国家和欧洲 HTA 机构合作	
	11. 与盟友及合作伙伴的联系 积极识别主要盟友和合作伙伴，加强其与 HB-HTA 部门员工、客户和其他利益相关方的良性互动	

续表

	指导原则	
第三维度 资源	**12. 熟练的人力资源和职业发展** 明确人力资源概况和技能要求，建立招聘政策及职业发展规划	医院内部的 HTA
	13. 充足的资源 经费资源足以支付运行成本和保证适合的工作场所	
第四维度 影响	**14. 测量短期和中期影响** 测量和保持短期及中期影响	
	15. 测量长期影响 测量和保持长期影响	

医院开展的 HTA 由医院内部专业团队完成（如临床医生或 HB-HTA 部门），最终转化为管理决策；独立机构开展的 HTA 在诸如咨询、临时合同、自由活动或自由项目等不同行为的基础上由外部实体进行。然而，HTA 无论是"在医院中"还是"为了医院"，都需要根据医院的环境进行调整并为管理决策服务。

表 3 - 2　核心原则——按重要性排序的设立与运行 HB-HTA 部门的核心要求（据 AdHopHTA 研究结果）

维度	原则	核心原则
2	4	**使命、愿景、价值观与管理** 明确 HB-HTA 部门的使命、愿景和价值观，符合医院整体使命和战略，管理制度明晰
3	13	**充足的资源** 经费资源足以支付运行成本和保证适合的工作场所
2	5	**领导力与沟通措施/策略** 在追求卓越、出台和推行有益的沟通措施/策略时，HB-HTA 部门高层的领导力起到示范作用
	6	**选择和优选选准** 清晰表述了待评估技术的入选标准

维度	原则	核心原则
1	1	**HB-HTA 报告：范围、医院环境和信息需求** HB-HTA 报告清晰阐明其目标和范围，反映医院环境，且考虑到医院决策者的信息需求
	2	**HB-HTA 报告：方法、工具和可复制性** 运用良好的实践方法和适宜的工具系统完成 HB-HTA 报告，并且适用于其他医院（可复制性）
	3	**HB-HTA 过程：独立、无偏倚、透明、利益相关方参与** 各利益相关方参与 HB-HTA，以无偏倚和透明的方式开展以确保独立性 注：在指导原则中，"交流"不是核心原则
3	12	**熟练的人力资源（和职业发展）** 明确人力资源概况和技能要求，建立招聘政策及职业发展规划 注：在指导原则中，"职业发展"不是核心原则
2	10	**与 HTA 机构合作** HB-HTA 部门与地区、国家和欧洲 HTA 机构合作

第一维度：评估过程

优秀的 HB-HTA 部门会设计、管理、实施、评审和改进评估过程，并为医院决策者提供有价值的、量身定制的信息。评估报告应该是相关和可靠的，以无偏倚和透明的方式进行，并调动利益相关方的参与。评估结果和建议应恰当地传达给医院利益相关方。

指导原则 1　HB-HTA 报告：范围、医院环境和信息需求

·HB-HTA 报告清晰阐明其目标和范围，反映医院环境，且考虑到医院决策者的信息需求。

HB-HTA 报告的范围

为确保 HTA 报告的质量和清晰性，应在评估之初清楚地阐明其范围。这意味着要清晰定义以下各方面：

1. 技术

技术的名称和类型，有足够细节的描述将该技术和其他对比技术相区分。

2. 指征

医院拟引进技术：

（1）是否用于治疗（一线/二线）、预防、筛查、诊断、监护或判断预后？

（2）技术在治疗路径中的作用和重要性如何？

  a）可替代现有技术，还是作为现有技术的补充？

  b）是临时解决方案还是最终解决方案（例如人工心脏是移植手术的临时解决方法）？

  c）是否需要其他辅助检测或治疗（例如分类测试和伴随诊断）？

目标状态是指简要描述通过使用该项技术影响的疾病或健康状况（在某个阶段或达到某种严重程度）；

目标人群是指具有目标特征（例如某个年龄段或是某种性别）的典型亚组，或暴露于（低/高）危险因素而可能患病的人群。

3. 对照

相关对照的名称和类型，可与另一种技术（包括观察等待）或该技术的另一指征（即使用该项技术的其他适用人群或其他应用方式）进行比较。

4. 结果

所提议的技术的期望收益可能和病人、员工、组织的直接或间接利益、成本有关。

明确 HB-HTA 报告范围的工作应该具有包容性，并由临床实践的最终操作者（即医院的医疗卫生专业人员）以及医院财务人员参与。这将保证临床症状、技术使用和所选对照与医院的特殊环境相关。而且，这有利于临床医生和财务经理选择有意义的结果。例如，一种用于评估报告中经济学部分的质量调整生命年（QALY）测量的方法，可能对卫生经济学者有意义，也与一些临床医生相关，但是健康保健管理者可能在应用时会遇到困难（McGregor 2006），他们可能更愿意选择成本—效果的自然测量指标（例如避免重复入院）。

  与技术评估相关的 TICO 问题

  技术（T）：提议的技术是什么？

  指征（I）：目标疾病、目标个体和使用该项技术的目的是什么？

  比较（C）：医院中目前使用的技术是什么（或选择一种替代技术作比较）？

  结果（O）：使用所提议技术后的期望结果是什么？

来源：EUnetHTA 2015。

在概念上，界定范围时使用 TICO 问题和使用传统用于 HTA 以及 HB-HTA 的 PICO 问题（人群、干预、对照和结果）并没有区别。然而，AdHopHTA 推荐使用 PICO，因为它能更好地与医院环境相契合。

当前实践：HB-HTA 报告的范围

HB-HTA 部门的专业人员通过经典的 PICO 结构明确 HB-HTA 范围。PICO结构即病人、干预、对照和结果（例如巴塞罗那医院诊所、梅利医院、欧登塞大学医院、洛桑大学医院、安卡拉·纽门卫生技术评估中心、赫尔辛基大学中心医院、萨尔格林斯卡医院，以及一些 HTA 组织如创新技术评估传播委员会、挪威卫生服务知识中心）。

作对照的是医院在用的技术。在范围中明确了一系列临床、经济和组织的结果。在界定评估的范围时，某些医院不仅让终端用户（对卫生技术有需要的医生、护士、生物工程师和规划人士）参与，还让财务管理者（例如负责临床科室财务资源的人员）参与。在指导原则 3 中，将详细描述参与的其他利益相关方。

HB-HTA 报告中的医院环境

在产生一份 HB-HTA 报告时，考虑到当地的环境特点对评估一项技术的经济和组织影响非常关键。培训员工的成本、培训的有效性这些因素甚至可能推翻医院产生的其他良好结果（Poulin et al. 2012）。安全性和临床效果则较少依赖于当地环境。应该将医院环境相关的临床和经济信息整合入 HTA 报告以补充整体证据，这些信息可以来源于医院数据库或产生于某项临床研究。后者也与缺少和无法获得证据有关，这是大学医院经常需要面对的问题，因为大学医院会在技术发展非常早期时考虑引进它们。然而，将当地的证据综合并系统地整合入 HB-HTA 中并非常规操作，且需要特殊的基础设施（Mitchell et al. 2010）。

当前实践：HB-HTA 报告的医院环境

HB-HTA 部门考虑医院环境，例如通过咨询临床科室的财务管理者获得医院医疗成本的实际数据，并将其纳入经济分析（如洛桑大学医院、巴塞罗那医院诊所和欧登塞大学医院）。此外，HB-HTA 部门与临床医生合作开展数据收集工作，获取评估所需的临床及成本方面的数据。

医院的信息需求

EUnetHTA 的核心模型满足了政策决策者的信息需求（Lampe & Mäkelä 2008，Lampe &Pasternack 2008，EUnetHTA 2015）。然而，除了此类对医院决策者非常重要的信息，仍然有些对他们很有价值的关键信息未被该模型所囊括。AdHopHTA mini-HTA 模型显示所有 HB-HTA 报告均需提供以下方面信息：健康问题和目前该项技术使用情况；临床效果；安全性；基于医院角度的成本和经济学评价；服务组织和机构战略。表 3－3 比较了地方医院决策者和国家及地区层面 HTA 机构对上述结构域的信息需求（Kidholm et al. 2014，Kidholm et al. 2015，Ølholm et al. 2014，Ølholm et al. 2015）。

表 3－3　HTA 的信息需求：国家和地区 vs 地方医院决策者

结构域	HTA 核心模型	HB-HTA 核心模型
	EUnetHTA	AdHopHTA
结构域 1：健康问题和目前的应用	·相关的	···最重要的
结构域 2：描述和技术特征	·相关的	·相关的
结构域 3：临床效果	·相关的	···最重要的
结构域 4：安全方面	·相关的	···最重要的
结构域 5：成本和经济学评价 　　结构域 5.1 社会角度 　　结构域 5.2 医院角度	·相关的	·相关的 ···最重要的
结构域 6：伦理方面	·相关的	·相关的
结构域 7：组织方面	·相关的	···最重要的
结构域 8：社会方面	·相关的	·相关的
结构域 9：法律方面	·相关的	·相关的
结构域 10：政治和战略方面 　　D10.1 政治方面 　　D10.2 战略方面		·相关的 ···最重要的

非常重要的是，与医院决策者相关的其他结构域（政治和战略方面），EUnetHTA 核心模型中未涉及。该结构域满足了与医院战略目标相关的信息需求。这样，在衡量投资价值或将评估的卫生技术引入医院时必须考虑上述结构域（例如这个国家尚无该项技术但医院希望在该结构域处于领先地位）。

当前实践：医院的信息需求

多数 HB-HTA 和 HTA 机构的评估仅包括决策需要的相关结构域信息（如巴塞罗那医院诊所、梅利医院、欧登塞大学医院、洛桑大学医院、安卡拉·纽门卫生技术评估中心、赫尔辛基大学中心医院和萨尔格林斯卡医院，以及创新技术评估传播委员会、挪威卫生服务知识中心等 HTA 组织）。对决策者战略方面信息的告知仍然是一项挑战，因为评估对于该结构域只涉其表或根本没有涉及。

指导原则 2　HB-HTA 报告：方法、工具和可复制性

·运用良好的实践方法和适宜的工具系统完成 HB-HTA 报告，并且适用于其他医院（可复制性）。

运用适宜的方法和工具

为了确保报告质量和相关性，HB-HTA 所选的方法应遵循国际公认的 HTA 标准。大量研究已经证实，管理和执行 HB-HTA 时需要运用适宜的方法和工具（Lafortune et al. 2008，Goodman 2012，Gagnon et al. 2011，Lavis et al. 2008，Battista 2006，McGregor & Brophy 2005）。多国的 HTA 组织开发了确保高质量 HTA 的工具以支持其质量评价，例如国际卫生技术评估机构网络（INATHA）的 17 个问题清单和 EUnetHTA 核心模型（Lampe & Mäkelä 2008，Lampe & Pasternack 2008，EUnetHTA 2015，Hailey 2003）。

这些模型对国家或地区 HTA 有效，但并非特别针对 HB-HTA 报告。HB-HTA 报告需要用行政方式及时传递给医院决策者（Sampietro-Colom 2012）。因此，HB-HTA 报告并非必须以与国家和地区 HTA 机构报告相同的方式呈现。例如，证据的系统评价一直是国家和地方机构完整 HTA 的基础，但完成系统评价通常需要增加时间。然而，HB-HTA 经常将可获取的外部 HTA 报告作为本地化分析的基础（Gagon et al. 2011）。

HB-HTA 报告需要特别满足临床实践中最终使用者的信息需求。例如，国家和地区经济学评估需要从社会的角度进行成本—效果分析（CEA），而 HB-HTA 应从医院的角度考虑进行 CEA。而且，医院经常需要进行预算影响分析，但在国家和地区的 HTA 报告中通常不显示这部分内容（Kidholm et al. 2014，Kidholm et al. 2015，Ølholm et al. 2014，Ølholm et al. 2015）。

医院中使用的评估工具（例如 AdHopHTA 的 mini-HTA 模型）应保证其结果严谨可信。

HB-HTA 报告的 AdHopHTA 质量清单

研究人员已列出一份 HB-HTA 报告的质量清单，它可在 AdHopHTA 工具包中获得。这张清单有关于 HB-HTA 报告质量的 26 个问题，可分为以下 4 个方面：

1. 基本信息——关于以下方面的 5 个问题：

– 研究范围的质量（TICO）；

– 利益冲突声明；

– 有评审过程，总结和联系方式。

2. 方法和报告——关于以下方面的 7 个问题：

– 评估方法的明确性和透明性，包括检索、评审流程、原始研究的质量评价等；

– 附参考文献；

– 报告的清晰性。

3. 在结构域中的结果（评估的项目）——关于以下方面的 11 个问题：

– 在有效性和安全性方面可以得到量化信息；

– 有机构和经济学信息，包括分析的角度和对医院补偿的描述；

– 有战略应用的信息；

– 也从病人角度进行了考虑。

4. 讨论和建议——关于以下方面的 3 个问题：

– 局限性，不确定性；

– 有推荐意见。

（注：质量清单详见本书下编工具包部分相关内容）。

清单是为了初步指导如何定制医院卫生技术评估，应考虑更多可获得的方法学细节。它也可以应用于现有的在医院层面进行的 HTA 报告的质量评估。

当前实践：运用适宜的方法和工具

对可获得的外部 HTA 报告进行回顾是 HB-HTA 部门的例行做法（诸如欧登塞大学医院、梅利医院、巴塞罗那医院诊所和安卡拉·纽门卫生技术评估中心）。如果需要，在外部 HTA 报告发布后，这一信息将随着原始研究的发表而得以更新。HB-HTA 部门提供了医院角度的经济学评价。这些部门（大约 2/3 受访的 HB-HTA 部门）经常进行预算影响分析。一些HB-HTA部门在开发经济学评价方法时，将公开发表的经济学模型和自己医院的实践进行比较。这就要求通过调整基线分析或"参考案例"来体现医院的患者特征（例如巴塞罗那医院诊所）。大部分 HB-HTA 部门在报告中用不同工具评估信息或数据质量，最常用的方法是证据的分级。报告中较少运用评价纳入文献内部真实性和外部真实性的各种清单。

HB-HTA 报告的可复制性

一份 HB-HTA 报告完成后应该适用于其他的医疗环境。可复制性（即一份可获得的评估报告对特定环境的潜在适应力）应与可外推性（即直接将 HB-HTA 报告的结果从一家医院应用于另一家医院的能力）相区分。后者不可能出现在医院层面，主要因为 HB-HTA 报告结合决策情况，也就是说，它包括人群、疾病和医疗服务提供者的特征（例如临床实践的类型和技能、现有的指南、经验、医疗质量、医院文化和价值观、所使用技术的类型）和评估的方法学特征（如成本测算方法、价格、贴现率、考虑的相关结果）（HTAi 2014）。医院的环境因素可能排除了将一份 HB-HTA 报告中的推荐意见直接应用于另一家医院的做法。

然而，一份 HB-HTA 是可复制的，可以适用于不同情况的医院。为此，要求清晰报告并能清楚定义评估报告的目标、范围（例如人群特征）和产生评估报告所使用的方法。明确评估报告的目标和方法使得报告经适当调整后可以适应其他环境。AdHopHTA 质量核查清单和其他指导文件，例如 EUnetHTA 转化工具包（EUnetHTA 2011）能帮助报告变得可以复制。

加拿大的 HB-HTA 经验显示，HB-HTA 报告中的某些要素可以复制，例如一篇系统评价的结果（如果它质量很高的话），可以用某种方法使其成为另一种环境下 HB-HTA 的证据基础（Gagnon et al. 2011）。技术引进对医疗机构影响方面的信息也可以成为 HB-HTA 的证据基础。而且，如果服务模式在医院之间无明显差异，评估中使用的经济学模型也可以被复制。进行中和已完成的项目信息、知识及以医院为基础的流程技巧同样可以被复制（Gagnon et al. 2011）。

当前实践：HB-HTA 报告的可复制性

现有 HB-HTA 部门完成的评估报告为尽力保证其在其他医院的可复制性提供了必要信息。AdHopHTA 研究项目显示，HB-HTA 报告清晰地定义和阐明了其目标和范围（运用 PICO 问题列表），并报告了所使用的方法（即文献检索的细节，例如重要的检索式、数据库、文献纳入标准和研究流程图）（见 2.5 节）。此外，评估报告中也包含了作者的联系方式，这是为了使相关人员在其他环境中对报告进行调整时能获取缺失的细节（需要时）。

指导原则3　HB-HTA 过程：独立、无偏倚、透明、利益相关方参与

·HB-HTA 过程涉及所有利益相关方，以无偏倚和透明的方式开展，确保独立性，并与医院利益相关方适当交流。

利益相关方参与

若在评估工作之初没有利益相关方的参与，会产生不良的结果，例如耽误新技术的使用（Bennie et al. 2011），不接受该项评估和评估结果，或对其丧失信任（Hutton et al. 2008）。因而，在开展评估之前，应该界定核心利益相关方并邀请他们加入评估过程。一个有规划的参与过程对平衡参与者的既得利益有帮助，也对质量的提高起作用，因为它将全方位获取待评估技术的价值（Stafinski et al. 2011）。它将增加评估结果的可接受性和可执行性。此外，它也帮助预测技术和最终的投资，决定可能的影响范围（例如计划外的、间接或长期影响）（Moharra et al. 2009，Tantivess et al. 2009，Watt et al. 2012，Boenink 2012）。

在医院层面，内部利益相关方大致有3种类型：投资决策者（管理者和采购代表），医务人员（即临床医生、护士、药剂师、治疗师）和病人。文献表明，大部分开展 HTA 的医院让医务人员参与评估过程（McGregor & Brophy 2005，Stafinski et al. 2011），这已经被视作 HB-HTA 计划的关键成功因素（Gagnon et al. 2011，Gallego et al. 2009）。参与者确保报告与决策环境相关，并能充分理解临床各个方面（McGregor & Brophy 2005），确保支持评估结果及其实施（McGregor 2006）。

文献也强调了在评估过程中需要病人参与（Poulin et al. 2012，Bridges & Jones 2007，Gallego et al. 2009，Barham 2011，Gagnon et al. 2012）。对于特殊技术，病人可以根据个人经历提供新的或更好的证据（Barham 2011），也可以从使用者角度提供与技术相关的结果价值方面的信息（Gagnon et al. 2012）。AdHopHTA 研究的结果发现，在评估过程中，病人参与也被认为是相关的，并被看作是成长中的 HB-HTA 部门的核心挑战之一。然而，HTA 中罕有关于病人加入或公众加入之益处的经验评价（Gagnon et al. 2012）。因此，无论是未来开展此方面的研究还是在评估流程中改进病人的参与，均有较大的提升空间。

外部利益相关方包括社会、企业和决策者（即国家或地区部门）。一般来说，文献中也会提及公众参与（Abelson et al. 2007），但是 HB-HTA 中并未提及。

当前实践：利益相关方参与

当前评估过程中，各国家利益相关方的参与可因参与者的类型和特征的不同而各异。一些 HB-HTA 部门的评估小组原则上由临床医生组成，他们提出评估的技术并提供专业知识（诸如欧登塞大学医院和巴塞罗那医院诊所）。这与其他医院不同，那些医院没有实质的 HB-HTA 部门，而是由 5～10 位具备评估知识的临床医生和护士组成一支固定团队来进行评估（例如赫尔辛基大学中心医院）。在另一些医院中，评估团队也包括了药房、财务、采购和临床部门的专业人员（例如梅利医院）。在一些部门中，管理临床部门经济来源的人员向来是团队的一员（例如巴塞罗那医院诊所）。

无论评估团队的类型，其成员不仅在确定评估范围阶段召开会议，还经常参与评估过程。临床医生可能在评估过程中起到不同作用，即讨论由 HB-HTA 专业人员得出的初步结果并进行验证（例如巴塞罗那医院诊所和欧登塞大学医院），或者自己进行临床部分的评估（例如欧登塞大学医院），或在医院 HTA 方法学专家团队的支持下完成整个报告（挪威的医院得到国家级 HTA 机构运营的国家 mini-HTA 资源组，即挪威卫生服务知识中心的支持）。最终决策是在所有参与者同意的情况下，基于 HB-HTA 报告中的推荐意见得出。有时候，最终版本的 HB-HTA 报告会被作为学术文章递交给同行评议杂志。

大部分 HB-HTA 部门在评估过程中缺少病人参与，HB-HTA 报告中待评估技术的病人感受方面的信息来自研究文献。然而，HB-HTA 部门尚未广泛系统地采用这一做法。其他方法包括询问病人一些信息，例如生活质量、满意度和在评估过程中对卫生技术的整体感受（例如欧登塞大学医院）。

在目前的 HB-HTA 中，不是每个评估过程都让企业参与。在评估过程中，当不能获得所需的科学文献或证据时，就会让企业参与其中。HB-HTA 部门联系企业来获取未能得到的文献或证据，解释并讨论评估结果（当由具有该卫生技术需求的临床医生提出时）（例如巴塞罗那医院诊所）。此外，当需要产生新证据时，HB-HTA 部门和接触企业的临床医生紧密合作，对创新卫生技术开展研究。这些研究的结果（例如临床试验）经常作为将来 HTA 分析的资料来源。而关于政策制定者的参与（例如当为了保证区域可及性而选择大型医用设备时），指导原则 10 提供了一些线索。

无偏倚和透明的评估过程

在医院中，对透明和无偏倚的评估过程的需求受到了高度的重视（Gallego et al. 2009，Gagnon et al. 2011）。评估过程的透明度是 HB-HTA 部门成功的关键因素，也是成功使用部门报告（Attieh & Gagnon 2012）的关键因素（Gagnon et al. 2011）。遵循 HB-HTA 报告的质量标准（见 2.5 节）也是一种确保评估过程透明并避免偏倚的方法。HB-HTA 的质量清单包括：①证据收集和分析；②利益冲突声明。这些都是使偏倚最小化的方法（Goodman 2012，Niederstadt & Droste 2010）。

当前实践：无偏倚和透明的评估过程

医院用于保证评估过程无偏倚和透明的机制不尽相同。一些医院记录下评估过程的每一步并将这些信息放到医院内网中，使任何感兴趣的人都可以看到评估的结果和相应的决策（例如奥克兰城市医院）。其他医院对评估进行内部评审并将其发送给外部共事的医院进行评审（诸如欧登塞大学医院和梅利医院）。在挪威，所有 mini-HTA 由来自另一家医院的外部专家进行评审（HTA 机构如挪威卫生服务知识中心）。外部评审也可以由几位不同背景的专家施行，即 HB-HTA 部门完成的报告由要求评估的临床医生、参与的临床部门负责人、财务部门负责人进行评审，需要时由医学生物工程师和临床主任进行评审（例如洛桑大学医院）。某些医院也采用一些不太正式的机制，例如在评估过程中通过相关各方参与并遵循 HB-HTA 报告的质量要求来保证透明度（例如赫尔辛基大学中心医院和巴塞罗那医院诊所）。

评估过程的独立性

确保独立于特定的利益群体是从一项标准操作的全球性研究中得出的七项建议之一，在 HTA 学界获得了认同（Goodman 2012，Lavis et al. 2008）。所评估卫生技术的提供者、技术潜在的使用者和 HTA 项目资助者都应该确保其独立性（Bodeau-Livinec et al. 2006）。在医院层面，技术提供者和临床医生持续地互动，决策近乎于在床旁进行。因此，在评估过程中保持独立性非常关键，HB-HTA 部门也应该努力保证自身的独立性。

当前实践：评估过程的独立性

询问评估参与者（例如临床医生）潜在的利益冲突，在声明中披露利益冲突，然后将其写入评估报告。现存的 HB-HTA 部门多以这种方式处理独立性问题（例如欧登塞大学医院）。医生作为 HB-HTA 部门委员会成员，如果他与评估技术有潜在的利益冲突，将被要求不能对推荐意见产生的最后计分进行投票或评论。一些医院未邀请企业积极参与任一评估过程，因此避免了技术制造者和经销商的利益冲突（例如欧登塞大学医院）。然而，其他医院可能在评估之初展示相关技术（例如安卡拉·纽门卫生技术评估中心），或难以从正式发表或未发表的信息中获取所需证据时（例如巴塞罗那医院诊所）就会联系企业。最后，为了呈现和讨论结果，HB-HTA 部门可能在评估过程最后阶段让企业参与，通常由要求技术的临床医生来促成（例如巴塞罗那医院诊所）。在以上所有情况中，如果遵循了 HB-HTA 报告的质量标准，这些联系就不会过度影响评估和其结果。

与医院利益相关方的交流

让所有利益相关方清晰地理解 HB-HTA 的结果，这一点至关重要，它需要良好的沟通才能实现。这已被认为是一个关键的成功因素（Gagnon et al. 2011）。医院 HB-HTA 结果的直接受众多是要求技术的临床医生、财务部门的专业人员和将要做决策的医疗卫生管理者（部门主任、CMO、CEO 或其他医院专业人员）。通常，这些专业人员对相似的概念有不同的知识体系，或在临床结构域（对于经济学者）或经济结构域（对于临床医生）有不同的学识。HB-HTA 部门应该确保在 HB-HTA 报告中展现的以上两种类型的信息都能被相关决策者理解。

当前实践：与医院利益相关方的交流

在整个评估过程中，直接让对技术有兴趣的医院专业人员参与，使得他们能够自主学习和理解该过程，是一种保证有效交流评估结果的合适方法。一些医院经常请临床医生和财务部门负责人加入评估团队。团队成员在评估过程中多次会面，以共享结果，用易于理解的方式解释结果，并力求用可以被医院最终决策者（例如，部门主任、CMO 或 CEO）理解的方式写入 HB-HTA 报告（例如巴塞罗那医院诊所）。另一种与医院利益相关方交流评估结果的方法是使用工具。这些工具让用户一览技术的益处和风险，帮助他们进行决策，同时允许将待评估的技术与评估过的技术进行比较（例如巴塞罗那医院诊所的价值矩阵）（Sampietro-Colom et al. 2012）。

第二维度：领导力、战略和伙伴关系

优秀的 HB-HTA 部门有具有预见性的领导者，他们起到体现部门价值和道德观的示范作用。领导者确保在医院内部和外部关键的机构及组织中发展适宜和战略性的联系。明确待评估技术的遴选、知识和资源分享的清晰机制等政策和规划以实现部门战略。HB-HTA 部门对于适应日益改变的环境应持积极态度。

指导原则 4　使命、愿景、价值观与管理

·HB-HTA 部门的使命、愿景和价值观明确，符合医院整体使命和战略，管理制度明晰。

使命、愿景和价值观

和医院其他部门一样，HB-HTA 部门应该有明确的使命。它应该与医院的使命及战略相符（Haselkorn et al. 2007），并且与医院的价值观一致。使命和愿景对 HB-HTA 部门的战略具有指导价值，这被认为是该部门成功的一个因素（Gagnon et al. 2011）。新成立的 HB-HTA 部门的使命、愿景、价值观和战略与医院相一致尤为重要，因为面对冲突的使命、愿景、价值观，HB-HTA 的观点可能产生相反效果。已有证据显示，HB-HTA 部门与医院新技术评估的政策缺乏明确的联系可能导致医院其他部门评估质量低下（Kidholm et al. 2009）。

当前实践：使命、愿景和价值观

　　原则上，任何 HB-HTA 部门的使命都是在医院决策者决定卫生技术时为其提供需要的信息；这些信息可以用不同方式表达，或正式写入不同医院文件中。一些医院笼统地表述其使命，例如"为医院决策者提供新的和现有的卫生技术的信息"（如梅利医院和巴塞罗那医院诊所）；而另外一些则表达得较为明确，即："确保医院仅使用有效和具有成本效果的干预措施"（例如赫尔辛基大学中心医院）。无论怎样，需要清晰表述与 HB-HTA 部门角色相关的使命（并非医院的另一个目标）是为医院的决策者提供信息并确保信息的质量。这在医院也可通过不同的方式实现。例如在卫生技术如何引入医院的问题上遵循指定的文件或指令，强调临床医生和 HTA 部门联系的必要性（例如洛桑大学医院）；另一种途径是将评估需求与医院中 HB-HTA 的战略规划相关联（例如巴塞罗那医院诊所，安卡拉·纽门卫生技术评估中心和梅利医院）。

管理

医疗卫生组织要求对于管理及其权限有清晰的规定，这也适用于 HTA 机构（Moharra et al. 2009，Goodman 2012）。在医院里，明晰的 HB-HTA 部门管理制度应包括：①明确其在医院中的分工定位；②界定其工作范围和与其他科室的关系。关于前者，对于任何 HB-HTA 部门来说，它最好能在医院的组织结构图中有明确的定位。当采用新的卫生技术时，HB-HTA 部门和医院其他部门的关系尤为重要。在新技术引入医院的临床实践之前，HB-HTA 部门应该在卫生技术评估中发挥作用。最后，也应该有最终由谁来做购买决定的明确界定，这也被认为是 HB-HTA 成功的一个因素（Rosenstein et al. 2003）。

当前实践：管理

大部分 HB-HTA 部门在其医院的组织结构图中有明确的定位。其中，有些是直接为 CEO 工作的正式部门（如安卡拉·纽门卫生技术评估中心），由 CMO 领导（如奥克兰城市医院）；其他则由与 CEO 相关联的研究和创新董事会领导（如巴塞罗那医院诊所）。目前的 HB-HTA 部门在医院采用卫生技术方面作用不一。在某些医院，医院考虑引进一项新的卫生技术时，必须咨询 HB-HTA 部门（如梅利医院）；而在另一些医院，尽管这种做法受到强烈推荐，对于高精尖的医疗卫生技术更是如此（如欧登塞大学医院和巴塞罗那医院诊所），但它是自愿执行的。

指导原则 5　领导力与沟通措施/策略

·在追求卓越、出台和推行有益的沟通措施/策略时，HB-HTA 部门高层明确的领导力起到示范作用。

领导力

好的领导力是任何组织、科室和部门的灵魂。在 HTA 部门中，明确和具有活力的领导力是营造好的组织氛围和改善绩效的前提（Lafortune et al. 2008）。HB-HTA 领导者除了要在医院中具有知名度并推动 HB-HTA 活动以外，个人也应该积极和现有及潜在客户（即那些提出评估请求的）进行沟通；鼓励和支持评估过程的透明化和可问责性；维护和推动 HB-HTA 部门及其员工的创造性。

当前实践：领导力

不同医院的 HB-HTA 部门领导者与临床部门的负责人紧密合作。这种关系不仅是为了明确需要评估的技术，也是为了使临床医生意识到这个部门可以为他们引入卫生技术提供支持（例如梅利医院、巴塞罗那医院诊所和赫尔辛基大学中心医院）。HB-HTA 部门的领导者通过与科室负责人合作来界定有共同兴趣的项目，包括在临床试验中引入 HTA 的方法学，在国家和国际临床科学协会推广 HB-HTA（例如巴塞罗那医院诊所）。

沟通措施/策略

好的沟通措施/策略能够加强 HB-HTA 部门的院内知名度。这应该包括内部活动（主要是与医院和专业人员的交流）和外部活动（即与医院以外的利益相关方交流，例如国家或地区 HTA 项目、其他 HB-HTA 活动、科学社团、病人协会、大众传媒等）。内部和外部的交流政策改善了组织环境及其运行、活动协调和知识传播，获得临床实践终端用户更好的理解与合作，也加强了使用者的能力（Lafortune et al. 2008，Battista et al. 2003，Tantivess et al 2009，Battista 2006）。

当前实践：交流方针和战略

医院内部的积极沟通让临床医生和管理者更能意识到 HB-HTA 的潜力。HB-HTA 的专门课程和一些医院内部的讲座可以传播 HB-HTA 的价值（例如梅利医院和欧登塞大学医院）。在临床科室查房时（即医务人员每天召开的病人床旁会议），也可以通过特定的案例研究和 HB-HTA 部门自身情况的展现来传播 HB-HTA 的价值（例如欧登塞大学医院和巴塞罗那医院诊所）。

医院使用最多的被动的内部沟通工具是网站，无论在医院内网还是医院公开网站上，都有完整的 HB-HTA 报告（例如安卡拉·纽门卫生技术评估中心和欧登塞大学医院）。其他医院只在内网上有 HB-HTA，外部人员只能获得少量信息或完全没有接触信息的权利（例如洛桑大学医院和奥克兰城市医院）。另一种内部沟通工具包括 HTA 活动简报（例如梅利医院）或印刷所有的 HB-HTA 报告并将其广泛传播（例如安卡拉·纽门卫生技术评估中心）。

外部 HB-HTA 部门的交流活动包括几种。一些部门在国家级医学杂志中既会为整体 HB-HTA 登广告，也会为自己部门刊登广告（例如安卡拉·纽门卫生技术评估中心）。另外一些部门则在给国家医疗卫生管理者寄送的书籍和杂志中加入了讨论 HB-HTA 的章节（例如巴塞罗那医院诊所）。大部分医院会被邀请作为演讲者或结果汇报者参与国家和国际会议，并通过这一途径发布 HB-HTA。

另一种提高 HB-HTA 知名度的方法是与其他医院合作建立该部门；这可能包括帮助医院里想要学习 HB-HTA 的专业人员（例如巴塞罗那医院诊所）。一些 HB-HTA 部门的负责人会以指导者的身份参加支持评估的社区医院的 HTA 委员会月会（如巴塞罗那医院诊所）。

指导原则 6 选择和优选标准

·清晰表述待评估技术的入选标准。

目前，资源稀缺，卫生技术日益昂贵，这就要求研究者能优先选择待评估的卫生技术；任何一家 HTA 组织的效率都和明确建立的技术选择机制密不可分（Moharra et al. 2009，Lafortune et al. 2008，Poulin et al. 2012，Goodman 2012，Juzwishin et al. 1996，McGregor & Brophy 2005，Golan et al. 2011，Rubinstein et al. 2009，Stafinski et al. 2010）。在不同 HB-HTA 组织中，明确待评估技术的策略不尽相同。对于 HB-HTA 来说，有包含特定原则的技术遴选指南（清单）（Poulin et al. 2012，Gagnon et al. 2011）。但是，在实践中，它往往不是系统和规范化的流程，而是务实和灵活机动的活动。然而，对于有些 HB-HTA 部门来说，有可遵循的科学方法（McGregor & Brophy 2005）。

当前实践：选择和优选标准

医院通过使用不同方法来选择待评估技术。在一些医院中，评估主题的选择依据是紧急程度、潜在预算影响、预期健康益处的不确定性、对于健康收益证据水平的关注，以及是否存在重要的法律或伦理学问题（例如麦基尔大学健康中心）（McGregor et al. 2005）。在其他医院中，在所有被推荐进行 HTA 的技术中，优先选择哪些技术进行评估在 HTA 委员会的月会上决定，该委员会由研究者、临床医生和领导者组成（例如欧登塞大学医院）。

有必要区何种技术需要优先评估的标准和决定何种技术需要最先引进的标准。HB-HTA 最常使用的优先评估技术确定原则是"按顺序评估"。HB-HTA 部门应该优先迅速响应医院决策者或临床医生的需求，也应该根据请求的顺序进行处理。一些 HB-HTA 部门除按照收到请求的顺序以外，还附有更明确的标准，例如使用的技术与医疗流程的相关性，每项评估所需付出的努力和工作量，以及同一临床科室或病房所申请的评估量（例如梅利医院）。医院还采用其他更多基于环境的标准，例如优先性由临床医生的急迫性决定（例如洛桑大学医院和梅利医院）。那些资源稀缺的部门可以根据评估的专项拨款情况来决定优先顺序（例如欧登塞大学医院和巴塞罗那医院诊所）。

至于医院中技术引进的优先标准，例如在投资计划中考虑引进医用设备，则可以使用多准则分析，赋予每条准则不同的权重，通过最终分数确定优先级别。梅利医院应用的标准如下：

（1）在医院有/没有这项技术及其陈旧程度；

（2）要引入的技术和评估活动的相关性；

（3）技术对组织的影响（对员工和基础设施建设）；

（4）技术的战略潜力。

指导原则 7　撤资过程

·明确建立潜在撤资技术的甄别和评估程序。

考虑到医院缺乏投资新技术的资源，HB-HTA 部门在界定和评估对健康收益极少或没有收益的卫生技术时也很重要。部分或完全去除治疗收益有限的技术的资源配置能防止资源的无效配置，将资源重新投资到对医院和病人有更大收益的卫生技术中（Poulin et al. 2012，Elshaug et al. 2007）。

发现和评估需要撤资的卫生技术以及评估的结构化流程成为医院日益新增的需求，尤其是考虑到全球的经济情况，预计在不久的将来，不太可能对医疗卫生增加预算投入（Henshall et al. 2012）。然而，将这种原则应用于 HB-HTA 的经验很少，现存的经验也不够系统。

当前实践：撤资过程

医院的撤资活动会因预算削减而发生，它包括由 HB-HTA 部门收集目前不同国家昂贵处方药医保覆盖的信息（例如巴塞罗那医院诊所）。这些信息大部分被用来将技术限定在适合应用的结构域，将其使用到受益最多的目标病人当中，并与企业协商价格。其他医院通过主动撤资过程将 HB-HTA 应用于腹股沟疝修补术的外科补片撤资（例如梅利医院）。

指导原则 8　　通过创新进行改善

·愿意根据经验不断改善并有能力学习和创新。

HTA 的规范化需要评估人员根据经验对变化持积极态度，满足变化的环境需求，具备学习与创新的能力（Lafortune et al. 2008）。HB-HTA 的良好实践相应也应该包括从经验中学习和寻找创新性方法以适应医院环境变化的能力。这就需要一套自我评估机制和监管机制（Poulin et al. 2012，Juzwishin et al. 1996，Battista 2006）。

当前实践：通过创新进行改善
　　大部分 HB-HTA 部门不用正式和结构化的系统来评审其工作，也不会根据新需求进行周期性调整。和医院中迅速根据病人的新需求调整医疗方式的临床同行一样，HB-HTA 部门更多的是遵循实效方法密切监管 HB-HTA 部门的运作和评估产出，并在需要时建议适当的改变。在一些情况下，医院院长会进行外部评审，监管具体活动和 HB-HTA 部门的工作，也能发现需要开展 HB-HTA 的新领域。在一家医院中（奥克兰城市医院），HB-HTA 部门的负责人每 3 个月见一次 CEO，讨论工作进程和新需求（例如撤资决策）。

指导原则 9　　知识和资源共享

·有明确的知识、信息和资源共享政策和机制。

HTA 学界意识到，HTA 部门需要与国内以及国际其他专业人员合作形成一种机制，以便在 HTA 同行中分享知识和经验。应该告知其他利益相关方（例如政策制定者、研究者、企业、病人和用户组织）基于 HTA 决策的影响以及评估结果（Attieh & Gagnon 2012，Andradas et al. 2008）。在 HB-HTA 方面有经验的医院应该与还在找寻系统方法进行卫生技术采用和管理的医院分享经验（Juzwishin et al. 1996）。在资源缺乏时，合作和协调显得更加重要。HB-HTA 部门的规模通常较小，部门人员（包括领导者）常常并非全职。HB-HTA 部门的负责人也参与其他医院的评估活动。他们可能参与临床研究（欧登塞大学医院）、指导技术推广（巴塞罗那医院诊所）、参与技术转化科室的工作（奥克兰城市医院）、参与信息流动工作和医院实验室重组（梅利医院），或者作为全科医生工作（安卡拉·纽门卫生技术评估中心）。

　　欧洲的 HB-HTA 部门在非正式的基础上合作。HB-HTA 部门管理和运作方面的信息交换以及正在开展的评估交流都是非系统化的。这可能是由于这些部门规模小，而工作量通常很大，缺乏系统化合作的资源。在欧洲，建立 HB-HTA 部门的正式网络可以在目前各 HB-HTA 部门间更有效率和效果地进行知识和信息交换，也对知识应用于其他医院起到作用。在更小的范围中，魁北克省（加拿大）建立了开展 HTA 的医疗保健中心网络，创造了一个"实践社区"。在那里，知识、经验和评估内容得到共享和交流（Gagnon et al. 2014）。

当前实践：知识和资源共享

目前 HB-HTA 部门活动中的知识和资源共享分为内部分享（即在医院内部）和外部分享（即在国家和国际层面）。大部分 HB-HTA 部门邀请提出卫生技术要求的临床医生参与整个评估过程。他们的参与不仅为合理设计和实施技术提供了关键信息，也为医疗卫生专业人员接受 HB-HTA 的概念和方法学基础提供了途径。其他医院内部的知识转化活动应要求为院内人员组织 HTA 课程（例如欧登塞大学医院和巴塞罗那医院诊所）。另外一些 HB-HTA 部门为临床医生提供教育活动，包括教授如何进行评估和如何申请评估（例如梅利医院）。医院外的课程也由几家 HB-HTA 部门举办，针对更为广泛的受众。这包括为提高其他医院对于 HTA 的认知举办国家级 HTA 培训课程（例如奥克兰城市医院），将 HTA 引入工商管理硕士（MBA）项目中（例如欧登塞大学医院），与其他学校合作（例如梅利医院与卫生经济和管理研究生院合作）或组织 HTA 的研究生项目和课程（例如梅利医院）。

通过提供咨询和给新接触 HTA 的医院提供工作组织方面的建议，HB-HTA 的知识也能得以分享。最近一家新成立的 HB-HTA 部门就是如此。它邀请了欧洲其他的 HB-HTA 部门指导自己部门的专业人员（例如安卡拉·纽门卫生技术评估中心）。另一个 HB-HTA 部门指导一家社区医院新成立的 HTA 委员会如何在医院中组织和开展 HB-HTA（例如巴塞罗那医院诊所）。该部门也与 HTA 委员会分享了 HB-HTA 报告，对于那些社区医院临床医生提出评估需求并且已由巴塞罗那医院诊所评估的技术，报告可作为它们的基线信息，也可以通过出版完整版本或是部分 HB-HTA 报告进行知识分享。

最后，知识也得以在国际环境中分享。所有 AdHopHTA 中的 HB-HTA 部门是国际卫生技术评估协会（HTAi）成员。在年会上，HB-HTA 部门展示其评估结果、政策及战略工作。这也是国际上 HB-HTA 群体间非官方接触的地方。HB-HTA 部门的负责人经常会收到邀请去参加不同利益相关方组织的国家和国际会议（例如，病人协会、医疗健康负责人协会、企业）来展示他们在这一结构域的成果，这也是分享知识和经验的途径。

指导原则 10　与 HTA 机构合作

· HB-HTA 部门与地区、国家和欧洲 HTA 机构合作。

　　国家和地区 HTA 机构的建设在欧洲和全球都做得很好（世界卫生组织 2001）。有 HTA 部门的医院经常在具有国家或地区 HTA 机构的国家中运行。尽管其任务、评估结果的最终使用者和决策者不尽相同，但还是有可以加强协同、提升规模经济的共同领域。此外，虽然基于 HB-HTA 进行的决策可以立即影响医院，但是从长远来看，它们也会影响周边社区和整个医疗环境。因此，建议 HB-HTA 部门和国家或地区 HTA 组织彼此尊重地互相合作。这种合作可以包括共同起草指南，即当医院的建议和国家层面发展的推荐意见有冲突时该如何处理。

　　HB-HTA 部门和国家或地区 HTA 组织的成功合作有一些普遍的要求，包括好的领导力、能够胜任的工作人员、较好地运用资源、不同层面的战略政策支持及相关产出。领导和管理者应清晰定义合作的基础和战略。同样，也应该界定角色和责任，保证充足的资金。通过共享资源（例如图书馆）、交换知识（例如培训）和分享网络可以节约资源。最后，合作的目的是根据医院决策者的需求提供信息，也要考虑到国家或地区层面 HTA 机构对 HB-HTA 报告的需求（即报告的质量和可获得性）（Arentz-Hansen et al. 2013，Pasternack et al. 2014）。

　　成功合作的要素有：

· 好的领导
· 能够胜任工作的人员
· 不同层面间通畅的流程（国家/地区和医院）
· 相关产出

表 3-4　HB-HTA 部门和国家或地区 HTA 机构合作的要求

领导和管理应保证	参与评估合作的个人应该
· 有在各层面都需要使用 HTA 的规定	· 有合适的 HTA 知识，包括对方法学的掌握
· 对使命、愿景和合作价值观的清晰定义	· 在项目领导、沟通和知识传播方面接受过培训
· 达成一致的战略和管理者对合作的承诺	· 有相关数据库的使用权限，有网络支持和行政协助
· 清晰定义各层面的分工和定位	· 对各层面的非正式联系持开放态度并且相互尊重
· 提供充足的资金防止不同层面的资金竞争	

通过诸如下列合作流程更好地使用资源	有用的合作产出诸如
·分享 HTA 报告、数据和图书馆资源 ·培训 HTA 的方法学 ·共同定义相关的 HTA 主题 ·能力交换和网络共享 ·在不同层面间提供战略和政策支持	·对医院决策制定起直接作用的共同的 HTA 报告，即： 　–正中要点，经常为医院定制的简明报告，包括机构、成本和病人方面的信息 　–方法学"足够好" 　–清晰、易读 ·易于分享 HTA 信息的数据库 ·加强合作伙伴间的交流并减少 HTA 的重复工作

来源：Arentz-Hansen et al. 2013，Pasternack et al. 2014。

当前实践：与 HTA 机构的合作

正式和非正式的合作发生于国家或地区的 HTA 机构与 HB-HTA 部门之间。在有法律或命令强制性要求决策时使用 HTA 的国家中，HB-HTA 部门和国家或地区 HTA 机构之间的联系更密切或这种被认为更为有用。例如，芬兰的医学研究方法管理型采用项目（Managed Uptake of Medical Methods program，MUMM）推动了国内所有区域医院与芬兰 HTA 办公室的合作。近 10 年来，该项目确定了优先评估的卫生技术，并为医院决策提供证据（Mäkelä & Roine 2009）。2012 至 2014 年间，挪威成立了一个新的系统，该系统强烈推荐引入与评估流程相关的卫生技术。这一系统包括由医院进行 mini-HTA 并存储于国家数据库中。在这里，国家 HTA 机构与医院合作，协助并给它们提供 HTA 活动的建议（NOKC 2014）。其他正式合作是产生药物 HTA 报告，致力于在经济资源分配上的决策支持（如梅利医院和意大利国家医疗保健服务体系的意大利药物机构——AIFA 合作）。在上述情况下，HB-HTA 的作用是：①对药物的有效性和成本效果方面进行科研文献的系统分析；②对国家医疗保健服务和区域内使用的特定药物组进行药物经济学研究，分析流行病、经济和社会方面的影响；③支持国家或地区组织在国家层面的 HTA 实施过程。

在其他情况下，HB-HTA 部门和国家或地区 HTA 机构间相互交换信息、报告，共同进行评估，受到了公众的认可并长期践行［HTA 机构，例如巴黎地区医院 HTA 部门的创新技术评估传播委员会（CEDIT）与法国国家卫生总局（HAS）］。当国家或地区机构作为所有 HB-HTA 活动的庇护者和促进者存在于国家或区域医疗保健中心时，也会进行合作（例如，加拿大魁北克国家健康优化和社会服务研究所——INESS）。

HB-HTA 部门也以不同途径、形式和强度与国家或地区 HTA 机构进行非正式的合作。非正式合作不仅包括分享文件或专门技术，还包括共同的战略或政策支持。属于非正式合作的还有彼此共同努力开展 HTA 培训和进行能力建设，各自分工、确定主题和优先级以促进资源的有效使用。在一些国家中，HB-HTA 部门和国家或地区 HTA 机构在补偿、定价和企业互动方面进行合作。其他国家或地区 HTA 机构与 HB-HTA 部门的合作有：作用于某些临床病例或需要特殊使用技能的昂贵新技术，或技术使用的前提条件不能得到普遍满足，因此而进行跨医院合作；制定医院临床和财务数据库信息获取的规定和正式流程，使得数据在 HTA 报告中能得以充分利用；临时批准一项卫生技术所要求收集的额外数据。

指导原则 11　与盟友及合作伙伴的联系

·积极识别主要盟友和合作伙伴，加强其与 HB-HTA 部门员工、用户和其他利益相关方之间的良性互动。

HTA 开展的动力源于来自不同学科的合作伙伴为获得能协助决策者的知识而共同努力（Poulin et al. 2012，Battista 2006）。与外部机构或人员的合作是为了能从中或从其他服务（例如图书馆）中获得资源。在发达国家和发展中国家，国家级 HTA 机构都和其他机构或学术机构合作（Tantivess et al. 2009）。HB-HTA 部门也需要积极主动地明确主要盟友和外部合作者，这不仅能满足未满足的需求，产生所需知识，还能正式或非正式地获得所需的战略和政治上的支持，确保部门的持续性。合作者可以是内部的（即医院内部或附近），也可以是国内的或国际范围的。

在医院里，HB-HTA 部门经常由高层管理者设立和给予支持，并有明确的任务。其他部门应该认为值得给予 HB-HTA 部门少量的资源。因此，HB-HTA 部门应该得到医院内部盟友的支持，对其工作起到作用。尽管该部门可以为医院内任何核心盟友工作，但将部门工作的重心放在某些特殊的临床科室中可能一开始就有助于稳固部门地位。为了培养和保持内部盟友，与他们有适当、系统的交互并在合作中响应其要求显得很重要。通过特定的评估项目，HB-HTA 部门经常会和盟友产生互动，而在这些项目中，盟友是 HB-HTA 部门的客户。在上述情况下，互动可通过多种方式进行（例如电子邮件、电话会议、会晤）。

也可以在医院外找寻战略盟友，盟友位于所在地区或国家的其他医院，或者国家或地区 HTA 机构（后者指导原则 10 有描述）。

在国外寻找盟友和合作者对部门的知识增长、经验分享和可持续性也很重要。HB-HTA

部门间正式或非正式的信息交换能帮助加强任何医院的任何部门间的联系。全球 HB-HTA 部门互相非正式地提供支持，建立了稳固的同盟。AdHopHTA 研究项目是 HB-HTA 部门和 HTA 组织合作，努力支持这一活动的一个例子。大部分独立的 HB-HTA 部门与其国家和所处大陆以外的其他部门有独立的接触，一些部门正试图共同支持其所在大陆上 HB-HTA 网络的建立（例如泛加拿大 HB-HTA 网络和欧盟 HB-HTA 网络的信息交换）。

当前实践：与盟友及合作伙伴的联系

通过与信息部门的密切合作，一些 HB-HTA 部门建立起医院内部的合作，信息部门是 HB-HTA 部门主要支持者之一（例如欧登塞大学医院）。在其他医院，HB-HTA 部门、实验室和影像诊断部门在不同项目上合作，成为医院内部的重要同盟（例如巴塞罗那医院诊所）。其他 HB-HTA 部门在医院管理小组中找到主要盟友，并与其定期组织会议，展示 HB-HTA 部门的活动和成果，明确将来要开展的工作（例如安卡拉·纽门卫生技术评估中心）。

在医院周边，大部分 HB-HTA 部门通过内部盟友来满足未实现的技术需求，例如由医院或大学图书管理员进行的系统化文献检索。

巴塞罗那医院诊所的案例中，通过 HB-HTA 部门和国内其他医院、科学界，与临床医生紧密联系的公司互动，建立医院外的合作，该部门培训和指导一家地区性社区医院 HTA 委员会的发展。此外，它也支持国内类似的其他高科技和三级医院的 HB-HTA 部门发展（例如安大路西亚的 Virgen deRocío 和巴斯克地区的 Cruces）。另一种建立和维持同盟的方式是欢迎外院人员来举办短期培训（例如巴塞罗那医院诊所）。

第三维度：资源

卓越的 HB-HTA 部门会管理和评价他们的各种资源（信息、人力、技术和财务资源）以保证 HB-HTA 部门及其员工拥有足够的资源、能力和权力去支持 HB-HTA 策略和评估程序。

指导原则 12　熟练的人力资源和职业发展

·明确人力资源概况和技能要求，建立招聘政策及职业发展规划。

人力资源和招聘政策

HB-HTA 部门和其他专业机构一样，应该有一个基本的组织结构，即在特定项目的某些方面，需要全职核心员工和临时专家共同工作。参与 HTA 的人员构成反映了 HTA 的多学科特征。HTA 机构中，项目评估最显而易见需要的全职人员包括卫生经济学家、公共卫生专业人员、生物医学工程师、社会学家、文献资料工作者和管理类人员。评估项目中的其他人员是起到咨询作用的人员（临时性），包括伦理学家和生物统计学家。AdHopHTA 项目研究结果显示，在 HB-HTA 部门中，基本的人员技能涵盖医学、流行病学、公共卫生和经济学。

专业人员是机构的财富，选择专业人员并进行合理管理是组织成功的必要条件。因此，具备明确的职位说明，以及设计激励团队工作的机制是明智的（Moharra et al. 2009，Lafortune et al. 2008，Poulin et al. 2012，Goodman 2012）。

当前实践：人力资源和招聘政策

大部分 HB-HTA 部门由卫生技术评估的专业人员组成（医院如洛桑大学医院、欧登塞大学医院、梅利医院、巴塞罗那医院诊所、奥克兰城市医院、安卡拉·纽门卫生技术评估中心）。欧洲的 HB-HTA 部门也寻求本院和院外的临时性专家。一些 HB-HTA 部门进行评估时，团队成员主要由临床医生、经济学家和公共卫生专家，以及医院的临床医生和其他专家（例如生物工程师）组成（洛桑大学医院、巴塞罗那医院诊所和欧登塞大学医院）。如果评估项目需要外部合作，将在大学的这一层面寻找人员（见于奥克兰城市医院，梅利医院则较少见到）。少数情况下，在进行需求评估时，如果没有合适的内部员工，外部专门的人力资源将会进行评估（例如巴塞罗那医院诊所）；这经常见于合作过程，在 HB-HTA 部门领导的监管下进行。

加拿大的一些 HB-HTA 部门包括一系列医院专业人员：医生、规划部门代表、质量改善部门主任、医院伦理委员会主席、临床工程部门主任、公共卫生科学代表和医疗部门应用科学代表（加拿大伯塔大学医院技术评估工作组）（Juzwishin et al. 1996）。在一家美国医院，部门的专业人员是两位医院协调者、两位进行证据合成的研究分析师、几名卫生经济学家、六位临床联络员、一位图书管理员和一位行政人员（宾夕法尼亚大学卫生系统）（Luce & Brown 1995）。

在宣传和选择专业人员参与评估工作时，新成立的 HB-HTA 部门并非必须遵循明晰和正式的流程。相反，他们可以邀请医院里有特殊兴趣或有明确技术的医务人员合作开展 HB-HTA 项目（例如安卡拉·纽门卫生技术评估中心和赫尔辛基大学中心医院）。在发展得更好的 HB-HTA 部门，部门领导会制定专门的职责说明，并最终选定候选人（例如奥克兰城市医院和巴塞罗那医院诊所）。医院人力资源部门支持其选择流程。职位信息经常会通过医院的网站发布，也会通过社交媒体或特定的国际网站发布（例如 B-value、Linkedln HTA 组）。一些 HB-HTA 部门因国家规定有非常正式和严格的宣传和选拔流程（例如欧登塞大学医院），在一些传播型媒体中，清晰写明职位信息并广泛发布（例如医院网站、报纸）。候选人选定的最终决策由 HB-HTA 部门的负责人和医院专业人员共同完成。

职业发展规划

成功的 HTA 部门需建立合适的教育和培训计划，教育和培训目标应该定位于专业技能和人员资质。欧洲一些 HTA 机构在培训和教育方面投资很多，以解决组织中熟练技能人员的缺乏（Moharra et al. 2009）。这也适用于 HB-HTA 部门，它们也应该通过合适的职业发展规划开发人员的技能和能力。值得一提的是，在某些情况下，当试图确保项目认知度和进行团队顾问成员的培训时，教育工作不应该局限于 HB-HTA 部门的人员（Poulin et al. 2012）。合适的技术人员以及持续更新人员知识和技能的机制能够确保高质量的评估，增强医院决策者对评估结果的信心。

当前实践：职业发展规划

欧洲的 HB-HTA 部门大部分有非正式的职业发展规划。多数部门负责人会临时发现感兴趣的培训活动并提供给部门人员，或响应部门人员的提议，但并没有制定正式的职业发展规划。在一家欧洲 HB-HTA 部门（欧登塞大学医院）中，有正式和清晰的职业发展流程。部门负责人安排与员工召开年会，认可并理解员工对专业发展和培训意向（包括参与会议）的期许，兼顾人员的兴趣、背景和资源的可获得性。每年的评估是领导者和员工之间签署书面职业发展协议的基础。

指导原则 13　充足的资源

·经费资源足以支付运行成本并保证适合的工作场所。

　　稳定的资金支持是 HB-HTA 部门运行的关键（Poulin et al. 2012，Goodman 2012，Battista et al. 2003）。HB-HTA 特定资源的可获得性是评估工作成功开展的要素（Gagnon et al. 2011），对增加医院 HTA 部门成功的可能性起到基础性作用。有限的可获得资金被认为是 HTA 项目成功开展的巨大障碍（Attieh & Gagnon 2012）。资金不充足的 HB-HTA 部门可能存在绩效不佳的风险，因为它们需要把时间花在找寻外部资金而不是用于内部事务上。医院管理者尤其是那些在医院中有更高职位的人，要意识到 HB-HTA 部门的基本需求并对此足够敏感，尽管通常这些需求不如医院其他临床部门的大。从 HB-HTA 部门寻求支持的临床医生也应该知道工作开展的资金需求。因此，HB-HTA 部门应该在医院内部展示该部门或评估结果时传递这一信息（任何机会时）。最理想的是，HB-HTA 部门应该有来自医院的专款预算。预算的目标是维持部门核心结构并支付其运行成本。一旦得到医院的基本支持，HB-HTA 部门应谋划找寻其他资金，使该部门在医院的经济支持不够或预见工作量增加时能维持运作。此外，HB-HTA 部门应该利用不同科研项目申请的机会，这可以可观地增加其经费来源。最后，寻求资金支持额外证据的发展、帮助决策也被认为是良好实践（Poulin et al. 2012）。

当前实践：充足的资源

　　欧洲大部分医院并没有为 HB-HTA 部门提供专门预算以支付办公场所和部门负责人的薪酬（例如欧登塞大学医院、巴塞罗那医院诊所、奥克兰城市医院和安卡拉·纽门卫生技术评估中心），但也有一些医院确实支付聘用人员（例如临床医生、卫生经济学家和公共卫生专业人员）薪酬（例如洛桑大学医院和梅利医院）。在一些情况下，当对额外资金的需求被反映至医学董事会，通常能成功获取资金（例如洛桑大学医院和奥克兰城市医院）。大部分 HB-HTA 部门会找寻资金的补充资源。有些部门和医院临床部门在一些有经济资源配置的项目中开展合作（如巴塞罗那医院诊所和欧登塞大学医院）；其他一些部门也通过公共研究申请寻求资金；在少数案例中，通过进行咨询工作寻求资金。一些 HB-HTA 部门参与国家或地区当局资助的研究项目（例如梅利医院）。从经验来看，推荐 HB-HTA 部门至少聘请诸如临床医生和经济学家这些直接由医院支付酬劳的专家，因为两者互补。

第四维度：影响

优秀的 HB-HTA 部门能实现对医院决策者有帮助的主要目标。它们也会通过确定达成 HB-HTA 部门使命及行为相关的关键绩效指标（短期、中期和长期指标），向客户和医院展示其价值。测评从员工、客户及整个社会角度出发的结果、经验和认知，并提供合适的反馈。

指导原则 14　测量短期和中期影响

·测量和保持短期及中期影响。

影响测量

一个 HB-HTA 部门应该证明其工作对医院是有价值的（即接受医院问责）（Battista et al. 2003）。任何 HTA 活动的影响测量都被认为是良好实践（Granados et al. 1997，Moharra et al. 2009，Lafortune et al. 2008，Bennie et al. 2011）。然而，HTA 机构的监测活动较少（Neuman et al. 2010）。医院层面的影响测量可以通过几种途径实施。有个短期测量指标是决策者对评估报告的使用。当然，HTA 和决策间应该有明确的关联（Health technology assessment 2009）。换言之，HTA 结果应该在决策过程中被使用，并应该与决策相关；提出的推荐意见应该被遵循。HB-HTA 部门的评估报告应明确界定目标用户，因此评估结果经常得到医院内部要求评估的决策者的考虑和重视；这可能和国家或地区 HTA 机构提出的推荐意见不同，因为临床医生经常认为那些机构的结果和现实相差甚远（McGregor 2006）。

另一个重要的指标是核查 HB-HTA 的建议是否被决策者采纳，决策者不一定是提出技术需求的临床医生。值得一提的是，不是所有的 HB-HTA 部门最后都会提出推荐意见；一些部门通过循证产生报告，由 CMO 或临床部门负责人提出最后的推荐意见和做决定（即评估）（洛桑大学医院、欧登塞大学医院）。另一方面，其他 HB-HTA 部门在其报告中清晰声明其推荐意见（巴塞罗那医院诊所）。在此情况下，推荐意见会被传达给部门负责人或做最后决定的 CMO 和 CEO。然而，应意识到最终决策可以受到其他主观的、且与医院相关的因素影响（例如企业的战略同盟），因此，最终的决定可能和 HB-HTA 报告中提出的推荐意见不同，尽管这种情况并不多见。最后，缺少投资预算是另一个影响最终决定的因素，可能导致决策和 HB-HTA 报告的推荐意见不同。

当前实践：影响测量

HB-HTA 部门核查决策中 HB-HTA 报告的使用情况，以及决策和报告中推荐意见之间的关联。对于一些评估技术，从记录中明确并监测特定的指标（例如梅利医院）。

HB-HTA 部门提出的推荐意见很大程度上被医院决策者采纳，推荐意见和决策间的一致性很高（在一些医院如梅利医院和安卡拉·纽门卫生技术评估中心是 99% 一致，在洛桑大学医院是 100% 一致）。

随访

基于 HB-HTA 的决策执行也应该受到监管。在给出积极的推荐意见并进行决策之后，后效追踪和监督水平因可获得资源的不同而不同。通常，HB-HTA 部门规模较小，没有用于对积极决策后推荐意见实施情况进行密切随访的条件。由于卫生技术发展迅速，指标可以随时间而改变，随访是必须的。然而在实践中，它经常通过与负责新技术使用的临床医生取得联系来进行。

当前实践：随访过程

一些 HB-HTA 部门通过每年审计特定评估的执行结果来随访推荐意见的执行情况（例如安卡拉·纽门卫生技术评估中心和奥克兰城市医院）。在某家欧洲医院（安卡拉·纽门卫生技术评估中心），随访的例子体现在医院信息系统中重新组织试验顺序，从而在实验室有效实施新方案。部门要求每个月随访执行的情况，为经济学评价收集重要的数据。其中有项结果使非必要的实验检测花费降低了 10%。随访过程的另一个益处是提升了临床医生对 HB-HTA 部门的认识，这增加了新要求开展的卫生技术评估的数量。

财务结果

HB-HTA 也应该展现出它为医院带来的经济价值。因此，也应该测量财务结果。一些医院用经济学术语测量 HB-HTA 的推荐意见的总体影响。另一个财务指标包括展示外部财务资源获得的资金（例如特定的合约项目、公共基金）和它如何对 HB-HTA 部门的维持起作用。也可以使用绩效指标如生产率。生产率测量产出和使用的资源的比值，因此它测量了一个特定组织的效率（Lafortune et al. 2008）。生产率可以依据事先设定的活动（例如报告、传播活动的数量、培训工作等）的总量或数量来测量。然而，值得注意的是，生产率应该和质量及产品的有效性相关，可用用户满意度进行测量。

当前实践：财务结果

一家 HB-HTA 部门（巴塞罗那医院诊所）系统更新了医院推荐和否决的卫生技术净现值，与 HB-HTA 部门的运行成本进行内部比较，对该部门的效率进行间接估计。

目前，生产率测量（例如 HB-HTA 部门评估的卫生技术数量，HB-HTA 报告准备周期的长短）并非任何 HB-HTA 部门的系统活动。

用户满意度

用户满意度是测量 HB-HTA 部门影响的关键指标，但大部分 HB-HTA 部门没有正式测量用户满意度。在正常情况下，满意度的水平由 HB-HTA 部门的负责人通过与临床医生定期接触，获悉他们对与 HTA 部门合作的总体感受进行非正式观测。总体来说，参加 AdHopHTA 项目的 HB-HTA 部门，其用户满意度都很高，这些部门的工作完成情况很好。

当前实践：用户满意度

某家 HB-HTA 部门对用户满意度的正式测量对象包括所有合作参与评估工作的医院专业人员。满意度调查是匿名进行，问题包括：对评估过程的总体满意度、期望的达成、报告的有用性和推荐意见，以及再次使用所提供的服务和推荐其给同事的意愿（例如巴塞罗那医院诊所）。

人力资源满意度

HB-HTA 部门通过拥有合格的员工确保高质量的评估。一些 HB-HTA 部门在招募合适的员工和维护其职业发展上花费时间（见指导原则 12）。对 HB-HTA 部门而言，测量员工的工作预期和职业发展方面的满意度非常关键。HB-HTA 部门吸引和维持人力资源的能力在任何机构都被视作是良好行为（Lafortune et al. 2008）。HB-HTA 部门应该对有才能的专业人员具备吸引力并能保证他们在组织中的满意度和持续性。

当前实践：人力资源满意度

一些 HB-HTA 部门定期进行正式的工作满意度书面评估（例如欧登塞大学医院是每年进行，洛桑大学医院是定期进行）。其他一些 HB-HTA 部门则用非正式的方式或间接指标进行探索，如留用情况（例如奥克兰城市医院）。留用是通过临床合作志愿者愿意或不愿意继续与 HB-HTA 部门合作和评审报告来反映工作满意度（例如巴塞罗那医院诊所和欧登塞大学医院）。

按时递交

按时递交评估结果对任何 HB-HTA 部门而言都是关键原则，会影响用户满意度。按时递交报告是扩大评估影响和确保 HTA 产出发挥作用的关键因素（Lafortune et al. 2008，Attieh & Gagnon 2012，Andradas et al. 2008）。迅速的评估过程使得决策者在决策时可以获得信息。按时递交 HB-HTA 报告对医院意义重大，医院层面的决策时间比在国家或地区层级短（McGregor & Brophy 2005）。因此，医院层面的及时响应被认为是一个成功的因素（Gagnon et al. 2011，Juzwishin et al. 1996，Luce & Brown 1995，Gallego et al. 2009）。

当前实践：及时递交

所有参与研究的 HB-HTA 部门通过 HB-HTA 报告及时递交结果，由于技术的终端用户（即临床医生）参加整个评估过程或会被密切告知，他们会得到有关评估结果持续更新的信息。

外部影响

最后，也应该测量 HB-HTA 部门在医院以外的影响。这种测量包括对工作价值的感知、外部成就如科研和专业活动，以及指导和培训外部合作者（前者也在指导原则 11 中提及）。探析外部专业人员相关的价值可以用间接指标，例如谈论 HB-HTA 整体和提出 HB-HTA 请求的频次、特定部门的经验，以及对卫生技术相关的其他培训活动或合作方面的要求。

当前实践：外部影响

　　尽管大部分 HB-HTA 部门是新近成立的，但是在面对上述提及的间接指标时仍被认为富有价值（例如安卡拉·纽门卫生技术评估中心）。HB-HTA 部门收到来自其他医院和自己国家科学社团的多种请求，包括对经验讨论和培训的需求（例如安卡拉·纽门卫生技术评估中心、梅利医院、欧登塞大学医院、巴塞罗那医院诊所和洛桑大学医院）。某些部门已经在一些正式的教育活动中开发了 HB-HTA 课程（例如工商管理硕士课程、国际 HTA-Ulysses 硕士课程等）（例如梅利医院、欧登塞大学医院和洛桑大学医院）。其中有个部门（巴塞罗那医院诊所）也收到区域内一家医院协会（加泰罗尼亚医院联盟）和私立医院以及医疗卫生管理者协会的请求，要求它展示 HB-HTA 的价值并分享经验。科研产出和培训活动也可以通过发表科技期刊论文和国家及国际科学会议上的发言进行测定。大部分 HB-HTA 部门对此都留存长期的记录。在私立或公立健康组织要求的管理、发展卫生技术相关活动的合作中，HB-HTA 部门的领导者和员工也可以发展专业技能（例如开发采购的方法学、指导创新性生产项目、与私立企业商谈等）。

指导原则 15　　测量长期影响

·测量和保持长期影响。

　　监测 HB-HTA 部门对医院在患者期望疗效达成方面的总体绩效的贡献也是有利的。HB-HTA 被希冀能增强医院有效使用资源的能力（Attieh & Gagnon 2012）。这种长期的测量较难操作，因为它需要消耗大量的资源，然而 HB-HTA 部门资源稀缺。此外，在医院环境中证实 HB-HTA 部门的工作与医院影响之间的直接因果关系面临挑战。有很多混杂因素可以造成结果偏倚。这也可能在国家或地区 HTA 层面发生，因为那里没有研究探讨 HTA 提供的额外信息对医疗卫生系统最终收益和成本的影响（Lafortune et al. 2008）。在一家优秀的 HB-HTA 部门，推荐至少需要测量特定的评估技术对医院的影响。

　　最后，另一项具有挑战性的工作是测量 HB-HTA 部门对于社区工作的影响。由于医院会在某个社区和更宽泛的医疗卫生系统起到作用，所以医院层面的决策会影响邻近的社区，从长远来看是影响医疗卫生系统。这种影响测量可以包括 HB-HTA 进行的工作如何对人们的生活质量、环境保护、资源的维护和医疗系统有限资源的有效使用发挥作用。HB-HTA 活动也可以对医疗质量、信息系统开发使用方式、卫生系统管理和资源配置方式产生系列影响。尽管上述测量被选为良好实践的指导原则，它其实非常难以实行，目前在 HB-HTA 部门也并未得以开展。

参考文献

Abelson, J. , Giacomini, M. , Lehoux, P. , Gauvin, F. P. , 2007. Bringing 'the public' into health technology assessment and coverage policy decisions: from principles to practice. Health Policy, 82(1): 37—50.

Andradas, E. , Blasco, J. A. , Valentin, B. , Lopez-Pedraza, M. J. , Gracia, F. J. , 2008. Defining products for a new health technology assessment agency in Madrid, Spain: a survey of decision makers. Int J Technol Assess HealthCare, 24(1): 60—9.

Arentz-Hansen, H. , Bjørnebek Frønsdal, K. , Fure, B. , Pasternack, I. , Halmesmäki, E. , Roine, R. , 2013. D3. 1 Bridging Hospital HTA and National/Regional HTA Activities. Confidential Deliverable; The AdHopHTA Project (FP7/2007 – 13 grant agreement nr 305018).

Attieh, R. , Gagnon, M-P. , 2012. Implementation of local/hospital-based health technology assessment initiatives in low-and middle-income countries. Int J Technol Assess Health Care 2012 Oct; 28(4): 445—51.

Barham, L. , 2011. Public and patient involvement at the UK National Institute for Health and Clinical Excellence. Patient, 4(1): 1—10.

Battista, R. R. , Dery, V. , Jacob, R. , Lance, J. M. , Lavoie, R. , Lehoux, P. , Moutquin, J. M. , 2003. Health technology assessment in university teaching hospitals. Montreal: Agence d'evaluationdes technologies et des modes d'intervention en sante (AETMIS).

Battista, R. N. , 2006. Expanding the scientific basis of health technology assessment: a research agenda for the next decade. Int J Technol Assess Health Care, 22(3): 275—80.

Bennie, M. , Dear, J. , Hems, S. , Black, C. , McIver, L. , Webb, D. J. , 2011. An investigation into the effect of advice from the Scottish Medicines Consortium on the use of medicines in Scotland'sHealth Service. Br J Clin Pharmacol, 71(2): 283—8.

Bodeau-Livinec, F. , Simon, E. , Montagnier-Petrissans, C. , Joel, M. E. , Fery-Lemonnier, E. , 2006. Impact of CEDIT recommendations: An example of health technology assessment in a hospital Network 1. Int J Technol Assess Health Care, 22(2): 161—8.

Boenink, M. , 2012. Debating the desirability of new biomedical technologies: lessons from the introduction of breast cancer screening in the Netherlands. Health Care Anal, 20(1): 84—102.

Bridges, J. F. , Jones, C. , 2007. Patient-based health technology assessment: a vision of the future. Int J Technol Assess Health Care, 23(1): 30—5.

Elshaug, A. G. et al. , 2007. Challenges in Australian policy processes for disinvestment from existing, ineffective health care practices. Australia and New Zealand health policy, 4, p. 23.

EUnetHTA, 2011. WP5: HTA Adaptation Toolkit; The EUnetHTA-project funded by the NIHR Health Technology Assessment programme (project number 05/52/01).

EUnetHTA Joint Action 2, Work Package 8. HTA Core Model © version 2. 1 (Pdf); 2015. Available from: http://www. corehta. info/BrowseModel. aspx [Accessed 14 July 2015].

Gagnon, M-P. , Abdeljelil, A. B. , Desmartis, M. , Legare, F. , Ouimet, M. , Gagnon, J. et al. , 2011. Opportunities topromote efficiency in hospital decision-making through the use of health technology assessment. Canadian Health Services Research Foundation (CHSRF) -Research Reports, CHSRF series of reports on cost drivers and health system efficiency: PAPER 7: 1—28.

Gagnon, M-P. , Gagnon, J. , St-Pierre, M. , Gauvin, F. P. , Piron, F. , Rhainds, M. et al. , 2012. Involving patients in HTA activities at local level: a study protocol based on the collaboration between researchers and knowledge users. BMC Health Serv Res, 12: 14.

Gagnon, M-P. et al. , 2014. Effects and repercussions of local/hospital-basedhealth technology assessment (HTA): a systematic review. Systematic reviews, 3, p. 129. Available from: http://www. pubmedcentral. nih. gov/articlerender. fcgi?artid = 4218945&tool = pmcentrez&rendertype = abstract [Accessed 24 November 2014]. Gallego, G. , van Gool, K. , Kelleher, D. , 2009. Resource allocation and health technology assessment in Australia: views from the local level. Int J Technol Assess Health Care, 25(2): 134—40.

Goodman, C. , 2012. Toward international good practices in health technology assessment. Int J Technol Assess Health Care, 28(2): 169—70.

Golan, O. , Hansen, P. , Kaplan, G. , Tal, O. , 2011. Health technology prioritization: which criteria for prioritizing new technologies and what are their relative weights? Health Policy, 102(2 – 3): 126—35.

Granados, A. , Jonsson, E. , Banta, H. D. , Bero, L. , Bonair, A. , Cochet, C. et al. , 1997. EUR-ASSESS Project Subgroup Report on Dissemination and Impact. Int J Technol Assess Health Care, 13(2): 220—86.

Hailey, D. , 2003. Toward transparency in health technology assessment: a checklist for HTA reports. International journal of technology assessment in health care, 19(1), pp. 1—7.

Haselkorn, A. , Rosenstein, A. H. , Rao, A. K. , Van Zuiden, M. , Coye, M. J. , 2007. New technology planning and approval: critical factors for success 13. Am J Med Qual, 22(3): 164—9.

Health technology assessment. International journal of technology assessment in health care, 2009 25 Suppl 1, p. 10.

Henshall, C. , 2012. Describe decision-making systems, assess health technology assessment reports. Int J Technol Assess Health Care, 28(2): 168.

Hutton, J. , Trueman, P. , Facey, K. , 2008. Harmonization of evidence requirements for healthtechnology assessment in reimbursement decision making. Int J Technol Assess Health Care, 24(4): 511—7.

Ikonen, T. , Hovi, S-L. , Rautakorpi, U-M. , Lehmussaari , T. , Kaila, M. , 2008. Tarkkoja selvityksiämenetelmien vaikuttavuudesta ja turvallisuudesta terveydenhuollon nopeilla katsauksilla[Accurate evaluations of the effectiveness and safety of technologies through rapidassessment]. Suomen Lääkärilehti, 63(12 – 13): 1196—1197.

Juzwishin, D. , Olmstead, D. , Menon, D. , 1996. Hospital-based technology assessment programmes: two Canadian examples. World Hosp Health Serv, 32(2): 2—9.

Kidholm, K. et al. , 2009. Assessment of the quality of mini-HTA. International journal of technology assessment in health care, 25(1), pp. 42—48.

Kidholm, K. , Ølholm, A. M. , Birk-Olsen, M. , Buck Christensen, J. et al. , 2014. D2. 1: Report oninformational needs of hospital decision makers on health technology investment. Confidential Deliverable; The AdHopHTA Project (FP7/2007 – 13 grant agreement nr 305018).

Kidholm, K. , Ølholm, A. M. , Birk-Olsen, M. , Cicchetti, A. , Fure, B. , Halmesmäki, E. , Kahveci, R. , Kiivet, R. A. , Wasserfallen, J. B. , Wild, C. , Sampietro-Colom, L. , 2015. Hospital managers' need for information in decision-making-an interview study in nine European countries. Manuscript submitted for publication.

Lafortune, L. , Farand, L. , Mondou, I. , Sicotte, C. , Battista, R. , 2008. Assessing the performance of health technology assessment organizations: a framework. Int J Technol Assess Health Care, 24(1) :76—86.

Lavis, J. N. , Oxman, A. D. , Moynihan, R. , Paulsen, E. J. , 2008. Evidence-informed health policy1-synthesis of findings from a multi-method study of organizations that support the use ofresearch evidence. Implement Sci, 3:53.

Lampe, K. , Mäkelä, M. , (ed) 2008. EUnetHTA Core Model for Medical and Surgical Interventions1. 0R. Available from: www. eunethta. net [Accessed 3 November 2014] . Lampe, K. , Pasternack, I. , (ed) 2008. EUnetHTA. HTA Core Model for Diagnostic Technologies1. 0R. Available from: www. eunethta. net [Accessed 23 September 2014].

Luce, B. R. , Brown, R. E. , 1995. The use of technology assessment by hospitals, health maintenance organizations, and third-party payers in the United States 1. Int J Technol Assess Health Care, 11(1) :79—92.

Mäkelä, M. , Roine, R. P. , 2009. Health Technology Assessment in Finland. Int J Technol Assess Health Care, Suppl 1:102—7.

McGregor, M. & Brophy, J. M. , 2005. End-user involvement in health technology assessment(HTA) development: a way to increase impact. International journal of technology assessmentin health care, 21(2) , pp. 263—267.

McGregor, M. , 2006. What decision-makers want and what they have been getting. Value in Health, 9 (3) , pp. 181—185.

Mitchell, M. D. , Williams, K. , Brennan, P. J. , Umscheid, C. A. , 2010. Integrating local data intohospital-based healthcare technology assessment: two case studies. Int J Technol Assess Health Care, 26(3) :294—300.

Moharra, M. , Espallargues, M. , Kubesch, N. , Estrada, M. D. , Parada, A. , Vondeling, H. et al. , 2009. Systems to support health technology assessment (HTA) in member states of the Europeanunion with limited institutionalization of HTA. Int J Technol Assess Health Care, 25 Suppl 2:75—83.

Neumann, P. J. , Drummond, M. F. , Jonsson, B. , Luce, B. R. , Schwartz, J. S. , Siebert, U. et al. , 2010. Are Key Principles for improved health technology assessment supported and used by health technology assessment organizations? Int J Technol Assess Health Care, 26(1) :71—8.

Niederstadt, C. , Droste, S. , 2010. Reporting and presenting information retrieval processes: the need for optimizing common practice in health technology assessment. Int J Technol Assess Health Care, 26(4) :450—7.

Norwegian Medicines Agency or the Norwegian Knowledge Centre (NOKC) , 2014. The National System for the Introduction of New Health Technologies (methods) within the Specialist Health Service. [Nasjonalt system for innføring av nye metoder i spesialisthelsetjenesten. Helsedirektoratet] . Available from: http: // www. helsedirektoratet. no/helse – ogomsorgstjenester/system – for – innforing – av – nye – metoder/Sider/default. aspx [Accessed 2December 2014].

Ølholm, A. M. , Kidholm, K. , Birk-Olsen, M. et al. , 2014. D2. 2: Quality assessment of hospital-based HTA products. Confidential Deliverable; The AdHopHTA Project (FP7/2007 – 13 grant agreement nr 305018) .

Ølholm, A. M. , Kidholm, K. , Birk-Olsen, M. , Christensen, J. B. , 2015. Hospital managers' need for information in decision-making on health technology investment-a systematic review. Manuscript submitted for publication.

Pasternack, I. , Halmesmäki, E. , Roine, R. , Arentz-Hansen, H. , Bjørnebek Frønsdal, K. , Fure, B. etal. , 2014. D3. 2 Portfolio of patterns of collaboration between hospital-based HTA and national/regional HTA agencies. Confidential Deliverable; The AdHopHTA Project (FP7/2007 – 13 grant agreement nr 305018).

Poulin, P. et al. , 2012. New technologies and surgical innovation: five years of a local health technology assessment programme in a surgical department. Surg Innov, 19(2) : 187—99.

Rosenstein, A. H. , O'Daniel, M. , Geoghan, K. , 2003. Assessing new technology: how are other hospitals facing the challenge? Healthc Financ Manage, 57(10) : 70—4.

Rubinstein, A. , Pichon-Riviere, A. , Augustovski, F. , 2009. Development and implementation of health technology assessment in Argentina: two steps forward and one step back. Int J TechnolAssess Health Care, 25 Suppl 1: 260—9.

Sampietro-Colom, L. , 2012. Consider context and stakeholders. Int J Technol Assess Health Care, 28 (2) : 166—7.

Sampietro-Colom, L. , Morilla-Bachs, I. , Gutierrez-Moreno, S. , Gallo P. , 2012. Development and test of a decision support tool for hospital health technology assessment. International Journal of Technology Assessment in Health Care, 28(4) : 460—465.

Stafinski, T. , Topfer, L. A. , Zakariasen, K. , Menon, D. , 2010. The role of surgeons in identifying emerging technologies for health technology assessment. Can J Surg, 53(2) : 86—92.

Stafinski, T. , Menon, D. , Philippon, D. J. , McCabe, C. , 2011. Health technology funding decision-making processes around the world: the same, yet different. Pharmacoeconomics, 29(6) : 475—95.

Tantivess, S. , Teerawattananon, Y. , Mills, A. , 2009. Strengthening cost-effectiveness analysisin Thailand through the establishment of the health intervention and technology assessment program. Pharmacoeconomics, 27 (11) : 931—45.

The Transferability of HTA. Asia HTAi Policy Forum, July 10—11, 2014, Manila, The Philippines. Watt, A. M. , Hiller, J. E. , Braunack-Mayer, A. J. , Moss, J. R. , Buchan, H. , Wale, J. et al. , 2012.

The ASTUTE Health study protocol: Deliberative stakeholder engagements to informimplementation approaches to healthcare disinvestment. Implement Sci 7(1) : 101.

World Health Organization, 2001. WHO Regional Office for Europe. Institutionalisation of health technology assessment: Report on a WHO meeting. June 30 – July 1, Bonn, Germany.

4 关于欧盟 HB-HTA 未来发展的建议

本章旨在概述欧盟与 HTA 有关的卫生政策、体系和举措的历史和现状，以期能够更好地理解如何将 HB-HTA 整合进欧盟政策中。本章还就如何推动 HB-HTA 及建立欧洲的 HB-HTA 网络提出推荐意见，目的是促进医院的 HTA 工作，帮助创建更加完善的欧盟 HTA 生态系统。

4.1 欧盟 HTA 的政策议程

经济发展一直是创立欧洲共同体乃至欧盟的首要目标，直到 20 世纪 80 年代，随着 HIV/AIDS 的流行、血液污染丑闻的发生以及一位欧洲最杰出的领导人罹患癌症，卫生事务才被提上欧洲议程（Rosenmöller 2005）。此后，从 1993 年提出公共卫生行动框架开始（European Commission 1993），联合此前单独实施的系列类似行动，最终在欧洲承认并确立了公共卫生活动的地位。作为实施欧盟卫生战略的主要手段，欧盟委员会后来再次支持实施了 2003—2007 年（European Commission 2002）、2008—2013 年以及 2014—2020 年公共卫生计划（European Commission 2005，European Commission 2011），这些连续的欧盟卫生计划解决了欧洲的卫生问题。

目前的欧盟卫生项目于 2014 年 3 月 21 日开始实施，主要目标除了解决健康促进和卫生系统的问题外，还包括了系列卫生技术的主题：

- 促进健康、预防疾病并为健康生活方式创造支持环境，考虑将卫生融入所有政策性原则；
- 保护欧盟公民免受严重的跨国健康威胁；
- 构建创新、高效和可持续的卫生系统；
- 为欧盟公民提供更便利、更好和更安全的医疗保健。

这里，HTA 也讨论了具体目标：

- 使用 HTA 构建创新和可持续的卫生系统；
- 支持基于 HTA 的欧洲志愿者网络（根据 2011/24/EU 指令列出的标准）（Council

of the European Union 2011）。

尽管欧盟卫生战略中特别指出并且明确说明了 HTA，但并没有提及 HTA 在医院层面的作用。

HTA 也是欧盟研究议程中的一个新兴课题且日益重要。2011 年，欧盟第七研究框架计划呼吁探讨 HTA 的新方法，并首次把 HTA 纳入研究议程。最终，欧盟共同设立了 4 个 HTA 项目[①]。展望 2020 年，作为创新欧盟的一部分，新的科研创新项目虽然认可 HTA 在卫生、人口变化和福利保障系统等方面的重要性，但是并没有强调 HTA 如何在系统和制度层面支持发展价值导向的高效医疗保健这一迫切需要。

欧洲 HTA 网络的建立基本经历了如下过程：

继 2001 年 Sachs 的《宏观经济和卫生》报告后（Sachs 2001），欧洲政策制定者意识到健康、卫生系统和经济之间的相互作用至关重要。一项研究发现，健康和卫生系统对经济产生重大影响，强调经济评价对决策的重要性以及卫生技术评估的作用（Suhrcke 2003）。自此，欧盟范围内通过支持 HTA 网络和欧盟 HTA 机构之间的合作以及其他举措推动 HTA 及其运用。

欧盟委员会支持的第一个活动是 EUR-ASSESS 项目（1994—1997 年）。为便于欧洲各国对 HTA 达成一致共识，该项目首次汇聚了欧洲现有的 HTA 机构，同时确定了欧盟国家间信息共享的必要性（Banta et al 1997，Banta et al 2000）。根据 EUR-ASSESS 和欧洲 HTA 的推荐意见，2000—2002 年启动的欧洲 HTA/健康干预评估项目（ECHTA/ECAHI），其主要目标是在欧洲形成 HTA 活动的合作方式（Jonsson 2002），主要结论是建立一个常设协调机构，以促进欧洲在 HTA 方面的合作。

2004 年，欧盟委员会与欧盟成员国的卫生部长决定为 HTA 建立一个可持续的网络，并提出了系列步骤，以欧盟公共卫生计划支持开展的三年期项目为起点，目的是建立欧洲的卫生技术评估网络（EUnetHTA），即此后形成的 EUnetHTA 网络[②]。该项目开始于 2006 年，旨在为欧洲国家和地区层面上的 HTA 创建一个有效和可持续的网络。该网络会开发并运用一些实用型工具，为欧盟各国的 HTA 提供可靠、及时、透明和可用的信息。EUnetHTA 项目的战略目标是：

- 减少重复劳动，促进资源的高效利用；
- 为了增加 HTA 的影响力，在成员国和欧盟决策中加强对 HTA 的应用；
- 加强欧盟及其成员国 HTA 和卫生政策制定之间的联系；
- 支持 HTA 经验有限的国家。

为了保证患者享受跨国医疗服务的权利，2008 年 7 月，欧盟委员会发布了一项关于跨

---

① ADVANCE-HTA（www. advance－hta. eu），INTEGRATE-HTA（www. integrate－hta. eu），MedtecHTA（www. medtechta. eu），AdHopHTA（www. adhophta. eu）。

② EUnetHTA（www. eunethta. eu）。

国医疗中病人权利的指令（European Commission 2008），指令中关于 HTA 的部分基于 EUnetHTA 提出的框架。HTA 大大推进了欧盟的政策议程，特别是当 2011 年 3 月 24 日病人权利指令 2011/24/EU 生效后（Council of the European Union 2011），该指令明确了欧盟医疗保健的合作领域。尤其需要注意的是，指令的第 15 条提到了 HTA，并邀请欧盟支持和促进 HTA 的合作以及成员国的信息交流，在国家授权的 HTA 机构自愿形成的网络（即 HTA 网络）中开展工作。

2014 年 10 月 30—31 日，在罗马召开了 EUnetHTA 会议，本次会议正式推出了 HTA 网络（EUnetHTA 2014）。该网络旨在汇集欧盟所有成员国和挪威、冰岛负责 HTA 的国家有关当局或机构，并指定与网络有关的更广泛的利益相关方代表作为观察员。该网络负责欧盟 HTA 合作的战略管理和长远规划（EUnetHTA 2014），而 EUnetHTA 则通过其联合行动[1]（JA1 和 JA2）产生和测试 HTA 的常用工具，为网络提供技术和科学支撑。

HTA 网络旨在以一种有效、结构化和系统化的方式为 HTA 提供框架。它重视资源共享，并为成本效果相关的循证决策提供工具，从而解决健康的不公平性，增加新药物和新治疗手段的可及性。

4.2 欧盟 HB-HTA 战略

由于欧盟和其成员国的长期支持，牢固确定了 HTA 在欧盟卫生议程中的重要地位。到现在为止，除了没有具体考虑医院水平的协调工作，基本上欧洲的国家和地区组织机构都在为协调 HTA 而努力。事实上在 AdHopHTA 项目之前，并无 HB-HTA 活动的协调或正式联系。尽管如此，HTAi 下设的 HB-HTA 兴趣小组，以及由 ECHTA/ECAHI 项目组织的致力于医院决策的专题讨论会还是有一些非正式的接触（European Collaboration for Assessment of Health Interventions，1999—2001）[2]。

HB-HTA 可以早期识别新兴的卫生技术问题，并为医院提供及时的决策支持信息。HB-HTA 与决策所需的数据和决策情境相结合，为将 HTA 用于医院决策发挥作用。因此，HB-HTA 已经形成为"国际 – 国家 – 地区 – 医院"层面有效传递 HTA 结果的桥梁。在欧洲 HTA 科研和专业人员的网络中，HB-HTA 部门间的进一步合作和参与为在不同的卫生系统中减少重复劳动、促进合作和信息共享提供了更加完备的途径。

为了确保 HB-HTA 成为 HTA 系统的特定分支，以及确保 HB-HTA 部门间更好地协作，我们提议创建欧洲的 HB-HTA 网络，以此促进医院层面的 HTA 发展。该网络的目标是与欧盟其他的 HTA 网络和资源形成优势互补，并与他们就共同感兴趣的问题开展密切合作。

---

① EUnetHTA activities：Joint Action 1，Joint Action 2（www. eunethta. eu/activities）。

② The ECHTA/ECAHI project（European Collaboration for Assessment of Health Interventions）-Grant Agreement No. SI2. 122594（99CVF3 –508），1999—2001。

下面将具体描述这个网络是如何设想的。

欧洲 HB-HTA 网络主要由已经成立 HB-HTA 部门或准备创建 HB-HTA 部门的医院组成，也包括相关国家或地区机构、非营利性组织以及对 HB-HTA 感兴趣并致力于 HB-HTA 工作的其他利益相关方。

使命

欧洲的 HB-HTA 网络是为了促进欧洲医院以及其他地方 HB-HTA 的发展，并利用其对欧盟卫生议程的后续影响来增加 HB-HTA 的知名度。在欧洲的医院层面，HB-HTA 网络将作为交流 HTA 经验和专业知识的平台，从而促进欧洲和国际开展 HB-HTA 的机构和个人之间的联系，以及与 HTA 网络的联系。

愿景

欧洲 HB-HTA 网络为期望建立 HB-HTA 部门的医院提供参考，以便医院战略性地做出是否采用创新和有价值技术的决策，从而造福于欧洲的患者和卫生系统。

目的和目标

该网络旨在建立一个支持欧洲创新型医院和 HB-HTA 的真实的 HTA 生态系统，并推动全球的 HB-HTA 合作。

这项任务可通过以下战略目标来实现：

- 为 HB-HTA 专家和其他对 HB-HTA 感兴趣的卫生专业人员、医疗服务提供者、患者、业界及其他 HB-HTA 网络的人员提供分享专业技能和交流知识的舞台，并且形成欧洲的医院卫生技术评估议程；
- 分享现有的 HB-HTA 经验和报告，以促进各种环境中开展高质量的 HB-HTA，从而提高 HB-HTA 部门的创造性、改进评估过程和结果评价以及评估报告的合理使用（知识经纪人）；
- 创建 HB-HTA 方法学的科学工具的合作研究、开发、实施和评价框架；
- 与国家和区域 HTA 机构和研究所进行合作以补充知识和开展活动；
- 建立 HTA 网络与全球类似的 HB-HTA 网络之间的联系，并且推动该领域内的知识共享和共同提高；
- 在欧洲提升对 HB-HTA 的认识和 HB-HTA 的知名度，提升 HB-HTA 在优质卫生系统中的作用以及在欧洲卫生和技术议程中的地位，促进欧洲以及欧洲以外地区（全球范围内）HB-HTA 的传播和实施。

图 4 - 1 描述了欧洲 HB-HTA 网络可能的商业蓝图，以便欧洲在 HB-HTA 方面开展可持续性合作。

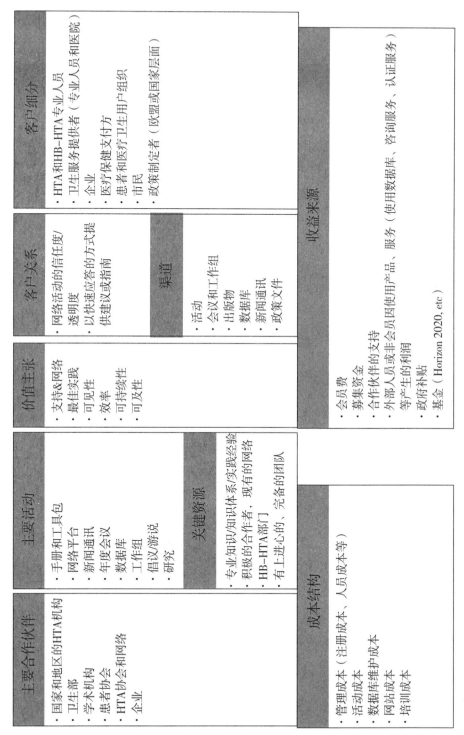

图 4 - 1　欧洲 HB-HTA 网络可能的商业蓝图

价值观

1. 透明度

· 该网络将确保无论开展何种活动，过程和使用的方法公开透明。

2. 优秀实践

· 网络成员将共同讨论、开发、研究和实施 HB-HTA 的最高标准和做法。

· 鉴于肩负的重要使命及其在 HB-HTA 的领先地位，网络必须要在其工作的各方面精益求精。

· 网络要对质量负责。网络中的每个成员都将精益求精，力求不断改进，积极应对变化。

3. 与利益相关方和其他卫生部门工作人员的完整性/独立性

· 网络将始终以最高规格的道德和职业行为标准运作。

· 网络将对其行为负责，并在工作时讲究诚信、公平。

· 网络将通过欢迎广大用户对其进行评价、必要时实施变革以及持续改进的方式使之成为值得依赖的资源，从而维持其完整性。

4. 反应性（对社会/社区需要的反应能力）

· 在欧盟和全球范围内，网络成员将共同努力营造与同行及相关机构的良好关系。

· 网络将与同行和感兴趣的个人进行开诚布公的交流。

5. 创新

· 网络将在工作中始终如一地挑战自我、不断创新，网络成员将对学习和整合新信息充满热情。

· 网络永远力争完善，不断创新。

4.3 其他建议

HB-HTA 的最终目标是促成医院层面上卫生技术采纳的决策过程合理化，从而增加人群的医疗服务质量。

上一节中提到的策略对于实现这一目标至关重要。然而，全部释放 HB-HTA 潜力需要一系列不同性质的配套行动。本节精心组织并提出了详细的策略，这些配套行动能够对 HB-HTA 的成功应用产生深远影响，也能够保证 HB-HTA 的长期可持续性。

非详尽的配套措施清单简要介绍如下。

4.3.1 欧洲层面

考虑到 HB-HTA 在欧洲委员会支持的卫生领域活动中的中心地位，HB-HTA 应该作为欧盟议程中一个恒定的主题：

· 首先最重要的是 HB-HTA 应该利用其独特的身份融入欧洲 HTA 活动的大家庭中。HB-HTA 部门具有极其重要的地位，可以提供所需的每一份 HTA 报告，自然能够帮助人们对医疗卫生服务技术做出明智的投资决策。

· 凭借欧盟对于创建 HB-HTA 网络的支持，HB-HTA 关注问题的新颖性可以进一步得到 HTA 大家庭的承认。而现有的 AdHopHTA 团体则成为上述行动的核心。

· 地方当局以及现有的相关区域性协会例如 EUREGHA，将在传播 HB-HTA 和进一步在欧盟成员国推进网络方面占据优势，这有助于在感兴趣的机构间建立联系和扩大网络活动的影响力。

· 最后一项要点是，应该呼吁将 HB-HTA 纳入 H2020 工作方案中。事实上，由于 HB-HTA 与医疗服务的密切关系，HB-HTA 是在卫生领域中开展服务和技术采用的研究工作的必要成分。此外，HB-HTA 支持医院层面的创新技术开发、转让或许可过程，这已经在一些国家开展并在许多机构中兴起（例如加拿大安大略省 MaRSEXCITE 项目[①]）。

AdHopHTA 项目已经确定了几个需要研究的领域。包括：

开发 HTA 模型和工具，以支持医疗中心的技术转移活动

医疗中心是创新的摇篮。确保及时捕获、管理和评估创意是将创新成功推广到社会的关键。基于同样的目的（即推动社会对于"正确"创新的可及性），欧盟医院有发展技术转移（Tech Transfer，TT）部门和 HB-HTA 部门的趋势，因此，需要对技术转移与业务发展部门以及 HB-HTA 部门开展协同合作的研究行动。这项研究应着眼于探寻可以帮助 TT 部门工作的 HTA 模型和工具。此外，还应提供上述两类部门工作模式的相关知识，以及相互学习和开展良好实践的互动机制。最后，还应提供目标用户在现实生活中如何感知并实施这种早期务实合作的 HTA 信息（创新的生产者——医院和企业开展突破性创新的研究人员）。这项研究应该产生一套有助于识别、评估和促进将医院层面产生的可持续创新理念/产品转移到社会的工具和流程。

医疗中心开展循证采购

对医院而言，HB-HTA 是决定是否投资创新技术的信息工具。然而，目前仍然不清楚如何将信息转化至医疗中心的采购流程。新的欧盟采购指令（European Union 2014）呼吁在 HB-HTA 报告中优先考虑成本以外的新的信息类型，但目前很少使用这种方法。研究需要做的是：在采购过程中明确证据以及其他类型的信息在目前和预期的作用，并陈述 HTA 如何发挥作用；对当前的 HTA/欧盟采购模型进行标杆管理；界定不同类型证据的合理使用方式；产生务实执行欧盟指令要求的工具；在整个过程中研究利益相关方的作用（例如医院采购人员、生物工程师、医生、业界、患者）。这项研究的结果为医疗服务中心实施新指令

---

① MaRS EXCITE（www.marsdd.com/systems－change/marsexcite/mars－excite/）

提供务实的解决方案和工具。

通过 HTA 促进高价值创新

HB-HTA 报告可以提出针对高价值创新卫生技术的推荐使用意见。多数情况下，尤其是在医院中应用卫生技术时，因为此类卫生技术需要适应、修改或是完全改变现有的医疗实践，因此这些卫生技术代表了突破性的创新并且对卫生系统带来挑战。HTA 可以召集各方讨论如何发展卫生系统并从创新中获得价值。这方面的研究聚焦在通过使用 HTA 来推动采用突破性创新卫生技术的方法和机制，包括确认并分析欧盟现有的催化机制或项目，以及探究利益相关方在不同步骤中的作用，并提出成功的模式。

对过时的卫生技术撤资从而促进医疗中心创新

受现有的经济资源约束，医院不得不从一些卫生技术中撤资，转而投资那些创新技术。建议拟开展的研究领域应该为医院撤资的各个相关方面提供新的见解。研究尤其需要着眼于：①调查欧洲医院如何应对撤资问题；②理解撤资中运用的方法和工具；③明确撤资过程中利益相关方的作用；④明确 HTA 在撤资中的作用。这项研究的结果应该为欧盟医疗保健中心实施撤资提供一套方法学和实践建议。

改进 HTA 所需的现实世界数据收集和分析机制

监管机构和国家/地区 HTA 机构需要为想要进入市场的卫生技术进行评估提供真实世界的数据（real world data，RWD）。然而，目前尚不清楚如何获得这些数据。此外，作为潜在的数据提供者，医疗中心无法很好地完成这项任务。建议研究探寻监管机构和 HTA 需要什么样的信息，并审查欧盟医疗中心当前信息系统（临床上和经济上）的局限性和潜力，从而找到克服 RWD 收集局限性的解决方案。

患者和医药行业参与 HB-HTA

在大多数欧盟国家，医院自主决定卫生技术采购，尤其是针对医用设备和医疗器械。虽然患者和公民才是医院当前和未来卫生技术的终端用户，但是他们几乎不参与评估过程。上述情况同样适用于医药行业，虽然卫生技术制造商熟知其产品的特点，但是他们并没有系统地参与评估过程。患者和公民如何参与医院的卫生技术投资决策，特别是如何做才有助于HB-HTA，则是另外一个需要研究的领域。同样地，在其他地区、全国乃至国际医院，卫生技术制造商如何凭借对技术的知识和经验参与评估过程也是一个值得探讨的问题。医院的决策受到伦理学、组织学和财务方面的影响，因此决策者需要有明确的方向和问题解决方案。这是下一个值得关注的研究领域。

4.3.2 欧盟成员国

欧盟要求其下属成员国采用这些条例和指令，并将这些条例和指令转化为相应的法律框架（或修订之前的法律框架）和/或明确进一步发展该框架的战略方针。欧盟各成员国也可以制定自己的条例以满足一些特定的需求。一些可能促进 HB-HTA 广泛应用的举措如下：

- 通过制定法规和政策文件来支持成立 HB-HTA 部门，并强调 HB-HTA 在维持价格稳定和将创新技术转移到医院过程中的价值。医院是创新型卫生技术，特别是医疗器械和临床操作的主要发源地。HB-HTA 可以帮助医院的技术转移或创新部门识别具有潜在价值的创新技术，促进其价值增值和转让，并在技术的整个生命周期中证明其自身价值。
- 从国家和地区的 HTA 机构中获得对 HB-HTA 的支持。HTA 机构可以为在其领地上建立的"HB-HTA 知识和最佳实践社区"充当协调者和保护伞的角色。
- 为了能够更好地理解每个国家 HB-HTA 可以达到什么样的目标，需要了解资助 HB-HTA部门承担研究工作的具体预算安排。
- 可以由国家或地区 HTA 和 HB-HTA 代表提出对企业研发人员的早期科研建议，这一建议体现了 HB-HTA 的观点。

4.3.3　利益相关方

为了更好地实现 2008 年 Berwick 等人提出的三重目标（Berwick et al，2008）——更好的人群健康水平、美好的患者体验和降低医疗卫生的人均成本，多数欧洲国家正在重新审视卫生政策，以期通过影响医疗保健链的不同利益相关方和机构来获得成功。在这个过程中，如果提升 HB-HTA 在各类参与者和学科中的地位，那么 HB-HTA 将是一个非常受欢迎的助手。

因此，HB-HTA 可以同时采用更广泛的视角，明显将活动知名度推广至所有群体：

（1）医院的创新和投资决策会对所提供服务的接受者即患者产生影响。一般情况下，患者很少参与进 HTA 中，因此迫切需要增加患者的 HTA 参与度。HTAi 的患者和公民参与小组[①]为 HTA 机构提供了具有指导价值的模板。在医院水平实施类似的举措将增进患者和 HB-HTA 部门之间的沟通交流，这也符合"以患者为中心"（Bardes 2012）的医学理念。

（2）同样地，医院采纳的决策类型影响了管理者和卫生专业人员的行为及其职业发展。但是他们能够也必须在 HB-HTA 过程中发挥积极作用，同时他们可以从 HB-HTA 中获益。因此，让这些人员参与 HB-HTA 活动，并确定他们如何更好地参与医院水平的技术评估过程是至关重要的一步。不过开展所有活动的先决条件是这些人员必须充分理解 HB-HTA，并且接受了特定的培训。

（3）使这些以及其他利益相关方群体，如医疗器械行业或制药业，更加了解 HB-HTA 部门的作用，会使得该群体更加积极地参与欧洲国家、地区或机构层面的 HB-HTA 活动。

---

① HTAi Interest Sub-Group on Patient and Citizen Involvement in HTA（www. htai. org/interestgroups/patient – andcitizen – involvement. html）。

参考文献

Banta, D. , 1997. Report from the EUR-ASSESS Project. Int J Technol Assess Health Care 13(2): 133—340.

Banta, D. et al. , 2000. Introduction: Health Technology Assessment and the European Union. IntJ Technol Assess Health Care 16(2): 299—302.

Bardes, C-L. , 2012. Defining "Patient-Centered Medicine" New Engl J Med, 366 (9), pp. 782—783.

Berwick, D. M. , Nolan, T. W. & Whittington, J. , 2008. The triple aim: Care, health, and cost. Health Affairs, 27 (3), pp. 759—769.

Council of the European Union, 2011. Directive 2011/24/EU. Official Journal of the European Union, (February), pp. 45—65.

EUnetHTA, 2014. EUnetHTA Joint Action 2 DELIVERABLE 1 Recommendations on the implementation of a sustainable European cooperation on HTA, pp. 1—14.

European Commission, 1993. Communication on the Framework for Action in the Field of Public Health. EC COM (93) 559 final. Luxembourg, EC DGV.

European Commission, 2002. Community Action in the Field of Health, 2003—2008, DECISIONNO 1786/2002/EC of 23 September 2002. Brussels, European Commission.

European Commission, 2005. Health and Consumer Protection Programme 2007—2013. Healthier, safer, more confident citizens: a Health and Consumer Protection Strategy. Brussels, European Commission.

European Commission, 2008. COM (2008) 415 final. Communication from the Commission: A Community Framework on the Application of Patients' Rights in Cross-border Healthcare. Brussels, European Commission.

European Commission, 2011. Regulation of the European Parliament and of the Council on establishing a Health for Growth Programme, the third multi-annual programme of EU actionin the field of health for the period 2014—2020. COM(2011) 709 final. COM(2011) 709 final. Official Journal of the European Union. Brussels, European Commission.

European Union, 2014. Directive 2014/24/EU of the European Parliament and of the Council of 26 February 2014 on public procurement and repealing Directive 2004/18/EC. Official Journal of the European Union, 2014 (28. 3. 2014), pp. 65—242.

Jonsson, E. , 2002. Development of health technology assessment in Europe. A personal perspective. International journal of technology assessment in health care, 18(2), pp. 171—183.

Rosenmöller, M. , 2005. El entorno europeo. In J. Ribera, J. A. Gutierrez, & M. Rosenmöller, eds. Gestión en el sector de la salud. Vol. 1: Gestión del sistema y de sus instituciones. Madrid: Pearson-Prentice Hall, pp. 25—42.

Sachs, J. D. , 2001. Macroeconomics and Health: Investing in Health for Economic Development: Report of the Commission on Macroeconomics and Health. Nature Medicine, 8 (6), pp. 1—200. Available from: http://www. nature. com/doifinder/10. 1038/nm0602 – 551b [Accessed 15January 2015].

Suhrcke, M. , 2003. A European Report on Macroeconomics and Health: Issues and First Results. European Health Forum Gastein 2003, Gastein.

下编

医院卫生技术评估工具包

HTA 研究者已经建立了 HTA 评估过程和产出的相关原则，并开发了成熟的评价工具，在国家或地区层面开展的 HTA 已经取得了丰硕的成果。然而，不同医院获取和使用新技术指导中观和微观决策时采用的准则和工具多有不同。医院作为创新技术的主要入口，在进行卫生技术投资的决策时需要及时和情境化的信息，而且终端用户（例如临床医生和医院管理者）的情况也会影响 HTA 的评价结果。HB-HTA 的目的是满足中观和微观决策的要求，也需要一套像传统 HTA 那样有效的评价工具。因此，针对 HB-HTA 的工具包应运而生。

HB-HTA 工具包是 AdHopHTA 研究项目的最终成果之一，该项目由欧洲委员会在第七研究框架计划下出资支持。从建立实践准则、研究框架，到准则优化、实现共识，最后为 HB-HTA 部门的每一项准则和工具明确定义，经历了缜密的逻辑转化，最终形成了"评估过程""领导力、战略与伙伴关系""资源"和"影响"四个维度，包括 15 个良好实践指导原则和 34 个实用工具。在每个指导原则及相应的工具之后，均附有潜在问题及解决方案。所有维度和工具都基于医院 HTA 部门进行设计，并服务于卫生体系和社区。

HB-HTA 的工具包设计非常全面详细，但是考虑到决策环境的重要性，当在具体的医院开展 HB-HTA 的时候，仍需要结合具体情况对其进行调整以保证在特定国家或医院决策环境的适用性和可行性。

用户可以从 AdHopHTA 项目网站 http：//www. adhophta. eu/toolkit 上获得本部分所列 34 个工具更详细的内容和材料。

第一维度：评估过程

优秀的 HB-HTA 部门会设计、管理、实施、评审和改进评估过程，并为医院决策者提供有价值的、量身定制的信息。评估报告应该是相关和可靠的，以无偏倚和透明的方式进行，并调动利益相关方的参与。评估结果和建议应恰当地传达给医院利益相关方。

工具 1 自我评估测试与实施计划

该工具为谁而设？设计该工具的目的是什么？

自我评估测试和实施计划面对的对象是希望开始或改进 HB-HTA 机构的医院专业人员。此工具旨在：

（1）帮助想要建立 HB-HTA 部门的医院开展基线分析，和/或对已经存在 HB-HTA 部门的表现水平进行分析；

（2）确定 HB-HTA 机构的优势和需要改进的领域；以及根据自我评估测试结果制定行动计划。

此工具如何发挥作用？

此工具有两个部分：自我评估测试和实施计划。建议在第一次使用 AdHopHTA 工具包时，以及之后（定期）进行自我评估测试，以便跟踪 HB-HTA 机构的成果并进行改进。

自我评估测试与实施计划

填写自我评估测试和生成实施计划的过程最多需要 25～30 分钟。

请按照从 0 到 3 的分数对以下每个问题进行打分，其中，"0"表示"我们不遵守所陈述的内容"，"3"表示"我们完全遵守所陈述的内容"。

第一部分 评估过程

（1）我们对 HB-HTA 报告的范围是明确定义的。

例如，使用 PICO（患者，指征，对照和结果）或 TICO（技术，指征，对照和结果）。

（2）我们的 HB-HTA 报告反映了医院的具体情况。

（3）我们的 HB-HTA 报告满足医院决策者的信息要求/需求。

根据 AdHopHTA 研究结果，医院决策者需要以下信息：健康问题和当前使用的干预措施、临床效果、安全性、成本和经济评价（医院观点）、组织和战略方面的信息。

（4）我们的 HB-HTA 报告系统地运用了良好的实践方法和恰当的工具。

用于评估的方法和工具是经国际 HTA 委员会和 HB-HTA 机构认可的。例如，报告使用适当的工具（如 AdHopHTA mini-HTA 模板）或者根据 HTA 报告的质量检查表（如 Ad-HopHTA 质量检查表）完成。

（5）我们的 HB-HTA 报告适用于其他医院。

我们的报告清楚地定义了评估目标和范围（例如人口特征）以及报告生成的方法。

（6）我们已经确定并让内部利益相关方参与评估过程。

内部利益相关方如医院管理者、医院临床医生、医院顶级管理层（CEO，CMO）、采购专业人员和其他医务人员。

（7）HB-HTA 过程以无偏倚和透明的方式进行。

该过程应清楚说明使用的信息类型，并应清楚了解评估过程。

（8）HB-HTA 过程独立于特定的利益群体而进行。

特定利益群体。例如卫生技术提供者、技术的潜在用户或 HB-HTA 机构的资助机构。这应在报告的利益冲突声明中清楚说明。

（9）我们将 HB-HTA 的结果传达给医院层面的内部利益相关方。

在沟通中，应使用不同的工具和手段促进主要利益相关方理解 HB-HTA 报告结果，从而促进决策。

第二部分 领导力、战略和伙伴关系

（1）我们清晰定义了 HB-HTA 机构的使命、愿景和价值观，并与医院的战略一致。

（2）我们 HB-HTA 机构所在的医院具有关于新技术评估的正式政策。

（3）我们 HB-HTA 机构整合在医院的一般组织中。

HB-HTA 机构在医院的组织结构图中应该有一个明确的定位。

（4）我们有一个积极的领导，促进 HB-HTA 机构发展。

（5）我们的领导积极参加并亲自参与了和当前以及潜在的客户（即请求评估的客户）之间的沟通活动。

（6）我们 HB-HTA 机构有内部积极沟通的措施或策略，使用不同的工具（例如网站、简讯、电子和纸质报告），旨在使医院临床医生和管理人员更加认识到 HB-HTA 机构的潜力。

（7）我们的 HB-HTA 机构进行外部沟通活动（例如，对国家期刊和国际期刊、书籍和会议做出贡献）。

（8）我们的 HB-HTA 机构有一个正式（书面）或非正式的明确机制，用于在有多个技术评估请求的情况下，进行选择和优先排序。

（9）我们的 HB-HTA 机构有一个识别和评估潜在退出的卫生技术的过程。

（10）我们的 HB-HTA 机构基于过往经验不断调整、改进和创新业绩，并能够适应不断变化的环境。

（11）我们与医院利益相关方分享 HB-HTA 机构（报告，课程）产出的知识。

（12）我们建立了与外部利益相关方（其他医院、科学社会、行业、研究人员和患者组织）共享知识、信息和资源的机制，并通过培训课程/演示或分享如何建立 HB-HTA 机构的经验。

（13）我们与区域 HTA 机构合作。

（14）我们与国家 HTA 机构合作。

（15）我们与国际 HTA 机构合作。

（16）我们已经为我们的 HB-HTA 机构（医院内外）确定了潜在的关键合作伙伴。

（17）我们的 HB-HTA 机构以各种方式（不同项目联合工作，指导 HB-HTA 机构或委员会的发展，托管其他医院的工作人员）与联盟和合作伙伴进行互动。

（18）我们推进共享资源、专业知识和信息的网络。

第三部分　资源

（1）我们对 HB-HTA 机构工作人员的能力有明确的需求。

（2）我们根据 HB-HTA 需求制定了明确的招聘政策。

（3）我们为员工设计了职业发展计划和奖励制度。

职业发展计划旨在根据 HB-HTA 机构的需要开发工作人员的技能和能力。

（4）我们 HB-HTA 机构资金足以确保其运行。

（5）我们 HB-HTA 机构有寻求公共和私人额外资助的策略。

（6）我们 HB-HTA 机构有足够的空间、设备、材料和技术支持。

第四部分　影响

（1）我们测量/检查 HB-HTA 结果对医院层面决策过程的影响。

测量包括：①是否在最终决定中考虑了 HB-HTA 报告；②建议与决定之间的对应程度。

（2）我们根据评估过程中的积极建议执行决定。

可以通过定期审计或对不同结果的数据收集（临床、经济、组织……）来测量后续过程，这些结果用于特定技术服务，例如对未来的评估。

（3）我们测量/检查 HB-HTA 机构的财务结果或生产力。

财务结果可以通过例如机构评估的技术净现值来衡量。生产力可以通过例如由 HB-HTA 机构评估的卫生技术的数量以及 HB-HTA 报告准备期的长度等方面来测量。

（4）我们测量/检查客户满意度的水平。

主要客户是医院保健专业人员（临床医生，护士）或要求评估的医院管理者和医院决策者。

（5）我们测量/检查我们工作人员的满意度（例如通过使用工作满意度问卷）。

（6）我们根据客户的需要衡量/检查 HB-HTA 报告结果的及时交付。

（7）我们通过对工作价值和外部推广（例如在科学活动和专业活动方面）的感知来衡量/检查我们机构的外部影响。

外部影响可以通过例如关于 HB-HTA 讨论请求的频率和数量，特别是关于该机构的经验、对培训活动的要求、对我们网站的访问、同行出版物的数量等来衡量。

（8）我们测量/检查 HB-HTA 机构对医院整体绩效的贡献。

（9）我们测量/检查在医院中评估和采用的卫生技术的影响。

例如，可以通过在医院使用特定卫生技术一段时间之后，评估实施该技术的临床、经济、组织参数来测量其在医院中的影响。

（10）我们测量/检查 HB-HTA 活动对当地卫生保健系统的影响。

指导原则 1　HB-HTA 报告：范围、医院环境和信息需求

·HB-HTA 报告清晰阐明其目标和范围，反映医院环境，且考虑到医院决策者的信息需求。

工具 2　申请 HB-HTA 评估的官方（提交）表格

设计该工具的目的是什么？

这个工具的目的是协助提供概述性信息以促进对待评估卫生技术的理解，并为使待评估卫生技术获得优先权提供支持。

此工具提供官方申请表的样表，用于申请在医院进行 HTA，包括：①短的概述性表格（适用于所有类型的卫生技术）；②用于医疗器械、医疗设备和药品评估的特定、具体的表格。

该工具为谁而设？

工具面向 HB-HTA 部门和申请特定 HTA 的专业人员。

申请 HTA 的短表格（适用于所有类型的卫生技术）

HTA 申请表

申请人信息

姓名：

职称：

部门/医院科室：

邮箱地址（或者其他联系方式）：

此表格包括以下四部分：

☑ 技术的基本信息

☑ 预期的健康效益和健康风险

☑ 预期的费用

☑ 对医院效益的影响

> **注：**
> 请在下面解释申请卫生技术评估的原因，并附上支持性文件，或提供有相关说明性信息的链接。

评估的卫生技术的基本信息

☐ 待评估技术的类型，目的（临床指标）以及替代技术

☐ 此卫生技术是否已在特定医院或国家使用的证据

卫生技术预期的健康效益和潜在风险

☐ 与当前使用的技术相比，此卫生技术的优点（如有请提供）

☐ 卫生技术预期的健康效益，有效性和效果（从患者的视角）

☐ 卫生技术潜在的健康风险（如并发症和其他副作用）

卫生技术预期的费用

☐ 引入此技术后医院预期发生的费用的估计值（如新医疗器械的投资和实施的费用）

☐ 引入此技术医院预期发生的其他费用（如组织机构的变化和人员培训）

卫生技术对医院效益的影响

☐ 卫生技术对资源使用的预期影响（如治疗的患者数和住院时间）

☐ 实施卫生技术预期的时间框架

申请医疗器械或医疗设备评估的详细表格

HTA 申请表（医疗器械，医疗设备）

申请人信息

姓名：

职称：

部门/医院科室：

邮箱地址（或者其他联系方式）：

待评估技术的信息

请指明技术的类型（如起搏器和超声）和名称：

请指明技术的型号和制造商：

如有，请至少指明一个待评估技术的替代技术：

待评估技术的使用是否需要额外附件（如一次性的或非一次性的）？

☐是（请在下面具体列出需要的额外附件）

☐否

指明待评估技术是否属于：

☐创新（之前在医院从未使用过）

☐已在医院使用的卫生技术的第二代/下一代产品（改进的版本/型号）

☐完全替代*了已在医院使用的卫生技术（当前流行的技术已被淘汰，并不在医院使用）

☐部分替代*了已在医院使用的卫生技术（当前流行的技术已部分被淘汰，如基于同一指标，当前流行的技术程序的使用数量在下降，而待评估技术在被引入）

☐待评估卫生技术是当前使用的医疗器械或设备的必要补充（如附件）

请指明 HTA 的理论依据

> ***替代的比例**
> 使用申请评估的技术进行治疗的患者数量

请指明被待评估技术完全或部分取代的卫生技术（如卫生技术的类型，制造商，型号）

请指明待评估技术是否已在部门内进行测试

☐是（如是，请具体说明测试阶段的结果，如临床方面，安全性和组织机构方面的结果）

☐否

待评估技术临床/伦理/社会方面的信息

☐ 指明待评估技术的临床指征

☐ 具体说明已存在的卫生技术（如：通常的做法）和待评估技术的区别（如采用待评估技术的潜在效益）

☐ 如有，请提供支持引入待评估技术的最相关的科学证据

☐ 指明待评估技术在诊断、治疗、护理、康复、预防方面的预期效果/结果（如降低死亡率和患者的不良反应、降低平均住院时间）

☐ 如有，请指明待评估技术的潜在伦理学/心理学考量

☐ 具体说明引入待评估技术对患者的潜在影响（如生命质量/社会状况）

待评估技术的组织机构方面的信息

☐ 指明引入待评估技术对组织的潜在影响

    a）引入此卫生技术需要多少专业人员？（如增加/减少医生，护师的数量）

    b）是否需要为将使用此卫生技术的专业人员提供信息和（或）培训？（如有其他活动，请说明）

    c）是否需要改变工作环境？（如改变不同专业人员之间的关系，改变病人的流向）

提议的卫生技术是否可应用于当前的医院环境
☐ 是
☐ 否
（如否，请具体说明为整合此技术需要对医院环境做出的改变，如1）建筑的改变；2）技术设施的调整——通风系统，卫生改善，照明系统；3）信息系统的变更）

☐ 列出准备 HTA 申请所涉及的所有利益相关方（如临床医生和行政部门）

☐ 指出在其他医院或地区引入待评估技术的预期影响（如因治疗路径改变而带来的影响）

待评估技术经济方面信息

☐是否有启动成本，包括设备的购买/重新组装/培训等活动？（如有，请具体说明）

☐在未来一年引进此卫生技术预期的长期结果（如与引入新技术相关的成本）？（请具体说明）

☐待评估医疗器械或设备与当前在使用的医疗器械或设备相比，在预期治疗时间上的差异？（请具体到每个对象（如医生、护士）的工作分钟数差异，可以包括多个对象）

	当前使用技术	待评估技术
病人入院		
☐医生		
☐护士		
☐技术人员		
☐行政人员		
病史记录—因病入院		
☐医生		
☐护士		
☐技术人员		
☐行政人员		
实施治疗		
☐医生		
☐护士		
☐技术人员		
☐行政人员		
医疗检查报告		
☐医生		
☐护士		
☐技术人员		
☐行政人员		
总计		
☐医生		
☐护士		
☐技术人员		
☐行政人员		

HTA
申请表
（医疗
器械，
医疗
设备）

☐引入待评估技术，是否可能使医院每年对每个患者的治疗费用增加或减少？

    ☐是（如果是，请具体说明可能的额外费用或节省的费用）

    ☐否

☐是否可能估计出由于引入待评估技术而降低的住院时间？

    ☐是（如果是，请具体给出降低的住院时间，并说明原因）

    ☐否

☐是否能估计出由于引入待评估技术而节省的治疗流程时间？

    ☐是（如果是，请具体给出降低的流程时间，并说明原因）

    ☐否

引入卫生技术的经济方面的信息

（申请医疗设备或器械评估时，请选择并填写适用的表格）

医疗器械

  （小型或中型技术）——包括一系列的产品，如材料、仪器、装置或机器。可影响卫生服务的提供，单独或联合用于人群实现医疗目的（疾病的预防，诊断或治疗）。与医疗设备不同，医疗器械包括非可重复利用的物质，例如植入型器械、一次性用品。

  每年接受医疗器械治疗的患者数？

  治疗每例患者需要的医疗器械的数量？

  预计每年要使用的医疗器械的数量？

患者治疗的医院体系？

☐住院服务   ☐门诊服务

待评估的医疗器械的费用？

医疗器械的价格？（每个）	
附加配件的价格？（如果有） 一次性配件 非一次性配件	
预计的年均费用？（1 年内购买医疗器械和配件的总费用）	
被待评估医疗器械取代的医疗器械的价格？（如果有）	
被待评估医疗器械取代的医疗器械的年均费用？（如果有）	

请指出上述数据存在的不确定性：

HTA
申请表
（医疗
器械，
医疗
设备）

医疗设备

（大型技术）——医用设备指需要长期摊销并且需要列入资产清单的技术。用户可以单独运用医疗设备，也可以与相关配件、医用耗材或辅助设备联合使用。

待评估医疗设备每天使用的次数？

待评估医疗设备每周使用的天数？

待评估医疗设备每周使用的次数？

☐门诊服务：

☐住院服务：

待评估医疗设备的购买费用？

医疗设备的购买费用？	
附加配件的购买费用？（如果有）	
医疗设备总计的购买费用？	

请指出上述数据存在的不确定性：

其他信息

（如关于评估申请必要的备注说明）

附件

（请提供附件列表，如申请评估的技术的科学依据和技术数据列表等）

日期：_____   签名：_____

HTA
申请表
（医疗
器械，
医疗
设备）

医院引进药物申请表

申请人信息

姓名：

职称：

部门/医院科室：

邮箱地址（或者其他联系方式）：

申请在医院药物列表中引入一种药物

☐新的活性物质

☐新的临床指征

☐活性成分的新组合类型

☐新的给药途径

HTA 的理论依据（临床原因）

待评估药物的具体信息

商品名：

活性成分：

解剖学治疗学及化学的药物分类体系（ATC 分类）：

临床指征：

注册批准（如 EMA/FDA 的批准）：

配方	剂量	用药规则	报销类别	治疗周期

待评估药物的治疗概况

☐基于临床或治疗的视角，在药物市场上是否存在其他的类似药或等效药（如有，请具体说明）

☐基于临床或治疗的视角，在医院药品目录内是否存在其他的类似药或等效药（如有，请具体说明）

待评估药物的指征概况

☐临床上可供选择的药物

☐已在医院使用药物的替代物

当前可得治疗方法的局限性（请具体说明）

待评估药物的风险和效果概况 *（请具体说明）

＊请具体说明此药物的风险和效果情况，并与治疗的金标准和类似或等效药物的风险和效果相对照。提供风险和效果情况的相关参考数据或文献。

提供待评估药物和（或）类似或等效产品可得的使用指南（请具体说明）

将待评估药物纳入医院药品目录可能会产生的影响
（请具体说明对某方面的影响，如预期的益处，预计每年使用此药物治疗的人数）

日期：＿＿＿＿＿＿＿＿＿＿＿＿

签名：＿＿＿＿＿＿＿＿＿＿＿＿

工具 3　HB-HTA 报告范围案例（PICO、TICO 问卷）

设计该工具的目的是什么？

任何一种 HTA 都需要在评估伊始就清晰地界定范畴，且界定的范畴应与临床实践的终端用户和该技术的支付方相合。限定 HB-HTA 报告的范围是定义报告内容和阐述需要回答的关键问题的过程。这意味着需要明确定义将使用待评估的干预或技术的人群，以及要使用的对照指标和要评估的结果。

此工具将提供一个使用 PICO/TICO 问卷来定义 HB-HTA 报告范围的案例。

该工具为谁而设？

工具面向 HB-HTA 部门，临床实践中的终端用户和（或）经济管理者，用于定义评估的范围。

第一步：起草 HB-HTA 报告前要考虑的问题

为什么打算撰写 HB-HTA 报告？要决策的问题是什么？

☐ 待评估技术是新技术还是已经在医院检测或使用过的技术？

☐ 此技术是否会引起周边其他医院临床或预算方面的考虑？

报告的目标对象是谁？

☐ 仅包括医院管理者还是也包括临床医生？

☐ 是否会将此 HB-HTA 报告向外部利益相关方公开？

此报告需要什么时候完成？

☐ 是否规定了时间表？（请注意以下因素会影响时间表，如评估过程中文献查阅的工作量和/或咨询的专家数量）

评估过程需要咨询或参与的关键专家和利益相关方有哪些？

☐ 是否已定义出要参与到评估过程的可能的主要利益相关方？（如要求进行 HTA 的临床医生、护士等）

HB-HTA 报告的范围

放射性粒子植入是前列腺癌的一种放射疗法（也称近距离放射疗法）。粒子植入法适用于局部肿瘤患者，愈后较好。医生用超声波引导将放射性粒子（碘－125 或钯－103）植入到前列腺。植入粒子的数量和位置是据每个病人的情况通过计算生成的治疗方案决定的。通常会植入 40～100 个粒子。

与待评估技术相关的问题

（1）技术相关的健康问题是什么？

（2）此健康问题当前的标准治疗方法是什么？

（3）使用此技术预期的健康效益有哪些？

（4）使用此技术可能的风险有哪些？

（5）治疗此健康问题的相关费用有多少？

（6）实施此技术的预算影响是什么？

（7）实施此技术需要做出的机构改变有哪些？

（8）与实施此技术相关的战略思考有哪些（如提高医院的整体形象和名声）？

第二步　为 HTA 过程制定 PICO/TICO 问卷

PICO 问卷示例（用于评估有效性／预算影响／机构改变）

P：人群（必要因素）	患有前列腺癌的男性
I：干预（具体的干预或类别）	·近距离放射治疗术
C：对照（与"无治疗方法"或"标准治疗方法"相比）	·手术
O：结果（病人相关的结果）（医院相关的结果）	·生存的改善（病人相关的结果） ·机构改变和需要的培训，总费用和预期的收入（医院相关的结果）

PICO
问卷
示例

TICO 问卷示例

T：技术

技术：待评估技术是什么？

请给出技术的名称，并描述技术的类型、类别、剂量、使用频率、使用时间、持续时间和使用条件。如果涉及，请具体说明此技术是否与当前医院的电子系统相兼容。

I：指征

目标疾病：针对何种症状或疾病？

请描述针对的疾病或症状。

目标人群：关注的人群或群体是什么？谁应该接受此种治疗或服务？

请对目标人群的以下方面进行描述，如年龄、性别、教育、种族、风险度等。请说明每年的患者数。

预期目的：使用此技术的目的是什么？

请描述说明此技术是否用于以下方面，包括目标疾病的预防或筛查，诊断，治疗，治疗方法的选择，预后评估，监测，康复或其他目的。

C：对照

替代技术或指征：此技术或干预的替代方法有哪些？要用作对照的替代方法是什么？如医院通常的做法（可用的技术）、常规疗法（金标准）、无或安慰剂、其他人群、剂量或使

TICO
问卷
示例

用模式等。

请描述所有可能的替代技术，并重点介绍在评估中用作对照的替代技术或干预。请具体说明用作对照的替代技术或指征的名称。

O：结果

相关的可测量的结果：相关的测量终点或结果有哪些？如死亡率、发病率、副作用、生命质量、成本效果、住院时间、（再）入院人数、ICER、预算影响、正确诊断的均次费用等。

请描述此技术所有相关的重要的结果，并重点介绍在此评估中使用的结果。

工具4 AdHopHTA mini-HTA 模板

设计该工具的目的是什么？

AdHopHTA mini-HTA 模板旨在为 HB-HTA 提供指导。此工具是对 DACEHTA 构建的简化 HTA 的进一步发展，同时整合了 AdHopHTA 项目中医院决策者信息需求的有关研究内容。

该工具为谁而设？

工具面向 HB-HTA 部门（或其他进行 HB-HTA 的机构），为准备高质量的 HB-HTA报告提供指导。

AdHopHTA mini-HTA 模板

问题1 概况

1. 效果概述

请简单描述进行此技术评估的原因（理论基础），以及技术的效果和安全性（主要结果），并与对照物进行比较。

问题2－7 基本信息

2. 提出此技术的人是谁？

请具体说明提议引进和实施技术的人是谁（产业界、公司、医院、科室、个人）。

3. HB-HTA 报告的作者是谁？

请给出 HB-HTA 报告的作者名字以及联系方式（医院、科室、邮箱地址、电话、日期等）。

4. 此项目还涉及哪些合作者或利益相关方？

一般来说，针对研究方案与当地药物和设备委员会、涉及的医院其他科室或相关合作论坛等合作者或利益相关方进行讨论是有益处的。如果针对研究方案进行了讨论，请具体说明与谁进行了讨论，达成了怎样的共识。［见工具 12］

5. 是否存在潜在的利益冲突？

请说明对 HB-HTA 报告作者、其他参与者和涉及的利益相关方是否存在潜在利益冲突。［见工具 13］

6. HB-HTA 报告是否已（内部或外部）审阅过？

请说明 HB-HTA 报告是否已审阅过。如果已审阅，审阅者是内部人员还是外部人员？内部审阅可以是医院内部 HTA 专家或卫生领域专家等的审阅。外部审阅可以是医院外的参与者的审阅，如其他医院或地区的卫生领域专家，或者产业界的代表。

7. 定义 HB-HTA 报告的目标和范围（TICO）

请用 TICO 缩写简略定义 HB-HTA 报告的目标和范围（技术、指征、对照和结果）。［见工具 3］

AdHop
HTA
mini-
HTA
模板

	问题及说明
T（技术）	技术 待评估技术是什么？ 请给出技术的名称，并描述技术的类型、类别、剂量、使用频率、使用时间、持续时间和使用条件。如果涉及，请具体说明此技术是否与当前医院的电子系统相兼容。
I（指征）	目标疾病 针对何种症状或疾病？ 请描述针对的疾病或症状。 目标人群 关注的人群或群体是什么？谁应该接受此种治疗或服务？ 请对目标人群的以下方面进行描述，如年龄、性别、教育、种族、风险度等。请说明每年的患者数。 预期目的 使用此技术的目的是什么？ 请描述说明此技术的是否用于以下方面，包括目标疾病的预防或筛查、诊断、治疗、治疗方法的选择、预后评估、监测、康复或其他目的。

续表

	问题及说明
C（比较）	替代技术或指征 此技术或干预的替代方法有哪些？要用作比较的替代方法是什么？如医院通常的做法（可用的技术）、常规疗法（金标准）、安慰剂、其他人群、剂量或使用模式等。 请描述所有可能的替代技术，并重点介绍在评估中用作对照的替代技术或干预。请具体说明用作比较的替代技术或指征的名称。
O（结果）	相关的可测量的结果 相关的测量结果有哪些？如死亡率、发病率、副作用、生命质量、成本效果、住院时间、（再）入院人数、ICER、预算影响、正确诊断的例均费用等。 请描述此技术所有相关的重要的结果，并重点介绍在此评估中使用的结果。

AdHop
HTA
mini-
HTA
模板

问题 8 – 12　方法和报告方面概况

8. （医院或其他人）是否对相关文献进行了综述？

一个 mini-HTA 在更大程度上是基于文献信息的。如果已对相关文献或 HTA 报告进行了综述和评估，请提供此检索、审阅和评估的具体信息（如检索日期、检索关键词、数据库、筛选标准、纳入文献数、流程图等）。[见工具 8]

9. HB-HTA 报告是否含有附加材料或数据？

如果含有附加材料或数据，请具体描述数据或材料的来源和获得的过程。附加材料和数据可以是当地的注册数据、活动数据、访谈资料、来自生产商的数据、未发表的数据等。

10. 纳入到信息/数据/研究的质量如何？

请具体说明纳入的研究的类型，对纳入的信息或数据的质量进行评估，例如使用内部或外部有效性评估列表对纳入的文献进行评估（如偏倚，样本大小，复制性等可能存在的问题）。[见工具 8]

请使用相关的证据等级工具对证据划分等级。[见工具 8]

11. 参考目录

请列出重要的参考文献或材料。

12. 是否有在进行的影响提案或技术的研究？

请具体说明在进行的影响提案或技术的研究。[见工具 8]

问题 13 – 23　结果

以下在论述不同方面的评估结果时，请将结果与相应的对照物类似的结果或效果相比较。

13. 临床效果：提案或技术的临床效果是什么？

请具体说明提案或技术的临床效果，如病人健康方面的效果（如死亡率、发病率、残疾、健康相关的生命质量、疼痛），对住院时间和入院情况的影响等。临床效果应尽可能地定量化描述（如应答率、平均每位患者增加的生命年、增加的 QALY 值），可通过至少一个相对测量（RR、OR、RRR）和一个绝对测量（ARR，NNT/NNH）来定量化。如果临床效果是通过中间指标（如 SBP、DBP 的变化）来描述了，请说明这些中间指标与最终的终端指标之间的关系。

14. 患者的安全性：提案或技术是否存在潜在的不良反应？

请具体说明提案或技术可能存在的不良反应，说明副作用的时间、严重性和发生的频率等。需要将技术的风险、副作用和其他不良反应与其收益相比较。将这些劣势与当前使用的技术或可能的替代技术的相关情况进行比较。

15. 经济方面：医院每年需额外花费或可节省多少成本？

请具体说明如引进该技术，医院每年需额外花费或节省的直接成本有多少。请描述涉及的成本的类型，包括启动成本（如安装、改造、培训或教育等）和运行成本（如员工工资，器械的维护费用等）。应该对成本定量化描述。医院其他科室的额外费用或节省的成本也应该考虑在内。

16. 经济方面：提案或技术对医院每年收益的影响是什么？

请具体说明每年医院的收益是多少。可以基于患者数、出院患者数、门诊患者数、住院床日、DRG 权重等估算医院收益。请定量地描述医院的收益。对医院其他科室收益的影响也应包括在内。

这个问题的相关性取决于医院具体的财政方案。

17. 经济方面：预计其他医院或部门需要的额外花费或可节省的成本有多少？

请说明提案或技术是否会给医院其他部门或患者带来额外的花费或节省费用。请定量说明费用。

18. 经济方面：（医院或其他主体）是否对此技术进行过基于社会视角的经济评估？

请说明是否对此技术进行过基于社会视角的经济评估（如成本效果分析，成本效用分析等）。如果进行过，谁进行的评估？评估的结果如何？应定量展示技术的经济影响。

19. 机构方面：对医院本科室机构方面有什么影响？

请说明由于引入此技术而对医院内部组织机构方面产生的影响。如对物理空间的影响，对工作量和劳动强度的影响，对员工的信息、教育、培训、工作环境和工作组织的影响，对工作时间的影响等，据此判断技术什么时候可以在医院实施或引进。

AdHop
HTA
mini-
HTA
模板

20. 机构方面：在组织层面，对医院其他科室或部门的影响是什么？

请说明由于引入此技术而给医院本科室以外的组织机构带来的影响。一个提案或技术的引入经常也同时给医院的其他科室或卫生服务部分带来影响。如果有影响，请具体说明预期将如何影响其他科室或部门，如合作模式的改变、工作量的差异、转诊标准的改变等。

21. 患者的视角：技术给患者带来感受或影响如何？

请描述技术给患者带来的感受和影响，如满意度、依从性和授权情况等。这些信息可以从科学文献中发现或者通过对相关病人的采访收集到。

22. 战略方面：引入此技术是否会带来战略上的影响？

请说明此技术战略上的影响，如与研究性战略、医院的价值观、本国或本地区的卫生服务战略之间的关系，对技术涉及的医院的声誉和竞争的影响等。与当前在使用的技术相比，此技术是否可以认为是一种创新？如果是，请说明原因。

23. 其他方面可能的重要结果：是否有其他方面的重要结果需要考虑？

请说明提案或技术其他方面的影响，如伦理学影响（可及性、公平性等），社会学影响（家庭动态、职业状态、早日回归工作等），法律上的影响（如 FDA 批准、CE 标示等）等。应该将这些考量与日常实践和其他可能的替代技术相比较。

问题 24 – 28　讨论、结论和建议

24. 关于不确定性的讨论

请对以上问题答案中的不确定性进行描述和探讨。使用的方法是否存在一定的局限性？不同类型的证据来源是否存在偏倚？纳入的临床研究针对的对象是否和现实临床实践中的对象类似（可转移性）？结果是否有相同的指向？可以通过敏感分析说明不确定性的影响。

25. 此提案或技术是否已在本国或国际上的其他医院实施？

请说明此提案或技术是否正在或计划在其他地方实施。取决于技术的特点，或许有必要解释为什么增加技术的分散性是必要的。[见工具 10]

26. 是否已有其他国内或国际的相关机构或组织推荐过此提案或技术？（如国家卫生委员会、相关的医学组织或团体、EMA、AMA、NICE 等）

如果有，请说明推荐的组织。请介绍存在的推荐或建议。[见工具 24]

27. 基于对提案或技术的评估，有何建议？

基于对提案或技术的评估，请提出建议。新技术是否应在本医院引入？[见工具 7]

28. 对未来的行动是否有什么建议？

请说明对未来行动的建议，如有关提案或技术的效果的新增科学研究。其他的研究项目、保证质量的举措、技术的效果和安全的监测、一段时间后对文献综述的更新等。

指导原则 1 中的潜在问题及解决方案

◎**潜在问题**：报告的目标和范围不清楚或者有争议。

□**解决方案**：定义 TICO（技术、指征、对照、结果）问题，有具体的纳入和排除标准。确保每个人都理解和同意将要评估的内容。针对 HB-HTA 过程与利益相关方制定正式的合同，包括具体的时间计划以及未能按计划完成如何处理的说明。非正式协议也可以，但是要确保参与的所有团队都理解评估的过程，理解人员之间的承诺不能兑现时可能会发生的情况。

◎**潜在问题**：新的卫生技术定义不清。干预措施适应病人的不同需求，因此干预措施的内容会因病人而异。

□**解决方案**：首先汇总整理项目利益相关方的期望。清楚定义纳入和排除标准，在 TICO（技术、指征、对照、结果）问题被清楚定义和获得利益相关方的一致同意之前，不要开始评估。

◎**潜在问题**：确定待评估技术的对照很困难，例如医疗器械就没有替代物。

□**解决方案**：与申请人的临床医生进行讨论确定最接近的对照。记住"无治疗"也是一种对照。

◎**潜在问题**：新技术与对照差异较大，无法进行直接比较（例如前列腺癌根治术与放射性粒子植入疗法）。

□**解决方案**：使用成本效益分析以提高效果的可比性。寻找可以同时应用于新技术和对照技术的天然有效的方法。

◎**潜在问题**：无法在医院获得实施评估的必要信息。

□**解决方案**：大部分医院没有可用于评估的合适的临床数据库。发表在文献上的信息可能很有用，尤其是来自有类似特点的卫生服务环境的信息。经济学数据也很难获得，尤其在考虑微成本时。在这种情况下，可以使用财政部门提供的累计成本或者近似成本。本国的类似的其他医院的成本数据也有帮助（例如卫生部提供的类似医院的 DRG 数据）。

◎**潜在问题**：邻近的医院也有引入此新技术的计划，这会导致活动的重叠交叉。

□**解决方案**：联系其他医院（或者当地的卫生系统），探索是否可以实施联合评估，并共享此新技术。

指导原则 2　HB-HTA 报告：方法、工具和可复制性

·运用良好的实践方法和适宜的工具系统完成 HB-HTA 报告，并且适用于其他医院（可复制性）。

注：工具 4 同样遵从此原则。

工具 5　HB-HTA 报告范例

设计该工具的目的是什么？

HB-HTA 报告均应该采用这种方式完成，以方便其他医院使用。报告应该基于所处的背景，并且遵从最佳的方法学指南，以便于其他医院采用报告中的信息。

此工具提供了不同的 HB-HTA 报告范例。

该工具为谁而设？

此工具是为了使 HB-HTA 部门确保产出的报告具有可复制性，并且在撰写报告时能同时兼顾报告的范围、质量和时效性。

HB-HTA 报告范例

HB-HTA 报告范例模板

1. 低强度激光治疗（LLLT）用于癌症患者化疗后口腔粘膜炎的治疗
   ·mini-HTA 报告
   http：//www. adhophta. eu/toolkit/assets/tools/AdHopHTA_ toolkit_ tool5_ a_ document. pdf
   ·同行评审意见及作者的反馈
   http：//www. adhophta. eu/toolkit/assets/tools/AdHopHTA_ toolkit_ tool5_ b_ document. pdf
   ·申请人的公正性和签名文档
   http：//www. adhophta. eu/toolkit/assets/tools/AdHopHTA_ toolkit_ tool5_ c_ document. pdf

2. 骨髓库设置评估
   ·HTA 报告
   http：//www. adhophta. eu/toolkit/assets/tools/AdHopHTA_ toolkit_ tool5_ d_ document. pdf

3. OSNA 用于发现乳腺癌前哨淋巴结和非前哨淋巴结的转移
   ·mini-HTA 报告
   http：//www. adhophta. eu/toolkit/assets/tools/AdHopHTA_ toolkit_ tool5_ e_ document. pdf

4. 热成形术用于重症哮喘的治疗
   ·mini-HTA 报告
   http：//www. adhophta. eu/toolkit/assets/tools/AdHopHTA_ toolkit_ tool5_ f_ document. pdf

> 注：可由链接访问
> http://www.adhophta.eu/toolkit
> 查找 HB-HTA 全文报告。

mini-HTA——挪威医院的新技术评估

背景

1. 标题

低强度激光治疗仪（Low Level Laser Treatment，LLLT）治疗恶性肿瘤化疗后患者的口腔粘膜炎

2. 联系信息：×××××××××

日期：2014.10.04

医院：×××××××××

3. 技术评估的目的：

引进新技术

4. 涉及哪些评估指标？

有效性，安全性，经济性

5. 评估的是何种卫生技术？

医疗设备

6. 待评估技术的简单描述：

低强度激光治疗仪（Low Level Laser Treatment，LLLT）是一种电池驱动的掌上型激光仪，用于治疗口腔病变和粘膜炎。由医生开医嘱，但是可以由病房中有资质的护士操作。激光直接打在口腔病变部位30~60秒，1天2次（早上和晚上），直至病变愈合。

7. 待评估技术的使用指征：

接受加强化疗的患者，尤其是使用大剂量氨甲喋呤和采用自体干细胞支持的大剂量化疗（HMAS）的患者，以及其他有口腔粘膜炎的患者。显然，只要患者是由于化疗导致的口腔粘膜炎对使用 LLLT 治疗并无限制。此外，我们医院还有许多患者是使用 BLOCK G-MALL 方案治疗后的口腔病变患者。

8. 采用新技术可使目前的临床常规治疗得到什么改善？请描述目前的常规治疗。

与以前相比，采用新技术将会使患者的口腔病变和口腔粘膜炎更快好转，更好地缓解疼痛。因此可减少这些患者阿片类药物的使用，从而减少顽固性便秘和恶心，并且改善患者的营养情况。

如果口腔粘膜炎得到更有效的治疗，患者将更有可能依从于治疗计划的化疗强度。这与提高生存率相关。

目前的临床常规有较大差异，包括不同种类的漱口水：Andolex，CalsiumFolinate，Mucostatin，Caphosol，Dusseldorfer 混合液以及 0.9% 氯化钠液。

此外，如吗啡注射剂或吗啡片剂一类的阿片类药物也可用于缓解与口腔病变或口腔粘膜炎相关的疼痛。

9. 待评估技术的使用情况如何（在挪威以及其他国家）？如果该技术是一种医疗设备，它是否有 CE 标志？

据我们所知，该技术尚未在挪威使用。但是，已在其他国家使用，所有可获得的证据皆来自其他国家。该设备具有 CE 标志。

10. 该新技术是否得到临床指南或临床实践指南的推荐？

2007 年，MASCC-ISOO 循证指南曾颁布一个指南，推荐在骨髓移植患者和 HMAS 患者中采用 LLLT 治疗口腔粘膜炎（Keefe DM et al 2007，Bensadoun & Nair 2012）。

证据

11. 关于目前 mini-HTA 的 PICO。

P：肿瘤患者化疗后有口腔粘膜炎者

I：低强度激光治疗（LLLT）

C：口腔粘膜炎的其他治疗

O：口腔粘膜炎疼痛缓解和持续的时间

12. 文献检索系统综述。

在以下数据库中进行文献检索：

· MedNytt（挪威水平扫描数据库）

· Clinical Evidence（临床证据）

· Cochrane 图书馆（Cochrane 综述，其他综述，技术评估）

使用哪些检索词？

· MedNytt：Mucositis（口腔粘膜炎），stomatitis（口腔炎）

· Clinical Evidence：Mucositis，stomatitis

· Cochrane 图书馆：

#1 主题词：[Mucositis] 包含全部树

#2 主题词：[stomatitis] 包含全部树

#3 主题词：[Candidiasis，Oral] 包含全部树

#4 主题词：[Mouth Mucosa] 包含全部树

#5 mucositides or mucositis or stomatitis or stomatitides orthrush：标题，摘要，关键词

#6（oral * or mouth）near（cand * or fung *）：标题，摘要，关键词

#7 #1 or #2 or #3 or #4 or #5 or #6

#8 主题词：[Laser Therapy，Low-Level] 包含全部树

#9 lllt or laser *：标题，摘要，关键词

#10 #8 or #9

#11 #7 and #10

检索日期：2012 - 11 - 06

检出文献数量：

- MedNytt：无

- Clinical Evidence：无

- Cochrane 图书馆：Cochrane 综述 2，其他综述 1，试验 44

与该新技术有关的系统综述：

- Bjordal JM，Bensadoun RJ，Tune'r J，et. al：A systematic review with meta-analysis of theeffect of low-level laser therapy（LLLT）in cancer therapy-induced oral mucositis. SupportCare Cancer，2011，19：1069—1077 Embase.

- Clarkson JE，Wortington HV，Furness S，et. al：Interventions for treating oral mucositis forpatients with cancer receiving treatment. Cochrane database，2010.

- Wortington HV，Clarkson JE，Bryan G，et al：Interventions for preventing oral mucositis forpatients with cancer receiving treatment. Cochrane database，2011.

13. 文献检索主要研究。

在以下数据库中进行文献检索：

- PubMed

- EMBASE

- MacMaster Plus

检索词及其组合：

PubMed/Medline

（1）Mucositis/

（2）Stomatitis/

（3）Candidiasis，Oral/

（4）Mouth Mucosa/

（5）（mucositides or mucositis or stomatitis or stomatitides or thrush）. tw.

（6）（oral* or mouth）adj3（cand* or fung*）. tw.

（7）1 or 2 or 3 or 4 or 5 or 6

（8）Laser Therapy，Low-Level/

（9）lllt. tw.

（10）（laser* and（low adj3（power or level or energy or intensity）））. tw.

（11）laser* adj3（phototherapy or biostimulation）. tw.

（12）8 or 9 or 10 or 11

（13）7 and 12（122）

（14）limit 13 to（danish or english or norwegian or swedish）（101）

（15）limit 14 to yr = " 2010 – Current"（43）

Embase

（1）＊stomatitis/

（2）＊thrush/

（3）＊mouth mucosa/

（4）（mucositides or mucositis or stomatitis or stomatitides or thrush）. ti.

（5）（oral ＊ or mouth）adj3（cand ＊ or fung ＊）. ti.

（6）mucosa inflammation/

（7）1 or 2 or 3 or 4 or 5 or 6

（8）＊low level laser therapy/

（9）lllt. tw.

（10）laser adj3（phototherapy or biostimulation）. ti.

（11）laser ＊ and（low adj3（power or level or energy or intensity））. ti.

（12）8 or 9 or 10 or 11

（13）7 and 12（94）

（14）limit 13 to（danish or enlgish or nov wegian or swedish）and yr = " 2010 –
curent"（31）

McMaster

Low lever laser therapy，lllt

检索日期：2012 – 11 – 06

检索出的文献数量：

· Medline：43

· Embase：31

· Mcmaster：无

与该新技术相关的主要研究：

Bensadoun RJ，Nair RG：*Efficacy of low-level laser therapy（LLLT）in oral mucosis：what havewe learned from randomized studies and meta-analyses*？Embase 2012.

Roma a. Pinto N. Carvalho G. Pereira M. Chavantes MC：*Clinical study applying low levellaser therapy，by comparing preventive and curative treatment，of oral mucositis inpatients undergoing to radiotherapy and chemotherapy*. Embase 2012.

Antunes HS，et al：*Phase III trial of low-level laser therapy to prevent induced oralmucositis in head and neck cancer patients submitted to concurrent chemoradiation.*

De Lima AG，et al：*Efficacy of low-level laser therapy and aluminium hydroxide in patientswith chemotherapy and radiotherapy-induced oral mucositis.*

De Lima AG，et al：*Oral mucositis prevention by low-level laser therapy in head-and-neckcancer patients undergoing concurrent chemoradiotherapy：A phase III randomized study.*

　　Cauwels RG，Martens LC：*Low level laser therapy in oral mucositis：a pilot study. Silva GB，Mendonca EF，Bariani C，Antunes HS，Silva MA：The prevention of induced oralmucositis with low-level laser therapy in bone marrow transplantation patients：Arandomized clinical trial.*

　　Carvalho PAG，Jaguar GC，Pellizzon AC，Prado JD，Lopes RN，Alves FA：*Evaluation of lowlevel laser therapy in the prevention and treatment of radiation-induced mucositis：Adouble-blind randomized study in head and neck cancer patients.*

　　Zanin T，et al：*Use of 660 − nm diode laser in the prevention and treatment of human oralmucositis induced by radiotherapy and chemotherapy.*

　　Gautam AP，Fernandes DJ，Vidyasagar MS，Malya GA：*Low level helium neon laser therapyfor chemoradiotherapy induced oral mucositis in oral cancer patients-a randomized controlled trial.*

　　Gautam AP，Fernandes DJ，Vidyasagar MS，Malya AG，Vadhiraja BM：*Low level lasertherapy for concurrent chemoradiotherapy induced oral mucositis in head and neckcancer patients-A triple blinded randomised controlled trial.*

　　Oton-Leite AF，Correa de Castro AC，Morais MO，Pinezi JC，Leles CR，Mendonca EF：*Effect of intraoral low-level laser therapy on quality of life of patients with head and neck cancerundergoing radiotherapy.*

　　Bensadoun RJ，Nair RG：*Low-level laser therapy in the prevention and treatment of cancer therapy-induced mucositis：2012 state of the art based on literature review andmeta-analysis.*

有效性和安全性

14. 系统综述中患者的安全性和有效性如何？

参考文献 1	Bjordal JM，Bensadoun RJ，Tune'r J，et. al：Asystematic review with meta-analysis of the effect of low-level laser therapy（LLLT）in cancertherapy-induced oral mucositis. Support Care Cancer，2011，19：1069—1077
干预方法	低强度激光治疗
对照	安慰剂
综述中纳入的研究数量和患者数	1997 ~ 2009 年间进行的 11 个 RCT 研究。共 415 位患者被纳入研究。

所纳入研究的设计	RCT 研究，对照组采用安慰剂治疗
采用可信区间/P 值来评估最重要的结果，包括副作用和并发症。	6 个使用 LLLT 的研究是将其作为预防口腔炎的干预方法，结果均显示降低了口腔炎发生的风险（p = 0.03）。5 个研究在发生口腔炎后使用 LLLT 治疗，降低了口腔炎的持续时间（中位数 4.38 天，p = 0.00001）。11 个试验均未发现 LLLT 的副作用或并发症。

参考文献 2	Clarkson JE，Wortington HV，Furness S，et. al：Interventions for treating oral mucositis for patients with cancer receiving treatment. Cochrane database，2010
干预方法	低强度激光治疗
对照	安慰剂
纳入的研究数量和患者数	32 个研究，共 1505 名患者
所纳入研究的设计	RCT 研究
采用可信区间/P 值来评估最重要的结果，包括副作用和并发症。	最终结果显示 LLLT 可以减少口腔炎发生 RR5. 28（95% CI 2. 30—12. 31），但证据是有限的，它们来自许多小型研究。

参考文献 3	Wortington HV，Clarkson JE，Bryan G，et al：Interventions for preventing oral mucositis forpatients with cancer receivingtreatment. Cochrane database，2011
干预	各种干预方法，其中含有 LLLT
对照	其他治疗、安慰剂或不治疗
纳入的研究数量和患者数	131 个研究，共 10514 名患者
所纳入研究的设计	RCT 研究
采用可信区间/P 值来评估最重要的结果，包括副作用和并发症。	10 个干预显示了对于预防口腔炎或减低口腔炎的严重程度具有统计意义的效果，在这些有效干预中使用了 LLLT。

mini-HTA

——挪威医院的新技术评估

这些研究是否适合回答该评估技术有效性的问题？请对研究的设计、优缺点进行评估。

我们的结论主要基于已确定的系统综述。此外，我们对最新系统综述发表后出版的原始研究文献也进行了评估，以进一步查证那些无法确定的相互矛盾的发现。

不同系统综述中的结论一致吗？

有效性：一致。

安全性：一致。

评论：系统综述显示 LLLT 具有治疗的有效性。没有研究显示 LLLT 有负面效果，即安慰剂组中未发生的副作用和并发症也未出现于 LLLT 干预组中。

这些研究中所纳入的患者是否能够代表该项新技术将要应用的患者群体？

是的。

还有其他已知的与该项新技术相关的副作用和并发症吗？

没有已被确认的副作用和并发症。

关于干预效果的主要结论是什么？

证据表明 LLLT 可以预防放疗和化疗后引起的口腔粘膜炎。此外，LLLT 明显减低了放疗和化疗后引起的口腔炎的疼痛，降低了口腔炎症状的严重性和持续时间。

关于干预安全性的主要结论是什么？

未见有研究显示 LLLT 存在负面效果，安慰剂组中没有发生的副作用和并发症也未出现在 LLLT 干预组中。

15. 你期望患者的生活质量和机能状态在干预后受到怎样的影响？

由于被评估的技术将会使患者摆脱口腔损伤和口腔粘膜炎，因此该项技术将会改善临床实践，此外它还会改善疼痛治疗效果。

该项技术将减少阿片类药物的使用，因而减轻患者的顽固性便秘和恶心，并改善患者的营养状况。

如果口腔炎得到更加有效的治疗，患者将更有可能依从于高强度的化疗计划。这与生存率的改善相关。

伦理方面

16. 该项新技术对目前已有的标准、价值观或原则有挑战吗？如果有的话，是在哪些方面？

没有。

组织方面

17. 引进该项新技术是否意味着需要提高工作技能、加强培训或增加一些与人员和工作时间安排等相关的措施？

是的。

评论：为了安全使用这种新的医疗设备，相关人员必须接受培训并通过考核。最适合的方法是培训几个"使用能手"，由他们将技术传播给其他人员。

18. 引进该项新技术是否需要对物理环境进行改造？

该项新技术将在现有病房中使用，不需要对环境进行改造。

19. 医院中的其他病房或服务功能是否会受到引进该项卫生技术的影响？

不会。

20. 引进该项技术是否会影响本医院与同一卫生保健区域内其他医院或卫生保健区域外医院间的患者流动？

不会。

21. 引进该项技术是否会影响本医院与初级保健机构的协作？

不会。

成本分析

22. 该项新技术以前进行过卫生经济学评价吗？请在 NHS 经济学评估数据库中进行检索。

没有。

23 - 27. 在该项新技术上的投入：

DioBeam 830 Kit：33226 挪威克朗（授权 2 年）

附配眼镜：906 挪威克朗

总计：34312 挪威克朗

新技术使用的培训是一次性投资（没有以挪威克朗评估），其后将被平摊在日常使用中。

阿片类药物的使用和肠道外营养的使用可能减少（没有以挪威克朗评估）

给予 LLLT 治疗的患者其住院时间以中位数估计可能减少 4.38 天（Bjordal 2011）

评论：评估引入 LLLT 技术后医院可以节约多少费用并非易事。口腔黏膜炎患者得到 LLLT 治疗后有可能缩短住院时间，减少对阿片类药物和肠外营养的需求。在我们医院，1 天的住院费用是 3500 挪威克朗，化疗的癌症患者住院费用可能更高。因为病房中的费用大部分是固定的，引进 LLLT 不一定意味着可以减少住院费用。

多少患者有可能得到该项新技术治疗？

2012 年，38 位患者使用了 HMAS，他们从 BEAM 开始到出院总计住院天数为 900 天。

其中，肉瘤患者采用新技术治疗 473 次，淋巴瘤患者采用新技术治疗 1835 次。

这些数字仅来自 1 个病房的统计。LLLT 可能也用于其他病房中口腔黏膜炎患者。只要是化疗后的口腔黏膜炎患者，使用 LLLT 并无已知的局限性。

28. 作为新治疗方法的结果，患者有望能够早日回去工作吗？

不能。

29. 你预期其他医院使用该项新技术治疗后会出现成本增高或降低吗？

不会。

总结和结论

30. 新技术的疗效是否将与现有治疗相同或者优于现有治疗？

是的。

31. 你认为该技术的安全性（副作用和合并症）是否已得到充分的评估？

是的。

评论：食品和药品管理局（FDA）将激光分为 5 类或 5 级。这种分类是基于激光损伤眼睛的可能性。1 级激光用于电视机遥控器或 CD 播放器，不会损伤眼睛。2 级激光是治疗仪器，它损伤眼睛的可能性非常小。3A 级激光尽管有较小的损伤眼睛的可能性，但仍被认为安全。3B 级激光被认为安全，但是具有损伤眼睛的可能性。4 级激光强于其他几类，具有明确的损伤眼睛的可能性。用于治疗口腔黏膜炎的 LLLT 属于 3B 级/4 级。

不管是患者还是医务人员，在实施激光治疗时必须佩戴保护性眼镜用以过滤有害的红外线，对此信息的知晓非常重要。为了确保所有患者和参加 LLLT 治疗的医务人员正确使用护目镜，高质量的临床实践指南和教育至关重要。

LLLT 的禁忌症极少，它是一项安全的治疗。FDA 建议 LLLT 不应该用于光敏感性患者。

32. 该项新技术是否会作为临床常规治疗中的固定项目或者只是应用于临床研究？

该项新技术将考虑成为固定的治疗项目。

评论：该项技术已在许多欧洲国家中应用于有口腔黏膜炎症状的患者（但是未在挪威应用）。

33. 这项新技术应该被你的医院引进吗？

是的。

评论：在引进 LLLT 前，必须制定临床应用指南并且对所有参与治疗人员进行培训。

34. 你的医院引进该项新技术后如何对其使用进行监测？

我们希望先在 1 个病房引进该技术，在临床实践和病人使用的基础上进行评估，以确定 LLLT 是否可以用于其他病房相同的患者群体。

工具 6　提交高质量 HB-HTA 报告的 AdHopHTA 清单

设计该工具的目的是什么？

HB-HTA 报告必须包含对被评估技术作出决策的相关信息，并且以适合的方法和评估工具撰写评估报告。评估工具应该为医院决策者们（医疗保健专业人员和管理者）提供充足的信息，以确保得到可靠的结果。

清单是一个基于医院的评估工具，为使用 HB-HTA 的决策者们提供最需要的信息。清单旨在指导以下评估：①HB-HTA 完成情况；②HB-HTA 报告质量。

该工具为谁而设？

该工具是为 HB-HTA 部门以及其他向医院传递 HB-HTA 报告的机构所用。

高质量 HB-HTA 报告的 AdHopHTA 清单

1. 基本信息

（1）是否确认 HB-HTA 的作者已留下详细联系方式以便能提供更多的信息，包括作者姓名以及期望使用该技术的医院？

（2）是否已声明可能的利益冲突？

（3）该报告是否申明已被审核？（内部审核或外部审核）

（4）是否已提交评估报告的简要概述？

（5）是否已清晰确定 PICO 要素（人群，干预，对照和结果）？

2. 方法和报告撰写

（6）是否进行了相关的文献综述？（由该医院或其他单位进行）

（7）如果已作文献综述，检索和综述的详细内容是否已提交（比如，检索时间、检索关键词、检索数据库、文献选择标准、流程图等）？

（8）如果含有附加的材料或数据，是否已提供相关的资源信息以及选择程序？

（9）是否对报告中纳入的信息或数据的质量进行了说明？

（10）是否对报告中纳入的信息或数据的证据等级进行描述？

（11）评估结果是否以最佳文本结构提交？

（12）是否包含了参考文献目录？

3. 结果领域

临床

（13）该技术临床结果的有效性是否已说明并量化？

安全性

（14）是否描述了可能出现的不良反应（比如不良反应的时间、严重性和频度）？

经济性

（15）经济学评估的视角是否明确（比如，社会视角、医院视角）？

（16）是否对不同类型的成本进行了说明？

（17）成本是否量化？

（18）是否说明对医院补偿的影响（比如，以预算影响分析的形式（BIA））？

组织机构

（19）对医院部门内部的影响是否已说明（如，对部门物理空间的影响、工作量和需要的工作人员、对工作人员的资格要求等)？

（20）对医院部门外的影响是否已说明？

患者

（21）是否对患者使用该技术的体验和使用后的影响进行了说明（如满意度、合并症、授权等)？

政策

（22）该技术政策方面的影响是否已说明（比如，被评估技术与研究方向及医院自身价值观之间的匹配、医院声望和医院之间关于技术的竞争等)？

其他

（23）对其他的影响因素是否已说明——比如伦理影响（如可及性、公平性等）、社会影响（如家庭动态、早期恢复工作等）或者法律影响（如，FDA 批准，CE 标识等）？

4. 讨论和建议

（24）对评估的发现或结果是否已进行讨论（比如，不确定性、敏感性分析、由评估方法或不同类型证据引起的偏差带来的可能的限制）？

（25）对源自评估结果的建议是否进行了陈述？

（26）是否有关于未来工作方向的建议？（比如，研究项目、质量控制、更新评估报告的时间等)？

> **注：**
> 清单中问题1–6，9–12，22，24–26的回答可以采用以下形式：
> ☑是
> ☒否
> 问题13–21，23的回答可以采用以下形式：
> ☑是
> ☒否
> □不相关

高质量 HB-HTA 报告的 AdHop HTA 清单

工具 7　HB-HTA 报告的建议类型

> **设计该工具的目的是什么？**
>
> HTA 报告的结果应该列为明确的建议，为决策技术采用、拒绝或减少投资提供有价值的依据。
>
> 此工具提供了 HB-HTA 评估报告中提出建议的范例。
>
> **该工具为谁而设？**
>
> 此工具为参加评估的各利益相关方而设。基于评估报告的最终建议可能由各方（评估小组，HB-HTA 部门）取得一致后提出，或者由医院管理者及要求评估的临床专业人员（比如临床科室主任）决定。

HB-HTA 报告建议的类型（所有类型的卫生技术）

HB-HTA 报告建议的类型（所有类型的卫生技术）

采用

☑该卫生技术应该被采用（推荐被评估技术在医院使用）

☑该卫生技术可以有限度地采用

该卫生技术可以在限定的情况下使用（特定的人群；特定的患者数量；特定的时间；每年特定的技术使用量——比如不作为常规治疗使用）

该卫生技术可以在与厂商协商的基础上有条件地使用（如果被评估技术的临床效果可以被证实且其成本效果仅与价格相关）

该卫生技术可以在监督其执行情况的基础上有条件地采用（如果现有证据显示该技术具有很好的治疗效果，但是没有证据或仅有极少的证据支持其在医院中应用时）

撤资

该技术（如已过时的技术）应该被逐步淘汰（用于当前医院使用的技术的评估）

拒绝

☒该卫生技术应该被拒绝（不推荐被评估技术在医院中使用；经过一段时间，如果该技术在临床试验中获得了更多的证据，可对其进行再次评估）

☒应从地区或国家层面来考虑该卫生技术的引入（当被评估技术的证据极度缺乏时，被评估技术无法在医院的组织或财政体系下使用时，被评估技术需要伦理评估时，使用被评估技术对国家卫生保健服务的公平性提出挑战时）

HB-HTA 报告的建议类型（仅用于药物）

采用

☑该药物应该被收入医院药品目录（被评估药物推荐在医院使用）

☑该药物可以在有限制的条件下收入医院药品目录（这些药物的处方限于：有选择的医生和/或预先确定的患者数、和/或对这些处方实行内部监控）

拒绝

☒该药物目前应该被拒绝（只有获得地区或国家层面批准后，该药才能进入医院药品目录）

☒该药物不应该收入医院药品目录（不推荐被评估药物在医院使用）

基于当前 HB-HTA 报告的建议范例

☑ **推荐采用评估技术的范例**

原发性肺癌或肺部转移癌患者使用冷冻切除术与姑息治疗的对照

· SeedNet™ 系统趋向于在手术中以低温破坏组织。它可作为一种冷冻手术工具用于普外科、皮肤科、神经科、胸外科、耳鼻喉科、妇产科、肿瘤科、直肠科和泌尿科中。它通过极端低温来破坏组织，包括前列腺和肾脏组织、肝转移瘤、肿瘤、皮肤损伤和疣。

· 经皮冷冻切除术适合于无法实施手术的患者。

· 该技术已经被推荐用于治疗肾脏恶性肿瘤、前列腺癌和肝转移肿瘤。

· 关于肺癌有几个正在进行的研究。所选证据是有前景的，但是这些证据来自一些小型的研究：最多34个患者，并且没有肿瘤分型（原发或继发肿瘤）和病程阶段的分组。

· 一个研究已经证实经皮冷冻切除术比姑息治疗更加有效。自 2013 年 10 月以来，该申请人已经完成了 4个治疗，该技术已被授权用于个体患者并取得了良好的疗效。推荐使用该设备。

☒ **推荐拒绝评估技术的范例**

软骨细胞自体移植——膝关节软骨缺损的常规治疗

· 评估小组不支持使用软骨细胞自体移植（ACI）作为膝盖软骨缺损的常规治疗。

· 评估小组建议 ACI 可以在特别的情况下基于仔细考虑后使用。这类特别情况可能包括，例如，膝盖部较大的软骨缺损（>4cm²）或者其他治疗方式无效的情况下。如果使用 ACI 治疗，要对治疗结果进行系统性的监测并报告。

· ACI 用于膝关节以外的关节治疗，科学依据尚不充分，该方法应该仅限于科学研究中。

工具8 相关方法学指南和数据库链接

设计该工具的目的是什么？

评估过程需要整合针对 HB-HTA 的管理和实施的相关信息，包括来自合适的、国际上认可的方法、工具和质量要求等。

此工具提供最佳的相关方法学指南和数据库的链接，供评估时选择。

该工具为谁而设？

工具面向 HB-HTA 部门和其他负责 HB-HTA 的团体。

文献检索

1. 检索策略方法学指南

· 干预的系统综述的 Cochrane 手册（2011 年）

Chapter 6 "Searching for studies".

http：//handbook. cochrane. org/chapter_ 6/6_ searching_ for_ studies. htm

· HTAi 门户平台上 HTA（确定信息）信息检索总结研究

Sources for search strategy development.

http：//vortal. htai. org/？ q = node/790

· 卫生技术评估（HTA）电子文本信息资源

Canadian Coordinating Office for Health Technology Assessment, National Information Center on Health Services Research & Health Care Technology and National Library of Medicine.

https：//www. nlm. nih. gov/archive/20060905/nichsr/ehta/ehta. html

· Goodman C. S. HTA 101：第七章：检索证据

National Information Center on Health Services Research and Health Care Technology（NICHSR）website

https：//www. nlm. nih. gov/nichsr/hta101/ta10109. html

· 电子检索策略的同行评阅

Canadian Agency for Drugs and Technologies in Health（CADTH），2008

https：//www. cadth. ca/media/pdf/477_ PRESS – Peer – Review – Electronic – Search – Strategies_ tr_ e. pdf https：//www. cadth. ca/media/pdf/477_ PRESS − Peer − Review − Electronic − Search − Strategies_ tr_ Appendices. pdf

· 灰质（Grey Matters）：一个实用的基于循证医学检索工具

Canadian Agency for Drugs and Technologies in Health （CADTH），2014

https：//www. cadth. ca/en/resources/finding − evidence − is/grey − matters

· 在 MEDLINE 和 EMBASE 上识别经济学评价的检索筛选策略的形成和检测

Canadian Agency for Drugs and Technologies in Health （CADTH），2009

https：//www. cadth. ca/media/pdf/H0490_ Search_ Filters_ for_ Economic_ Evaluations_ mg_ e. pdf

· 有效性和相对有效性评估的方法指南。在比较医学干预时，发现灰色文献证据和评估结果与分析报告的偏差：AHRQ 和有效的卫生服务项目

Agency for Healthcare Research and Quality （AHRQ），2013

http：//www. effectivehealthcare. ahrq. gov/ehc/products/486/1751/methods − guidance − reporting − bias − 131118. pdf

· 方法学检索筛选工具性能比较：文献综述

Health Information & Libraries Journal，31，pp. 176—194.

http：//onlinelibrary. wiley. com/doi/10. 1111/hir. 12070/pdf

2. 检索策略示例

· PubMed 教程

https：//www. nlm. nih. gov/bsd/disted/pubmed. html

· 有关年轻儿童（学龄期 0 − 6 岁）肥胖相关的饮食和身体活动行为的决定性/相关性的系统综述的研究方案：证据的映射和合成

Systematic Reviews 2013，2：28. *https：//www. nlm. nih. gov/bsd/disted/pubmed. html*

· 文章：检索策略的构建和证据的检索。系统综述的文献检索指南。

The Joanna Briggs Institute.

临床研究的质量保证

1. 方法学指南

· Goodman C. S. HTA 101：Ⅲ. 主要的数据研究

National Information Center on Health Services Research and Health Care Technology （NICHSR） via U. S. National Library of Medicine.

https：//www. nlm. nih. gov/nichsr/hta101/ta10105. html#Heading3

- 开发和验证评价有关诊断准确性研究的质量的方法。

Health Technology Assessment NHS R&D HTA Programme，Health Technology Assessment 2004；Vol. 8：No. 25.

http：//www. journalslibrary. nihr. ac. uk/_ data/assets/pdf_ file/0005/64994/FullReport – hta8250. pdf

- 卫生服务干预研究的质量检查表

National Collaborating Centre for Methods and Tools.

http：//www. nccmt. ca/registry/view/eng/9. html

2. 评价单个研究的质量

随机对照试验：偏倚风险

- 评价卫生服务干预的系统综述中的单个研究的偏倚风险

Agency for Healthcare Research and Quality（AHRQ）.

http：//effectivehealthcare. ahrq. gov/ehc/products/322/998/MethodsGuideforCERs_ Viswanathan_ IndividualStudies. pdf

- 相对有效性综述方法学指南。在纳入研究时避免偏倚。

Agency for Healthcare Research and Quality（AHRQ）.

http：//www. effectivehealthcare. ahrq. gov/ehc/products/321/1404/CER – Methods – Guide – Avoiding – Bias – Selecting – Studies – 130202. pdf

- 评价纳入的研究的偏倚风险

The Cochrane Collaboration.

http：//handbook. cochrane. org/chapter_ 8/8_ assessing_ risk_ of_ bias_ in_ included_ studies. htm

- Cochrane 协同的偏倚风险评估工具

The Cochrane Collaboration.

http：//ohg. cochrane. org/sites/ohg. cochrane. org/files/uploads/Risk% 20of% 20bias% 20assessment%20tool. pdf

- 文章：Cochrane 协同评估随机试验中偏倚风险的工具

British Medical Journal（2011）；343.

http：//www. bmj. com/content/343/bmj. d5928. full. pdf + html

随机对照试验：JADAD 量表

- 文章：评价随机对照试验的质量的量表

A systematic review. PHYS THER. 2008；88：156—175.

http：//ptjournal. apta. org/content/88/2/156. full. pdf + html

· 文章：评估随机试验的质量：JADAD 量表的可靠性

Controlled Clinical Trials 20（5）：448—452（1999）.

http：//www. sciencedirect. com/science/article/pii/S0197245699000264

· 文章：评估随机临床试验报告的质量：盲法是否必要?

Controlled Clinical Trials 17：1—12（1996）.

http：//www. prosit. de/images/3/36/Assessing_ the_ Quality_ of_ Reports_ of_ Randomized_ Clinical_ Trials_ Is_ Blinding_ Necessary. pdf

随机对照试验：其他清单

· 关键评估技能项目（Critical Appraisal Skills Programme（CASP）：随机对照试验量表

http：//media. wix. com/ugd/dded87_ c7984187fdc74d25a3fba6c707383b15. pdf

· 苏格兰学院间指南网络（SIGN）：关键评估的讲解和检查表 2：随机对照试验

http：//www. sign. ac. uk/methodology/checklists. html

· 关键评估中有关 RTC 的工具

Centre for Evidence-Based Medicine（CEBM）.

http：//www. cebm. net/critical – appraisal/

· 文章：在选择卫生服务质量指标时使用和报告 Delphi 法：系统综述

PLoS One. 2011；6（6）：e20476.

http：//journals. plos. org/plosone/article? id = 10. 1371/journal. pone. 0020476

· 文章：Delphi 列表。进行系统综述时随机临床试验质量评估标准列表，此标准通过 Delphi 共识形成。

Journal of Clinical Epidemiology，Volume 51，Issue 12，December 1998，Pages 1235—1241.

http：//www. sciencedirect. com/science/article/pii/S0895435698001310

观察性研究：Newcastle-Ottawa 清单

· Newcastle-Ottawa 量表中关于队列研究质量评价的部分

The Cochrane Collaboration supplementary material，chapter 13.

http：//training. cochrane. org/handbook#supplements

· Newcastle-Ottawa 量表中关于队列研究质量评价的量表

http：//www. evidencebasedpublichealth. de/download/Newcastle_ Ottawa_ Scale_ tool. pdf

· Newcastle-Ottawa 量表中关于病例对照研究的手册和质量评价量表

http：//www. ohri. ca/programs/clinical_ epidemiology/nosgen. pdf

http：//www. ohri. ca/programs/clinical_ epidemiology/nos_ manual. pdf

观察性研究：强化流行病学中的观察性研究（STrengthening the Reporting of OBservational studies in Epidemiology（STROBE））**列表**

·STROBE 中观察性研究列表

https：//www. strobe - statement. org/fileadmin/Strobe/uploads/checklists/STROBE_ checklist_ v4_ combined. pdf

·STROBE 中队列、病例对照和横断面研究列表（医学必要的部分）

https：//www. strobe - statement. org/fileadmin/Strobe/uploads/checklists/STROBE_ checklist_ v4_ combined_ PlosMedicine. pdf

·STROBE 中队列研究列表

https：//www. strobe - statement. org/fileadmin/Strobe/uploads/checklists/STROBE_ checklist_ v4_ cohort. pdf

·STROBE 中病例对照研究列表

https：//www. strobe - statement. org/fileadmin/Strobe/uploads/checklists/STROBE_ checklist_ v4_ case - control. pdf

·STROBE 中横断面研究列表

https：//www. strobe - statement. org/fileadmin/Strobe/uploads/checklists/STROBE_ checklist_ v4_ cross - sectional. pdf

观察性研究：关键评价技能项目（Critical Appraisal Skills Programme（CASP））**清单**

·病例对照清单

http：//media. wix. com/ugd/dded87_ 19dd1d558a9977c0e0b30cedf86a9da7. pdf

·队列清单

http：//media. wix. com/ugd/dded87_ 36c5c76519f7bf14731ed1985e8e9798. pdf

·诊断清单

http：//media. wix. com/ugd/dded87_ 5acb4e1a7e77977406d645a6e5eff0b4. pdf

·临床预测清单

http：//media. wix. com/ugd/dded87_ acfcac3899bbfcd9548eb5dc0ca9b7b8. pdf

·定性研究清单

http：//media. wix. com/ugd/dded87_ 951541699e9edc71ce66c9bac4734c69. pdf

观察性研究：苏格兰学院间指南网络（SIGN）**清单**

·队列研究关键评价注释和清单

http：//www. sign. ac. uk/methodology/checklists. html

·病例对照研究关键评价注释和清单

http：//www. sign. ac. uk/methodology/checklists. html

·诊断研究关键评价注释和清单

http：//www. sign. ac. uk/methodology/checklists. html

观察性研究：循证医学中心（CEBM）

·预后研究关键评价表格工具

http：//www. cebm. net/critical－appraisal/

·诊断准确性研究关键评价表格工具

http：//www. cebm. net/critical－appraisal/

·治疗研究关键评价表格工具

http：//www. cebm. net/critical－appraisal/

3. 研究的外部有效性

方法学背景

·评估证据在现实的普适性（外部有效性）

National Collaborating Centre for Methods and Tools.

http：//www. nccmt. ca/registry/view/eng/157. html

·文章：外部有效性和模型有效性：系统综述方法学的一个概念性方法

Evidence-Based Complementary and Alternative Medicine，Volume 2014（2014）.

http：//www. hindawi. com/journals/ecam/2014/694804/

·文章：卫生干预试验推广性评价：建议的框架和系统综述

British Medical Journal（2006）；333：346.

http：//www. bmj. com/content/333/7563/346. full. pdf＋html

·文章：外部有效性：我们需要做更多（External Validity：We Need to Do More）

Annals of Behavioral Medicine，April 2006，Volume 31，Issue 2，pp 105—108.

https：//link. springer. com/article/10. 1207/s15324796abm3102_ 1

·文章：卫生政策的外部有效性：RE-AIM 工具在住房改善领域的应用

Thomson and Thomas BMC Public Health 2012，12：633.

http：//www. biomedcentral. com/content/pdf/1471－2458－12－633. pdf

·文章：评估研究的相关性、可推广性和适用性：外部有效性和转化方法问题

Evaluation & the Health Professions，Vol. 29 No. 1，March 2006 126—153.

http：//ehp. sagepub. com/content/29/1/126. full. pdf

证据的质量：推荐评估、发展和评价的等级（Grading of Recommendations Assessment, Development and Evaluation，GRADE）

· 第 20 部分 GRADE 指南 – 使用 GRADE 框架的最佳方案（2011）

Grading of Recommendations Assessment，Development and Evaluation（GRADE）

http：//www. gradeworkinggroup. org/publications/JCE_ series. htm

· 第 6 部分 GRADE 系列（2008）

Grading of Recommendations Assessment，Development and Evaluation（GRADE）

http：//www. gradeworkinggroup. org/publications/index. htm#BMJ2008

· 申请或使用 GRADE 的标准（2010）

Grading of Recommendations Assessment，Development and Evaluation（GRADE）

http：//www. gradeworkinggroup. org/publications/Minimum _ criteria _ for _ using _ GRADE_ web. pdf

· GRADE 工作组出版物网站

http：//www. gradeworkinggroup. org/publications/index. htm

· GRADE 在线学习模块

McMaster University.

http：//cebgrade. mcmaster. ca/

证据的质量：苏格兰学院间指南网络（SIGN）

· SIGN 50. 指南开发者手册（2014），第 5 章

http：//www. sign. ac. uk/pdf/sign50. pdf

其他材料

· 在评估为使卫生服务更有效的卫生服务干预时，划分系列证据的强度等级：一项更新

Agency for Healthcare Research and Quality（AHRQ），2013.

http：//www. effectivehealthcare. ahrq. gov/ehc/products/457/1752/methods – guidance – grading – evidence – 131118. pdf

· 评估证据的力度（2014）

UK Department for International Development.

https：//www. gov. uk/government/uploads/system/uploads/attachment _ data/file/291982/HTN – strength – evidence – march2014. pdf

· 划分科学证据强度等级的系统

Agency for Healthcare Research and Quality（AHRQ），2002.

http：//www. thecre. com/pdf/ahrq – system – strength. pdf

· AHRQ EPC 方法可靠性测试，该方法用在相对有效性评价中评定证据强度

Agency for Healthcare Research and Quality（AHRQ），2012.

http：//www. ncbi. nlm. nih. gov/books/NBK98221/pdf/TOC. pdf

证据的等级

· SIGN 等级划分系统（2004）

The Scottish Intercollegiate Guidelines Network（SIGN）.

http：//www. renal. org/docs/default－source/special－interest－groups/bapn/bapn－guide-line/sign50section6. pdf？sfvrsn＝2

· 循证医学牛津中心；证据的等级（2011）

http：//www. cebm. net/wp－content/uploads/2014/06/CEBM－Levels－of－Evi-dence－2. 1. pdf

· 证据评价等级评分量表

Essential Evidence Plus

http：//www. essentialevidenceplus. com/product/ebm＿loe. cfm

· 证据的等级

The Joanna Brigs Institute.

http：//joannabriggs. org/jbi－approach. html#tabbed－nav＝Levels－of－Evidence

http：//joannabriggs. org/assets/docs/approach/JBI－Levels－of－evidence＿2014. pdf

· 推荐的等级

The Joanna Brigs Institute.

http：//joannabriggs. org/assets/docs/approach/JBI－grades－of－recommendation＿2014. pdf

· 使用证据水平和推荐等级

The Joanna Brigs Institute.

http：//joannabriggs. org/assets/docs/approach/Levels－of－Evidence－SupportingDocu-ments－v2. pdf

· 针对指南开发人员的附加证据水平和推荐等级（2009）

National Health and Medical Research Council（NHMRC）.

https：//www. nhmrc. gov. au/＿files＿nhmrc/file/guidelines/developers/nhmrc＿levels＿grades＿evidence＿120423. pdf

· 文章：关于评级系统的综述，此评级系统是针对由医学专业人员开发的基于证据的指南。

Clinical Medicine 2010，Vol 10，No 4：358—63.

http：//www. clinmed. rcpjournal. org/content/10/4/358. full. pdf＋html

科学证据的综合

1. 系统综述和 Meta 分析方法学指导

·Goodman C. S. HTA 101：Ⅳ. 综合的方法

National Information Center on Health Services Research and Health Care Technology（NICHSR）via U. S. National Library of Medicine.

https：//www. nlm. nih. gov/nichsr/hta101/ta10106. html

·Cochrane 系统评价指南：研究的选择和数据的收集

The Cochrane Collaboration

http：//handbook. cochrane. org/chapter_ 7/7_ selecting_ studies_ and_ colleting_ data. htm

·Cochrane 系统评价指南：结果的展现和发现的总结

The Cochrane Collaboration

http：//handbook. cochrane. org/chapter_ 11/11_ presenting_ results_ and_ summary_ of_ fingdings_ tables. htm

·Cochrane 系统评价指南：数据分析和进行 Meta 分析

The Cochrane Collaboration

http：//handbook. cochrane. org/chapter_ 9/9_ analysing_ data_ and_ undertaking_ meta_ analyses. htm

·流行和发生率数据的系统综述（2014）

The Joanna Briggs Institute.

http：//joannabriggs. org/assets/docs/sumari/ReviewersManual_ 2014 – The – Systematic – Review – of – Prevalence – and – Incidence – Data_ v2. pdf

·评论者手册，2014

The Joanna Briggs Institute.

http：//joannabriggs. org/assets/docs/sumari/ReviewersManual – 2014. pdf

·系统综述

Centre for Reviews and Dissemination's（CRD）guidance for undertaking reviews in healthcare.

http：//www. york. ac. uk/media/crd/Systematic_ Reviews. pdf

·有效性和相对有效性评价方法指导

Agency for Healthcare Research and Quality（AHRQ）.

http：//effectivehealthcare. ahrq. gov/ehc/products/60/318/CER – Methods – Guide – 140109. pdf

· 系统综述的标准、报告

Institute of Medicine of the national academies （IOM）．

http：//www. iom. edu/Reports/2011/Finding － What － Works － in － Health － Care － Standards － for － Systematic － Reviews/Standards. aspx

· 临床实践指南实施手册

American Academy of Neurology，2011.

http：//tools. aan. com/globals/axon/assets/9023. pdf

· 评论：系统综述自动化技术

Tsafnat et al. Systematic Reviews 2014，3：74.

http：//www. systematicreviewsjournal. com/content/pdf/2046 － 4053 － 3 － 74. pdf

· 文章：如何阅读系统综述和 Meta 分析，并将结果应用到对病人的服务中。医学文献使用者指导。

The Journal of the American Medical Association，2014；312 （2）：171—9.

http：//jama. jamanetwork. com/article. aspx？ articleid = 1886196&quizId = 3909&atab = 8

2. 系统综述和 Meta 分析质量评价清单

对多个系统综述的评估 （AMSTAR）

· 国家协同中心提供的方法和工具

http：//www. nccmt. ca/registry/view/eng/97. html

关键评估技能项目 （*Critical Appraisal Skills Programme* （*CASP*）

· 系统综述清单

http：//media. wix. com/ugd/dded87_ ebad01cd736c4b868abe4b10e7c2ef23. pdf

AGREE 2

· 关键评估实践指南：AGREE 工具

National Collaborating Centre for Methods and Tools.

http：//www. nccmt. ca/registry/view/eng/100. html

PRISMA

· PRISMA （2009） 清单

http：//www. prisma － statement. org/2. 1. 2% 20 － % 20PRISMA% 202009% 20Checklist. pdf

· PRISMA （2009） 流程图

http：//www. prisma － statement. org/2. 1. 4% 20 － % 20PRISMA% 20Flow% 202009% 20Diagram. pdf

· PRISMA － 公平性清单 （2012），针对关注公平性的综述

http：//methods. cochrane. org/equity/equity － extension － prisma

· PRISMA 流程图生成器

http：//prisma. thetacollaborative. ca/

苏格兰学院间指南网络（SIGN）

· 系统综述和 Meta 分析关键评估注释和清单

http：//www. sign. ac. uk/methodology/checklists. html

QUADAS

· QUADAS－2－诊断准确性研究背景文件和清单

http：//www. bris. ac. uk/quadas/quadas－2/

· 文章：QUADAS 的发展：此工具针对系统综述中涉及的诊断准确性研究的质量评价。

BMC Medical Research Methodology 2003，3：25.

http：//www. biomedcentral. com/content/pdf/1471－2288－3－25. pdf

· 文章：QUADAS－2：一个修订过的诊断准确性研究质量评价工具

Annals of internal medicine. 10/2011；155（8）：529—36.

http：//annals. org/article. aspx？ articleid＝474994

Newcastle-Ottawa 量表

· 用于在 Meta 分析中评估非随机研究的质量的 Newcastle－Ottawa 量表（NOS）

http：//www. ohri. ca/programs/clinical_ epidemiology/oxford. asp

经济学分析指南

1. 方法学指南

· Goodman C. S. HTA 101：5. 经济学分析方法

National Information Center on Health Services Research and Health Care Technology（NICHSR）via U. S. National Library of Medicine.

https：//www. nlm. nih. gov/nichsr/hta101/ta10107. html

· 卫生技术经济学评估指南：加拿大，第 3 版，2006

Canadian Agency for Drugs and Technologies in Health（CADTH）.

http：//www. inahta. org/wp－content/themes/inahta/img/AboutHTA_ Guidelines_ for_ the_ Economic_ Evaluation_ of_ Health_ Technologies. pdf

· HTA 方法

Institute for Quality and Efficiency in Health Care（IQWIG）.

https：//www. iqwig. de/en/methods/methods－parers/health－economic－evaluation. 3022. html

· Cochrane 协同：合并经济学证据

The Cochrane Collaboration.

http：//handbook. cochrane. org/chapter_ 15/15_ incorporating_ economics_ evidence. htm

· 在卫生服务中实施经济学评估的最佳实践：对质量评估工具的质量清单的系统综述（2012）

Agency for Healthcare Research and Quality （AHRQ） .

http：//effectivehealthcare. ahrq. gov/ehc/products/485/1302/MethodsBestPractices_ Final-Report_ 20121023. pdf

· 成本分析工具：针对卫生服务管理者和工作人员的简化成本分析

http：//www. hrhresourcecenter. org/node/1410

· 文章：整合的卫生经济学评估报告标准（CHEERS） – 解释和阐述：ISPOR 卫生经济评估出版指南最佳实践工作小组的一份报告

Value in Health 16 （2013）， 231—250.

http：//www. ispor. org/ValueInHealth/ShowValueInHealth. aspx？ issue ＝ 3D35FDBC – D569 – 431D – 8C27 – 378B8F99EC67

· HTA 评估：国际卫生技术评估的经济学评估 – 方法学研究（2003）

Sunhedsstyrelsen National Board of Health.

http：//sundhedsstyrelsen. dk/publ/Publ2004/Sundhedsoekonomiske_ evalueringer_ MTV. pdf

· 综述：卫生服务干预评估中关于不确定性的处理

Health Technology Assessment NHS R&D HTA Program. Health Technology Assessment 1999；Vol. 3：No. 2.

http：//www. journalslibrary. nihr. ac. uk/_ _ data/assets/pdf_ file/0005/64832/FullReport – hta3020. pdf

· 方法学指导：经济学评估方法的选择（2012）

Haute Autorite de Sante （HAS）， France.

http：//www. has – sante. fr/portail/upload/docs/application/pdf/2012 – 10/choices_ in_ methods_ for_ economic_ evaluation. pdf

· 卫生技术经济评估指南（2011）

The Health Information and Quality Authority in Ireland.

http：//www. hiqa. ie/system/files/Revised_ Economic_ Guidelines_ posted_ 100714. pdf

· 卫生技术临床效果评价指南（2014）

The Health Information and Quality Authority in Ireland.

https：//www. hiqa. ie/system/files/Clinical – Effectiveness – Guidelines. pdf

· 卫生技术经济评估检索和解读指南（2014）

The Health Information and Quality Authority in Ireland.

http：//www. hiqa. ie/system/files/Guidelines – Retrieval – and – Interpretation – of – Econ – Lit. pdf

经济学分析指南

- 比利时经济评估和预算影响分析指南：第 2 版（2012）

  The Belgian Health Care Knowledge Centre（KCE）.

  https：//kce. fgov. be/sites/default/files/page_ documents/KCE_ 183C_ economic_ evaluations_ second_ edition_ 0. pdf

- 卫生经济评估方法—基于欧洲当前的实践的指南

  EUnetHTA guideline，2015.

  http：//www. eunethta. eu/sites/5026. fedimbo. belgium. be/files/2015 - 04 - 29 - ECO - GL_ Final%20version_ 0. pdf

- 卫生服务研究和发展服务

  QUERI Economic Analysis Guidelines，2014.

  http：//www. queri. research. va. gov/EconomicAnalysis. pdf

- 文章：改善用于资源分配决策的卫生技术评估的管理的关键原则

  International Journal of Technology Assessment in Health Care，24：3（2008），244—258.

  http：//journals. cambridge. org/action/displayFulltext? type = 1&fid = 1923468&jid = THC&volumeId = 24&issueId = 03&aid = 1923460&bodyId = &membershipNumber = &societyETOCSession

- 文章：增强经济学评估的普适性：关于研究的设计、分析和报告的建议

  International Journal of Technology Assessment in Health Care，21：2（2005），165—171.

  http：//journals. cambridge. org/download. php? file = % 2FTHC% 2FTHC21_ 02% 2FS0266462305050221a. pdf&code = ac936e8d26be9b1c454f2789ffa4ab4d

- 文章：西班牙关于卫生技术经济评估的推荐

  The European Journal of Health Economics（2010），11：5，513—520

  https：//link. springer. com/article/10. 1007%2Fs10198 - 010 - 0244 - 4

- HTA 信息检索总结研究（SuRe 信息）

  HTAi Vortal website.

  http：//vortal. htai. org/? q = node/336%20/cost%20and%20economic%20evaluation/

2. 质量评估清单

- 方法学质量的批判性评估

  The Cochrane Handbook for Systematic Review of Interventions（2011）.

  http：//handbook. cochrane. org/chapter_ 15/15_ 5_ 2_ critical_ appraisal_ of_ methodological_ quality. htm

- 在卫生服务领域实施经济学评估的最佳方案：质量评估工具的系统综述

  Agency for Healthcare Research and Quality（AHRQ）.

  http：//effectivehealthcare. ahrq. gov/ehc/products/485/1302/MethodsBestPractices_ FinalReport_ 20121023. pdf

·关于经济学评估的方法学质量的评估标准清单：卫生经济学准备共识（CHEC）

International Journal of Technology Assessment in Health Care，21：2（2005），240—245.

http：//dare. ubvu. vu. nl/bitstream/handle/1871/23210/186968. pdf？sequence＝1

蒙拉蒙德（DRUMMOND）

·方法学质量的评判性评估（章15.5）

The Cochrane Handbook for Systematic Review of Interventions（2011）.

http：//handbook. cochrane. org/chapter＿ 15/figure＿ 15＿ 5＿ a＿ drummond＿ checklist＿ drummond＿ 1996. htm

埃弗斯（EVERS）

·方法学质量的评判性评估（章15.5）

The Cochrane Handbook for Systematic Review of Interventions（2011）.

http：//handbook. cochrane. org/chapter＿ 15/figure＿ 15＿ 5＿ b＿ evers＿ checklist＿ evers＿ 2005. htm

关键评估技能项目（Critical Appraisal Skills Programme，CASP）

·经济学评估清单

http：//www. caspinternational. org/mod＿ product/uploads/CASP＿ Economic＿ Evaluations＿ Checklist＿ 14. 10. 10. pdf

苏格兰学院间指南网络（SIGN）

·经济学研究的关键评估注释和清单（6）

http：//www. sign. ac. uk/methodology/checklists. html

ISPOR 整合的卫生经济学评估报告标准（CHEERS）

·CHEERS 清单

http：//www. equator － network. org/reporting － guidelines/cheers/

HTA 方法学指南

·*EUnetHTA 指南*

http：//www. eunethta. eu/eunethta － guidelines

·EUnetHTA：诊断技术的 HTA 核心模型应用的评估要素表（2.0）

http：//meka. thl. fi/htacore/model/AE － tables － diagnostics － 2. 0. pdf

·EUnetHTA：医学和手术干预的 HTA 核心模型应用的评估要素表（2.0）

http：//meka. thl. fi/htacore/model/AE － tables － interventions － 2. 0. pdf

·EUnetHTA：药物的 HTA 核心模型应用的评估要素表（2.0）

http：//meka. thl. fi/htacore/model/AE － tables － pharma － 2. 0. pdf

经济学分析指南

HTA方法学指南

· EUnetHTA：筛查技术的 HTA 核心模型应用的评估要素表（2.0）

http：//meka. thl. fi/htacore/model/AE – tables – screening – 2. 0. pdf

· 文章：HTA 核心模型：一种进行和报告卫生技术评估的创新性方法

International Journal of Technology Assessment in Health Care / Volume 25 / Issue 02 / 2009，141—150.

Journal of Technology Assessment in Health Care，25：Supplement 2（2009），9—20.

http：//journals. cambridge. org/action/displayAbstract? fromPage = online&aid = 6894100&fileId = S0266462309990638

· 进行和报告卫生技术评估的实践

International Journal of Technology Assessment in Health Care，18：2（2002），361—422.

http：//www. inahta. org/wp – content/themes/inahta/img/AboutHTA_ Best_ Practice_ in_ Undertaking_ and_ Reporting_ HTAs. pdf

· 卫生技术评估报告清单

International Network of Agencies for Health Technology Assessment（INAHTA）.

http：//inahta. episerverhotell. net/HTA/Checklist/

· 技术评价过程指南，2014

National Institute for Health and Care Excellence（NICE）.

https：//www. nice. org. uk/article/pmg19/resources/non – guidance – guide – to – the – processes – of – technology – appraisal – pdf

· 技术评价方法指南，2013

National Institute for Health and Care Excellence（NICE）.

https：//www. nice. org. uk/article/pmg9/resources/non – guidance – guide – to – the – methods – of – technology – appraisal – 2013 – pdf

· 国际网络卫生技术评估

http：//www. ihe. ca/documents/HTA%20on%20the%20Net%202013. pdf

· Goodman C. S. HTA 101 卫生技术评估简介（2014）

National Information Center on Health Services Research and Health Care Technology（NICHSR）via U. S. National Library of Medicine.

https：//www. nlm. nih. gov/nichsr/hta101/HTA_ 101_ FINAL_ 10 – 23 – 14. pdf

· 医疗器械卫生技术评估

World Health Organization（WHO）.

http：//whqlibdoc. who. int/publications/2011/9789241501361_ eng. pdf? ua = 1

· HTA 评估手册（2007）

Sunhedsstyrelsen National Board of Health.

http：//sundhedsstyrelsen. dk/publ/Publ2008/MTV/Metode/HTA_ Handbook_ net_ final. pdf

· mini-HTA 介绍：一个为医院服务提供管理和决策支持的工具（2005）

Sunhedsstyrelsen National Board of Health.

http：//sundhedsstyrelsen. dk/publ/Publ2005/cemtv/Mini_ mtv/Introduction_ mini-HTA. pdf

· 用于新的和正在兴起的卫生技术的识别和评估的工具包（2014）

EuroScan

http：//euroscan. org. uk/methods/

· MADRE – 2013。在医疗的评估中制定决策的支持方法

Spanish Society of Hospital Pharmacy（SEFH），Group for Innovation，Assessment，Standardisation and Research in the Selection of Drugs（GENESIS），2012.

http：//gruposdetrabajo. sefh. es/genesis/genesis/Documents/MADRE% 204 _ 0 _ Procedures%20manual_ Dec_ 2013. pdf

· 文章：HTA 的进一步透明化：HTA 报告清单

International Journal of Technology Assessment in Health Care，19：1（2003），1—7.

http：//www. inahta. org/wp – content/uploads/2014/04/Hailey – 2003_ INAHTA – Checklist. pdf

· 文章：HTA：安大略用于基于证据的建议的综合框架

International Journal of Technology Assessment in Health Care ／ Volume 25 ／ Issue 02 ／ 2009，141—150.

http：//journals. cambridge. org/download. php? file = % 2FTHC% 2FTHC25 _ 02% 2FS0266462309090199a. pdf&code = 7940dcd7c93708d5ef0a6e06d5ccf9fa

撤资（减少或停止资金支持）的方法学指南

· 过时的技术的识别、优先化和评估：一个方法学指南（2009）

Galician Health Technology Assessment Agency，Ministry of Science & Innovation.

http：//www. sergas. es/MostrarContidos_ N3_ T02. aspx? IdPaxina = 60563&uri = /docs/ Avalia – t/ObsoleteTechMemFinal. pdf

· GuNFT – 针对没有基金支持的现存技术的指南（2007）

Basque Office for Health Technology Assessment，Ministry of Health and Social Affairs.

http：//www. htai. org/fileadmin/HTAi _ Files/ISG/Disinvestment/GuNFT – GuidelineForNotFundingExistingTechnologies. pdf

· 澳大利亚在从现存的、无效率的卫生服务方案中撤资的政策过程中面临的挑战（2007）

Australia and New Zealand Health Policy 2007，4：23.

http：//www. ncbi. nlm. nih. gov/pmc/articles/PMC2174492/pdf/1743 – 8462 – 4 – 23. pdf

· 撤资，由质量、创新、生产力和预防（QIPP）项目中的最佳服务计划制定的阅读列表（2012）

http：//www. rightcare. nhs. uk/wp － content/uploads/2011/09/disinvestment ＿ ERlist ＿ march2012. pdf

· 减少对低效的卫生服务干预的使用（卫生经济学研究和评估中心）（2010）

Centre for Health Economics， Research and Evaluation （CHERE），Sydney.

https：//www. tepou. co. nz/assets/images/content/training＿ funding/tools － for － learning/ files/wp2010＿ 5. pdf

· 通过卫生技术评估促进技术在当前实践中的最优利用："撤资" 的挑战（2012）

International Journal of Technology Assessment in Health Care ／ Volume 28 ／ Issue 03 ／ July 2012，pp 203—210.

http：//journals. cambridge. org/action/displayAbstract？ fromPage ＝ online&aid ＝ 8692982&fileId ＝ S0266462312000372

· 撤资的程序、情景和理论依据：关于关键解释性的综合的方案（2014）

Wilson et al. Systematic Reviews 2014，3：143.

http：//www. systematicreviewsjournal. com/content/pdf/2046 － 4053 － 3 － 143. pdf

· 有关卫生服务中撤资和资源分配的决策过程的案例研究：系统综述

International Journal of Technology Assessment in Health Care ／ Volume 29 ／ Issue 02 ／ A-pril 2013，pp 174—184.

http：//journals. cambridge. org/action/displayAbstract？ fromPage ＝ online&aid ＝ 8896560&fileId ＝ S0266462313000068

· 有关澳大利亚和新西兰的撤资情况（2013）

Health Policy Advisory Committee on Technology.

https：//www. health. qld. gov. au/＿ data/assets/pdf＿ file/0024/439611/disinvestment － re-port. pdf

· 一个新型研究可以帮助从目前的有效性、成本效果和安全性结果不确定的卫生技术中撤资 （2013）

T. Haines et al. Journal of Clinical Epidemiology，11/2013.

https：//www. researchgate. net/publication/258922041＿ A＿ novel＿ research＿ design＿ can＿ aid＿ disinvestment＿ from＿ existing＿ health＿ technologies＿ with＿ uncertain＿ effectiveness＿ cost － effectiveness＿ andor＿ safety

· 在存在的卫生服务中更好地选定目标的计划－时事分析（2012）

National Health Committee （NHC），New Zealand.

http：//nhc. health. govt. nz/system/files/documents/publications/disinvestement － think － piece － sept2012 － v2. pdf

· 卫生技术撤资程序指南（2010）

Basque Office for Health Technology Assessment （Osteba）. Department of Health and Con-sumer Affairs of the Basque Country. Health Policy. 12/2010；98 （2 － 3）：218—26.

https：//www. researchgate. net/publication/45271178_ Guiding_ the_ process_ of_ health_ technology_ disinvestment

· 撤资。特定国家撤资经验和挑战回顾（2011）

LBI-HTA. Project Report.

http：//eprints. hta. lbg. ac. at/926/1/HTA – Projektbericht_ Nr57. pdf

· 维多利亚时代卫生服务领域中卫生技术引进、扩散和撤资，未来的方向（2007）

Department of Human Services workshop discussion paper，Australia.

http：//www. health. vic. govau/newtech/documents/new – tech – workshop – discussion. pdf

· 加拿大卫生技术过时的政策视角（2009）

Canadian Agency for Drugs and Technologies in Health（CADTH）. Discussion paper.

https：//www. cadth. ca/media/policy_ forum_ section/Obsolescence% 20of% 20Health% 20Technologies% 20in% 20Canada_ Policy_ Forum_ e. pdf

· 再分配的撤资：确定卫生服务的优先级的过程（2010）

Health Policy 95（2010）137—143.

http：//web1. sssup. it/pubblicazioni/ugov_ files/302619_ Disinvestmentforre – allocation_ 2009. pdf

· 解体很困难：卫生医疗技术的撤资比投资更困难（2012）

Australian health review：a publication of the Australian Hospital Association（2012）；36（2）：148—52.

https：//opus. lib. uts. edu. au/bitstream/handle/10453/18810/2010005226OK. pdf？ sequence = 1

· 从政策制定者的视角探究从无效的卫生实践中撤资（2008）

International Journal of Technology Assessment in Health Care，24：1（2008），1—9.

http：//www. kvalitetogprioritering. no/_ attachment/13112

· NICE 技术评价在 NHS 资源分配中的作用（2007）

British Medical Bulletin 2007；81 and 82：51—64.

http：//bmb. oxfordjournals. org/content/81 – 82/1/51. full. pdf + html

· 卫生技术的利用 – 不要看哪里有光，在有看的必要的地方点亮你的光！使资源分配决策与本国卫生目标相一致；以以色列的卫生服务系统为例说明（2009）

Health Policy 92（2009）268—275.

http：//www. med. mcgill. ca/epidemiology/courses/EPIB654/Summer2010/Policy/HTA% 20Israeli% 20system. pdf

· 识别当前存在的性价比低的卫生服务（2009）

The Medical Journal of Australia（2009）. 190（5）：269—273.

https：//www. mja. com. au/journal/2009/190/5/identifying – existing – health – care – services – do – not – provide – value – money

撤资的方法学指南

- 我们应该做什么来确保卫生系统的可持续性？（2011）

  Research paper no. 4，2011—12，Parliament of Australia.

  http：//parlinfo. aph. gov. au/parlInfo/download/library/prspub/1234561/upload _ binary/ 1234561. pdf；fileType = application/pdf#search = % 222010s% 20boxall，% 20anne - marie% 22

- 形成一个撤资框架来指导卫生服务提供机构的资源分配决策（2010）

  Research master's paper.

  https：//circle. ubc. ca/bitstream/handle/2429/43366/ubc _ 2012 _ fall _ schmidt _ diane. pdf？sequence = 1

- 辅助生殖技术的撤资政策和公共资金：与三个关键利益相关群体协商约定的结果（2014）

  Hodgetts et al. BMC Health Services Research 2014，14：204.

  http：//www. biomedcentral. com/content/pdf/1472 – 6963 – 14 – 204. pdf

- 高成本卫生技术引进的政策规定（2014 被替代）

  Western Australian Policy Advisory Committee on Technology.

  http：//www. health. wa. gov. au/circularsnew/attachments/493. pdf

- 关键因素是什么，如何衡量这些关键因素：在撤资中医生的证据阐述

  Social Science & Medicine，Volume 75，Issue 12，December 2012，Pages 2191—2199.

  http：//www. sciencedirect. com/science/article/pii/S0277953612006223

- 弃用和撤资工具包（2010—11）

  South East Essex，NHS.

  http：//commissioning. libraryservices. nhs. uk/wp – content/uploads/2013/06/7 – july – 2010 – decommissioning – disinvestment – toolkit. pdf

- 应对卫生服务中撤资：英国 NHS 资源分配方法（2013）

  Journal of Health Organization and Management，Vol. 27 Iss 6 pp. 762—780.

  http：//www. emeraldinsight. com/doi/pdfplus/10. 1108/JHOM – 11 – 2012 – 0225

- 退役工具包。应对变化的需求和提供有价值的服务的最佳实践方法。

  CROYDON gov uk.

  https：//www. croydon. gov. uk/sites/default/files/articles/downloads/decommissioning. pdf

- 将临床实践因素作为政府人员和临床医生在卫生服务撤资中识别和确定优先级的方法（2011）

  NIHR Service Delivery and Organisation Programme，NHS NICE.

  https：//www. nihr. ac. uk/_ _ data/assets/pdf_ file/0008/54998/PRO – 09 – 1006 – 25. pdf

·投资和撤资政策（2013）

North Manchester Clinical Commissioning Group，NHS.

http：//www. manchester. nhs. uk/document ＿ uploads/Policies ＿ Procedures/NMCCG%

20Investment%20and%20Disinvestment%20Policy%20%20%28Final%29＿7065f. pdf

·理性撤资（2010）。评论

An International Journal of Medicine（2010）；103：801—807.

http：//qjmed. oxfordjournals. org/content/qjmed/103/10/801. full. pdf

·威尔士卫生改善支出的项目预算和边际分析（PBMA）：生命周期中的撤资和再投资（2014）

Edwards et al. BMC Public Health 2014，14：837.

http：//www. biomedcentralcom/content/pdf/1471 － 2458 － 14 － 837. pdf

·"我不会把它叫做定量配给"从理论和实践进行分析的，有关卫生服务撤资的人种学研究（2015）

Social Science & Medicine，Volume 128，March 2015，Pages 273—281.

http：//www. sciencedirect. com/science/article/pii/S0277953615000283

·ASTUTE 卫生研究方案：协商的利益相关者参与来进行卫生服务撤资的实施方法（2012）

Watt et al. Implementation Science 2012，7：101.

http：//www. sciencedirect. com/science/article/pii/S0277953612006223

·临床医生参与基于证据的撤资：职责和证据认知（2012）

International Journal of Technology Assessment in Health Care / Volume 28 / Issue 03 / July 2012，pp 211—219.

http：//w. ncbi. nlm. nih. gov/pubmed/22980696

·关于撤资的项目预算和边际分析（PBMA）的重新定位（2010）

Mortimer BMC Health Services Research 2010，10：288.

http：//www. biomedcentral. com/content/pdf/1472 － 6963 － 10 － 288. pdf

·高成本卫生技术简介（2013）

Government of Western Australia，Department of Health，2013.

http：//www. health. wa. gov. au/circularsNew/attachments/920. pdf

·不孕和剖腹程序的趋势：NICE 撤资指南是否实施了？NICE 推荐提醒（2013）

Chamberlain et al. BMC Public Health 2013，13：112.

http：//www. biomedcentral. com/content/pdf/1471 － 2458 － 13 － 112. pdf

·基于证据来终止低效的方案：NICE 和 Cochrane 协同合作（2011）
Presentation.

http：//www. g – i – n. net/document – store/g – i – n – conferences/seoul – 2011/presenta-tions – seoul – 2011/short – orals – seoul – 2011/o62_ leng_ using – evidence – to – stop – in-appropriate – practice_ 300811. pdf

·Diana 卫生。分析卫生服务的恰当性的倡议的传播（倡议和推荐）

http：//www. dianasalud. com/index. php/

·PriTec 工具 （avalia – T）

http：//www. pritectools. es/%20

http：/pritectools. es/Controlador/documentosAction. php? idioma = en

工具9　评估过程中用到的计算器列表

设计该工具的目的是什么？

需要对 HTA 中的结果进行定量化描述。如果要评估技术的临床效果，可以使用计算器对相对或绝对测量结果进行定量化。

此工具为实施 HTA 提供适用的计算器链接。

该工具为谁而设？

工具面向 HB-HTA 部门和其他负责向医院提供 HB-HTA 报告的团体。

流行病学计算器

诊断测试评估计算器： →灵敏度 →特异度 →阳性似然比 →阴性似然比 →患病率 →阳性预测值 →阴性预测值 →相对危险度，95% 可信区间（95% CI），z 统计量和 p 值 →比值比（OR），95% 可信区间（95% CI），z 统计量和 p 值	MedCalc 易用统计软件 点击 http：//www. medcalc. org/calc/查看更多内容

效果大小计算器： →标准化均数差（d） →相关系数（r） 比值比（OR）和风险比（RR）计算器： →2 * 2 频率表 →二项分布比 →Phi 系数和边际分布 →卡方（df = 1）和边际分布 →标准化均数差（d）	实用的荟萃分析效果大小计算器 美国乔治梅森大学，Campbell 协作 点击 http：//www. campbellcollaboration. org/escalc/html/EffectSizeCalculator – OR5. php 查看更多内容
针对以下内容的计算器： →诊断试验（敏感性、特异性、阳性预测值（PPV）、净现值（NPV）、LR + 、LR –） →前瞻性研究（RR、ARR、NNT） →病例对照研究（OR） →随机对照试验（RRR、ARR、NNT、OR） →比值比和 NNT 转换	多伦多循证医学中心 KT 交换中心，网站由加拿大卫生研究所（CIHR）资助 点击 http：//ktclearinghouse. ca/cebm/ practise/ca/calculators 查看更多内容
得出以下结果的计算器： →ARR、ARR 的 SE、ARR 95% CI →NNT、NNT 的 95% CI →RR、RR 的 95% CI →RRR、RRR 的 95% CI →OR、OR 的 95% C	组间比较计算器 点击 http：//www. neoweb. org. uk/Addi- tions/compare. htm 查看更多内容
得出以下结果的计算器： →绝对危险度的降低 →相对危险度 →相对危险度的降低 →需要治疗的人数 →NNT 和 RR 的关系	需要治疗的人数——NNT 计算器 点击 http：//nntcalculator. com/查看更多内容
得出以下结果的计算器： →试验组事件发生率（EER） →对照组事件发生率（CER） →绝对危险的降低率（ARR） →相对危险度的降低率（RRR） →需要治疗的人数（NNT） →比值比（OR） →相对危险度（RR）	MUSM 图书馆 EBM 工具包 Mercer 医学图书馆，Mercer 大学医学院 点击 http：//sh. 114so. cn/dnsA. aspx？ AIMT = http%3A//www. med. mercer. edu/library/mobile – ebm/calculators. htm&host = www. med. mercer. edu&refer = &server = 162&pre = 1492070116410 查 看更多内容

评估过程中用到的流行病学计算器

得出以下结果的计算器： →灵敏度 →特异度 →阳性似然比（LR＋） →阴性似然比（LR＋） →阳性预测值（＋PV）/实验组事件发生率（EER） →阴性预测值（PV）/对照组事件发生率（CER） →相对危险度（RR）	临床统计计算器（ATSU） 点击 https：//www.atsu.edu/ebm/step3/stats_calculator.xls 查看更多内容
→比值比（OR） →绝对危险度的降低（ARR）/绝对危险度的增加（ARI） →相对危险度降低（RRR）/相对危险度增加（RRI） →需要治疗的数量（NNT）/需受伤害的数量（NNH）	临床统计计算器（ATSU） 点击 https：//www.atsu.edu/ebm/step3/stats_calculator.xls 查看更多内容
可用电子表格计算以下结果的可信区间： →均值 →两组均值差 →比例或比值 →比较两个比例（绝对危险度的降低、需要治疗的数量、相对危险度、相对危险度的降低和比值比） →灵敏度 →特异度 →两级似然比	可信区间计算器 —— PEDro（xls） 点击 http：//www.pedro.org.au/english/downloads/confidence – interval – calculator/查看更多内容
得出以下结果的计算器： →比值比 →绝对危险度的降低（正值：绝对危险度的降低，负值：绝对危险度的增加） →相对危险度的降低（正值：相对危险度的减少，负值：相对危险度的增加） →需治疗的人数(正值：需要治疗的人数，负值：需伤害的人数) →病人期望的事件发生率 →比值比（Z检验） →两个比例的差异（Z检验） →关联的卡方检验	可信区间计算器（xls） 中国临床研究和统计中心（CCRB） 点击 http：//www.pedro.org.au/english/downloads/confidence – interval – calculator/查看更多内容
得出以下结果的计算器： →治疗组的绝对危险度 →对照组的绝对危险度 →绝对危险度的降低（ARR） →相对危险度（RR） →相对危险度的降低 →治疗组的比率 →对照组的比率 →比值比（OR） →需要治疗的人数（NNT）	SIGN 计算器（xls） 点击 http：//www.sign.ac.uk/methodology/index.html 查看更多内容

评估过程中用到的流行病学计算器

续表

得出以下结果的计算器： →可信区间（CI） →灵敏度 →特异度 →PPV →基于 Wilson 方法的 NPV	统计资源（xls） 点击 http：//medweb4. bham. ac. uk/websites/wm-htac/handbook/methods/clinical_ effectiveness/re-sources/statistics/statistical_ resources. htm 查看更多内容
效果大小计算器： →标准化均数差 →相关程度	效果大小计算器 点击 http：//www. polyu. edu. hk/mm/effectsizefaqs/calculator/calculator. html 查看更多内容
流行病学计算器的 openEpi 收集	OpenEpi 点击 http：//www. openepi. com/Power/PowerRCT. htm 查看更多内容
实施贝叶斯网络荟萃分析的工具	NetMetaXL 点击 http：//www. netmetaxl. com/download. html 查看更多内容
CADTH 间接治疗比较（ITC）软件	荟萃分析用于间接治疗比较的 CADTH 软件 点击 http：//www. cadth. ca/en/products/methods – and – guidelines/publication/884 查看更多内容
用于以下目的的软件： →间接比较（针对绝对效果） →混合比较（针对绝对效果）	荟萃分析间接比较（xls） 点击 http：//www. netmetaxl. com/download. html 查看更多内容

评估过程中用到的流行病学计算器

其他计算器

可帮助卫生服务提供者、管理者和病人获得具有成本效果的卫生服务结果的决策工具、问卷和软件。 示例： 成本效果计算器和图示仪，荟萃分析计算器和图示仪，EpiMax 表格计算器，完全信息期望值（EV-PI），增量净效益分析（INB），成本效益的可接受曲线（CEAC），增量成本效果比（ICER），增量成本效果（ICE）。	卫生决策策略，LLC 点击 http：//www. healthstrategy. com/objectiv. htm#top%20of%20objectives 查看更多内容
成本效益分析模板 →未贴现现金流 →折现率流 →已贴现现金流 →净现值 　内部收益率	成本效益分析模板，版本 2. 02（xls） 点击 http：//engineeringsolutions. homestead. com/files/CBA. template. v2. 02. 1_ – _ locked. XLS 查看更多内容

评估过程中用到的其他计算器

工具 10 拥有 HTA 部门或开展 HTA 活动医院的网站

设计该工具的目的是什么？

此工具将提供所有现有 HB-HTA 部门的综合信息。可通过对网址进行搜索为 HB-HTA 报告收集必要的数据。

该工具为谁而设？

工具面向医院部门和实施 HTA 的机构，帮助识别外部 HB-HTA 报告，可用于生成 HTA 报告的过程（临床和/或经济学部分）。

有 HTA 部门或 HTA 活动的医院

加拿大

◎ETMIS（服务评价技术和健康干预模式），蒙特利尔大学医疗中心（CHUM）

🖥http://www.chumontreal.qc.ca/dossier－l－evaluation－des－technologies－et－des－modes－d－intervention－en－sante－etmis

丹麦

◎欧登塞大学医院（Odense University Hospital）

✉Sdr. Bouldevard 29，5000 Odense，Denmark

✉ouh. dir@ rsyd. dk

🖥http://www.ouh. dk/wm122110

◎斯莱格思医院（Slagelse Hospital）

✉Ingemannsvej 18，4200 Slagelse，Denmark

✉nsrsygehus@ regionsjaelland. dk

☎+ 45 58 55 90 00

◎国王医院（Rigshospitalet）

✉Blegdamsvej 9，2100 København Ø，Denmark

✉rigshospitalet@ rh. regionh. dk

☎+45 3545 3545

🖥https://www. rigshospitalet. dk/english/Pages/default. aspx

◎奥胡斯大学医院（Aarhus University Hospital）

✉44 Norrebrogade，8000 Aarhus C

✉auh@ rm. dk

☎+45 7845 0000

🖥http://www.auh. dk/english/

爱沙尼亚

◎塔尔图大学医院（Tartu University Hospital）（由塔尔图大学公共卫生学院的 HTA 部门支持）

   ✉ Margus. Ulst@ kliinikum. ee   ✉ Raul. Kiivet@ ut. ee

芬兰

◎赫尔辛基和新地省的医院区（Hospital District of Helsinki and Uusimaa）

   ✉ kimmo. mattila@ hus. fi

◎芬兰西南部医院区（Hospital District of Southwest Finland）

   ✉ tuija. ikonen@ tyks. fi

◎皮尔卡医院区（Pirkanmaa Hospital District）

   ✉ anna – kaisa. parkkila@ pshp. fi

◎北博腾医院区 Northern Ostrobothnia Hospital District

   ✉ miia. turpeinen@ ppshp. fi

◎库奥皮奥大学医院（Kuopio University Hospital）

   ✉ risto. roine@ kys. fi

意大利

◎罗马杰梅利大学医院（University Hospital Agostino Gemelli，Rome）

   🖥 http：//www. policlinicogemelli. it/

◎乌迪内圣母大学医院（University Hospital Santa Maria della Misericordia，Udine）

   🖥 http：//www. ospedaleudine. it/

◎都灵健康城市大学医院（University Hospital Città della Salute，Turin）

   🖥 http：//www. cittadellasalute. to. it/

◎帕多瓦大学医院（University Hospital，Padua）

   🖥 http：//www. sanita. padova. it/

◎帕维亚马太福音医院科学院（Scientific Institute Policlinico San Matteo，Pavia）

   🖥 http：//www. sanmatteo. org/

◎罗马儿童医院科学院（Scientific Institute Ospedale Pediatrico Bambino Gesù，Rome）

   🖥 http：//www. ospedalebambinogesu. it

挪威

◎挪威奥斯陆大学医院（Oslo University Hospital）

   🖥 http：//www. oslo – universitetssykehus. no/om – oss/english

◎Helse Bergen

   🖥 http：//www. helse – bergen. no/no/Sider/default. aspx

西班牙

◎巴塞罗那医院（Hospital Clínic de Barcelona）

   ✉ lsampiet@ clinic. ub. es

   ☎ + 34 93 227 54 00（ext. 4090）

   🖥 http：//www. hospitalclinic. org/

有 HTA
部门或
HTA
活动的
医院

有 HTA
部门或
HTA
活动的
医院

◎巴塞罗那 Sant Joan de Déu 儿童医院（Hospital Sant Joan de Déu）

✉ jmharo@ pssjd. org

☎ http：//www. pssjd. org/

◎圣十字圣保罗医院（Hospital de la Santa Creu i Sant Pau）

✉ xbonfill@ santpau. cat

🖥 http：//www. iibsantpau. cat/portal/es/iib/113751

🖥 http：//www. cochrane. es/

◎十字架大学医院（Hospital Universitario Cruces）

✉ mariateresa. acaiturriayesta@ osakidetza. net

🖥 http：//www. hospitalcruces. com/

◎irgen del Rocío 大学医院（Hospital Universitario Virgen del Rocío）

✉ soledad. benot. sspa@ juntadeandalucia. es

瑞典

◎CAMTÖ（Örebro 医学技术评价中心）Örebro 大学医院

🖥 http：//www. regionorebrolan. se/en/research/forskningsomraden/centre – for – assessment – of – medi-
cal – technology – in – orebro – 1/

◎HTA 中心，哥德堡 Sahlgrenska 大学医院（HTA-Centrum，Sahlgrenska University Hospital，Gothenburg）

🖥 https：//www2. sahlgrenska. se/su/hta – centrum

瑞士

◎瑞士洛桑大学医院（Lausanne University Hospital）

✉ Unité d'évaluation technologique，Direction médicale，Bugnon 21，1011 Lausanne，Switzerland

☎ + 41 21 314 18 02

土耳其

◎安卡拉 Numune 培训和研究医院（Ankara Numune Training and Research Hospital）

🖥 http：//www. anhhta. org/

其他实施 HB-HTA 的机构

其他
实施
HB-HTA
的机构

加拿大

◎卫生技术评估部门（TAU），麦吉尔大学健康中心（MUHC），蒙特利尔

🖥 http：//www. mcgill. ca/tau/technology – assessment – unit – mcgill – university – health – centre

◎当地卫生技术评估（HTA）项目，加拿大亚伯达省卫生服务

🖥 http：//www. albertahealthservices. ca/4470. asp

芬兰

◎MUMM 项目（隶属于国家健康福利机构的芬兰办公室联合投资的卫生技术评估（FINOHTA），并由 20 家医院区提供专业卫生服务）

💻 https：//www. thl. fi/en/web/thlfi – en/research – and – expertwork/projects – and – programmes/ mumm – programme

法国

◎CEDIT（技术创新评估和传播委员会），HB-HTA 机构，巴黎公立医院

💻 https：//cedit. aphp. fr/cedit – hta – agency

挪威

◎挪威 HB-HTA 国家数据库

💻 http：//www. helsebiblioteket. no/minimetodevurdering

瑞典

◎Metodrådet SLL-卫生技术评估-HTA ，斯德哥尔摩国家议会

💻 http：//www. vardgivarguiden. se/utbildningutveckling/Vardutveckling/HTA/

其他
实施
HB-HTA
的机构

指导原则 2 中的潜在问题及解决方案

使用适合的方法和工具

◎**潜在问题**：所涉及的医院成员不熟悉 HB-HTA（如在医院财务部门和管理部门工作的经济学专业人员），他们对相关概念的理解感到困惑。因此，从这些不熟悉 HB-HTA 的医院成员中难以获得正确的数据。

☐**解决方案**：将相关医院成员纳入到 HB-HTA 的全过程中。向他们说明你需要的数据并且确保那些不熟悉 HB-HTA 的医院成员理解你的需求。

◎**潜在问题**：HB-HTA 没有找到文献记载的研究和证据，因为所评估的技术属于新技术而尚未得到完全地研究，相关论文也未在同行评审杂志中出现。

☐**解决方案**：查找灰色文献和会议摘要。在已使用该技术的医院寻求使用者的真实体验和专家意见。在临床研究数据库（例如 https：//www. clinicaltrial. gov/）中查找正在使用该技术的医院并与他们联系。

◎**潜在问题**：医学文献无法提供临床信息以及新技术的成本驱动因素（例如，每个病房的住院时间，操作时间）。

☐**解决方案**：与你医院里的各类专家联系，他们可能会基于自己的临床经验为你提供这些信息。

◎**潜在问题**：策略性信息（HB-HTA 报告中一个相关的领域）不易获取。

☐**解决方案**：向临床医生、医院经济学专家和管理人员询问与待引进新技术相关的策

略性问题。询问临床医生，该项新技术可能对医院其他部门产生影响吗？如果该项新技术可能影响其他部门，请询问这些可能出现的影响。询问临床医生或医院管理人员，你所在地区或国家是否有其他医院已经引进了该项新技术。与新技术的生产方接触，他们可能会告知该项新技术在你所在地区或国家分布的情况。

◎**潜在问题**：临床医生作为申请人时，他们在文献检索和出版物选择时，由于未提供充足的详细信息而难以避免选择偏倚发生。

□**解决方案**：制定文献检索、检索结果描述的标准或者使用国际标准。

◎**潜在问题**：临床医生作为申请人时，可能不习惯于系统地合成证据而造成报告中的证据偏差（当由临床医生进行系统综述时）。

□**解决方案**：与临床医生建立密切联系，以确保他/她得到良好实践方法的指导。必要时进行指导、监督和培训。

◎**潜在问题**：临床医生作为申请人时，常常高估（或低估）适合使用新技术的患者数量或者资源消耗量（比如，住院时长）。

□**解决方案**：要求申请者（临床医生）选择的患者为过去一年中适合使用新技术者并统计人数。询问医院管理人员过去几年出院患者人数；检索医院数据库（如果可以）获取资源消耗信息。

HB-HTA 报告的可复制性

◎**潜在问题**：HB-HTA 报告并非总是高质量的（例如，未采用系统性方法进行文献检索，未评估证据质量，未清晰描述经济学评估方法或者假设），这些使 HB-HTA 报告的可复制性受到影响。

□**解决方案**：对新技术评估中的每个步骤给予明确解释。使用已有的各种质量检查表（例如，AdHopHTA 质量检查清单）来确保产出高质量的 HB-HTA 报告。列出 HB-HTA 报告的受限条件。

◎**潜在问题**：如果 HB-HTA 报告是基于外来的生产企业的 HTA 报告形成的，则会引起对其客观性的关注。

□**解决方案**：对来自生产企业的报告应该尽力确定其中可能的偏倚来源。在 HB-HTA 报告的讨论部分陈述存在的偏倚或者设法消除这些偏倚。

◎**潜在问题**：不知道如何基于某些外部 HTA 报告来形成 HB-HTA 报告，这些外部 HTA 报告可能具有不同视角并且没有清晰描述使用的方法和数据来源。

□**解决方案**：与这些外部评估报告的作者联系以获取更多信息。确定这些外部报告中哪些部分可外推至你的机构中而哪些是你必须自己完成的（例如，遵照 EUnetHTA 的 HTA 改编工具包）。

◎**潜在问题**：在试图从其他的 HB-HTA 报告选取信息的时候，不易区分可通用信息与本地信息。

□**解决方案**：使用报告模板来完成 HB-HTA，例如，AdHopHTA mini-HTA 模板是以结构化的方式呈现信息。当撰写 HB-HTA 报告帮助其他可能对此有兴趣的医院采纳信息时可妥善利用参考。当地信息可以作为"来自我们医院的数据"的一种参考。

指导原则 3　HB-HTA 过程：独立、无偏倚、透明、利益相关方参与。

·HB-HTA 过程涉及所有利益相关方，以无偏倚和透明的方式开展，确保独立性，并与医院利益相关方适当交流。

工具 11　使医院关键利益相关方广泛参与的交流材料

设计该工具的目的是什么？

任何一个 HB-HTA 部门的成功都取决于其与关键医院利益相关方在工作上的关系。这一活动的相关性应获得医院利益相关方的理解和赞同。另外，他们应该认同他们对评估过程的参与是使 HB-HTA 报告适用于他们所处的医院环境的关键因素。

此工具提供交流材料示例，交流材料用于理想情况下应参与到评估中的医院关键利益相关方，以达到促进 HB-HTA 的目的。[见工具 12]

该工具为谁而设？

此工具主要面对有兴趣在医院建立 HB-HTA 部门的人群。

联系医院关键利益相关方和倡导 HB-HTA 观念的材料

促进基于证据的决策的使用

适用于：

·推动者和受众在循证医学和 HB-HTA 领域都不怎么有经验。

·推动者和受众级别相同。

联系医院关键利益方和倡导 HB-HTA 观念的材料

1. 推动者需要思考的问题

- 受众对 HB-HTA 这一术语是否满意或接受？
- 是否有别的术语更有助于促进基于证据的决策这一理念的传播？

预测受众可能有的问题和期望，如：

"我们需要比现在已有的要多的技术投资。"

"有很多更好的技术，但是我们负担不起。"

"我们需要最好的尖端技术。"

"我们如何让政策决策者明白我们需要某器械。"

"我们知道现在每个人都需要证据，但是使用当前的证据还存在一定的困难。"

为他们的问题提供解决方法，如：

"我会告诉你如何更好地为你需要的新技术提供论据。"

"我会简单地告诉你我们当前已经使用的证据资源，以及如何改善选择证据的方式使决策者明白某技术和日常临床实践相关。"

2. 需要传递给受众的必要的信息/答案

为什么基于证据和/或 HB-HTA 是很重要的？

这关乎科学，它不仅为医院提供有关有效性、安全性的结果，而且提供有关成本、组织机构和伦理问题的信息。

在我们国家谁做 HTA？可以从哪里找到信息？

告诉你的受众，国家或当地有哪些 HTA 机构，这些机构会生成何种类型的报告，如何获得这些报告。提供已经成立 HB-HTA 部门的其他医院的信息，并为使用这些知识提供信息[见工具 10]。这两种类型的建议都可能使已有的 HB-HTA 部门产生附加的价值。

怎样使个人获得较多相关知识并参与其中？

- 告诉受众在你们的国家存在的基于证据的活动以及基于证据的决策和相关学习机会等。
- 开始让你的受众考虑在医院中哪些人应该参与到 HB-HTA 活动中（如医生、护士、技术人员、行政人员、管理人员等）。

成功的案例

- 在你的医院或科室最近是否有因为使用 HB-HTA 而使某些讨论或者问题产生积极结果的案例？
- 介绍 HB-HTA 成功的案例。

联系医院关键利益方和倡导 HB-HTA 观念的材料

推动 HB-HTA 部门的理念和发展

适用于：

· 推动者和受众对 HB-HTA 理念很熟悉。

· 受众的级别可能更高。

1. 推动者需要思考的问题

> · 受众对 HB-HTA 这一术语是否满意或接受？
>
> · 是否有别的术语会更有助于促进基于证据的决策这一理念的传播？

预测受众可能有的问题和期望，如：

"我们知道现在每个人都需要证据，但是使用当前的证据还存在一定的困难。"

"许多人认为 HTA 是由国家或者当地的机构执行的，与他们日常的临床实践没有密切的关系。"

为他们的问题提供解决方法，如：

"我会告诉你我们医院成立的 HB-HTA 部门是如何发挥作用的，包括如何改善处理证据的方式，使证据与当地实践相关，以及如何使医院改善新技术投资的决策。"

2. 需要传递给受众的必要的信息/答案

HB-HTA 的重要性？

· 这关乎科学，它不仅为医院提供有关有效性、安全性的结果，而且提供有关成本、组织机构和伦理问题的信息。

· 它专门针对每个医院的情况，解答本地区特异的研究问题（包括对照的选择），考虑当地的需求和压力、组织程序（服务是如何组织的）、财政资源（预算影响分析）、现有的报销体系和医院的战略问题。

为什么实施 HB-HTA？HB-HTA 会带来什么收益？

· 稳定或紧缩的医院预算加上不断涌入的新技术，使确定技术的优先级变得很有必要。而 HB-HTA 正是一种确定优先级的工具。

· HB-HTA 为医院决策者提供基于科学的多方面的信息，这些信息对实施和投资决策很重要。

· 来自 HB-HTA 的信息会优于本国或当地 HTA 机构提供的信息，因为 HB-HTA 的信息快速和有时效，专门针对医院环境，专门针对医院管理者的信息需求。

联系医院关键利益方和倡导 HB-HTA 观念的材料

· HB-HTA 为是否在医院引进某技术的决策提供必要的依据。

· HB-HTA 增加医院使用的技术的有效性。

· 有证据显示 HB-HTA 可以改善医院财政管理的效率。

如何在医院实施 HB-HTA？如何成立 HB-HTA 部门？

· 医院卫生技术评估（AdHopHTA）手册

· AdHopHTA 工具包

· 来自实施 HB-HTA 的国家的案例

· 如何使 HB-HTA 在医院的技术投资决策中发挥作用？

· 聚焦于自己医院的环境，讨论哪些人应参与其中。

· HB-HTA 部门应与哪些医院决策流程（预算规划、采购）合作？对这些流程进行识别和定位，并具体确定流程中的各个角色。

· 医院内其他非技术决策人员可从 HB-HTA 部门收集的证据中获益。

成功的案例

· 在你的医院或科室最近是否有因为使用 HB-HTA 而使某些讨论或者问题产生积极结果的案例？

· 介绍 HB-HTA 成功的案例。

成功的案例

赫尔辛基医院卫生技术快速评估

培养的软骨细胞移植不优于成本更低的替代品

自体软骨细胞移植（ACI）是一种外科手术技术，此技术需要将培养的软骨细胞植入受损的软骨，最常见于膝关节。其目的是缓解疼痛，减缓骨关节炎的进展，从而延缓对关节置换手术的需求。

虽然在 20 世纪 80 年代末已经引入，但是 ACI 在治疗软骨损伤上的作用仍不明确，其中部分原因是 ACI 比其替代治疗方法要昂贵许多。软骨损伤见于 60% 的基于不同目的的膝关节内窥镜检查。为了阐明 ACI 在治疗软骨损伤中的作用，赫尔辛基大学医院的 HB-HTA 团队针对这个问题进行了快速评估。

结论是 ACI 和替代手术疗法，如微创技术和镶嵌式成形术的安全性和效果相同，在短期和中期的随访中可以缓解关节症状。然而没有证据表明 ACI 优于替代疗法，因此 ACI 作为一种更昂贵的选择，应该在特定情况下才使用，其使用应该基于慎重全面的考虑。ACI 使用的特定情况可能包括，大面积（> 4 cm²）的膝关节软骨损伤或其他治疗均无效的情况。

罗马药物多学科评估

HB-HTA 新药引进决策

Agostino Gemelli 医院大学于 2000 年在罗马建立了意大利第一个 HTA 机构。2013 年起，HB-HTA 开始在这所教学医院的新药引进中发挥不可或缺的作用。在医生提出将某新药引进医院药品目录的申请后，医院药物和技术委员会（COFT）会基于 HB-HTA 部门和医院药房的协同合作做出决策。

这个协同的快速评价会基于发表的证据、药物经济学和医院特异性数据，包括与已纳入药品目录的参考物相对照的数据，来评估新药的有效性、安全性、成本和组织影响。HB-HTA部门拥有与意大利药品局长期合作的经验，医院药房了解内部组织需求的具体信息，同时与医生有近距离的接触。

这种联合快速评估提供了支持医院 COFT 决策的战略工具，它架起了临床需求和预算限制的桥梁。另外 HB-HTA 部门最近提出对新药引入后进行监测的建议。在一个试点项目中，医院药房开始对最新引进的两种药物，追踪他们的处方和由此产生的费用。这些数据会被拿来与项目引进方案中医生预估的数据做比较，用于后期医院药品目录的调整。

巴塞罗那影响评估

一种新引入的技术对生命质量的影响，此技术用于乳腺癌手术治疗（LIAC）

对于肿瘤较小（<5cm）的乳腺癌患者，在传统治疗中，在接受过保乳手术治疗后，还需要接受 30 个疗程的体外放射治疗。经常性就诊会成为患者的负担，也会挑战医院放射治疗的能力。术中放射治疗（IORT）使用线性加速器（LIAC ®），对于无局部复发风险的 1 期和 2 期乳腺癌患者，IORT 或许可以替代体外放射治疗。

HB-HTA 部门对 IOPT-LIAC ® 的评估显示，与传统治疗方法（保乳手术后体外放射治疗）相比，IOPT-LIAC ® 更有优势，如只需 1 个疗程而非 30 个疗程，患者的整体满意度更高。但是有关此技术的临床效果的证据很少或者质量较低。尽管如此，在目标人群中使用 IOPT-LIAC ® 似乎对改善疗效和患者的总体生命质量有积极的作用。

巴塞罗那医院门诊部最终引进了 IORT-LIAC ®，在引入前经历了与 IORT-LIAC ® 技术的付费方的谈判，同时按照研究方案进行了研究，包括全面系统的评估新技术的治疗费用、患者满意度、对传统放疗等候情况的影响。研究方案的初步结果显示，每 39 个患者使用 IORT-LIAC ® 治疗可以减少 21～32 个等候位置。这可以增强医院放射治疗的能力，可以治疗更多新的病人。同时此技术可以减少治疗中的就诊次数，进而改善病人的生命质量。HB-HTA的技术引入管理方法使得研究方案中技术的批准成为可能。对于表明 IORT-LIAC ® 对医院的工作安排和病人的生命质量有积极作用的医院，会批准该医院对 IORT-LIAC ® 的支付。

工具 12　理想状态下评估过程中应参与的所有利益相关方清单

设计该工具的目的是什么？

HTA 过程中涉及的所有利益相关方的参与可以使报告最终的结果更有价值和更加可接受。在评估过程启动前，需要识别出关键利益相关方，并使其参与其中。

此工具提供理想情况下评估过程中应参与的所有关键利益相关方的清单。

该工具为谁而设？

工具面向 HB-HTA 部门的评估团队或者负责向医院提供 HB-HTA 报告的外部团体。

医院评估过程中应参与的利益相关方

○ 临床专家和其他卫生服务专业人员，如护士，生物工程师（如适用）

○ HB-HTA 专家（主要有临床医生，公共卫生专家，卫生经济学家）

○ 财务人员（有经济学技能的人）

○ 图书馆管理员（如果 HB-HTA 部门没有文献资料工作者）

○ 有法律学技能的人（如适用）

○ 有医学伦理学技能的人（如适用）

○ 患者（如适用）

工具 13　有关利益冲突的案例

设计该工具的目的是什么？

确保评估过程与特殊利益团体之间的独立性是最佳实践的要求之一，这也是每一个 HTA 团队都明白的原则。同样，医院也高度重视寻求一个透明的、不偏倚的评估过程。披露所有的利益冲突（利益公开）可以促进评估过程的独立性和无偏性。

此工具的目的是识别潜在的利益冲突的来源，同时寻找利益公开的方法。

该工具为谁而设？

该工具面向 HB-HTA 部门的评估团队（参与评估过程的任何团体或个人，如 HB-HTA部门，卫生服务专业人员等），旨在使评估过程中的偏倚最小化，并确保与特定利益团体之间的独立性。

医院评估过程中应参与的利益相关方清单

利益冲突的定义

利益冲突是指会产生有关主要利益的专业判断或行动受到次要利益的不当影响风险的一系列情况[①]。

这里，主要利益是指专业活动的目的以及专业任务所衍生的所有义务和权力。在 HB-HTA 领域，主要利益是指促进和保护 HTA 的公正性。

次要利益是指任何财务或者非财务的收益、关系、职业发展的或个人发展的期望[②]。

下面概括了 HB-HTA 中可能存在的利益冲突最常见的来源。

· 属于某评估团队中的个人或团体当前或最近参与被评估卫生技术的供应商/制造商赞助的科研项目。

· 属于某评估团队的个人或团体当前或最近与被评估卫生技术的供应商/制造商的雇佣关系（永久/临时雇佣关系，有偿的咨询服务）。

· 接受来自被评估卫生技术的供应商/制造商的研究项目捐款或资金/支持（用于会议费用、差旅和住宿费用）。

· 属于某评估团队的个人或团体当前或最近参与的活动，该活动由某卫生技术的供应商/制造商赞助。

· 评估团队成员与被评估的卫生技术的供应商/制造商的成员有亲属关系。

· 评估团队成员的配偶或子女与被评估的卫生技术的供应商/制造商的关系（股票或股权关系，雇佣关系，专业服务提供关系）。

[①] 2 principles for Identifying and Assessing Conflicts of Interest." Conflict of Interest in Medical Research, Education, and Practice. Washington, DC: The National Academies Press, 2009.
[②] 同上。

利益冲突的管理

基于评估团队的主要利益，管理利益冲突就是确保潜在的利益冲突不会破坏评估团队的决定、行动和对临床或科学判断的信任[③]。也就是说，专业决策的制定应该基于主要利益而不是次要利益。

然而，利益冲突的存在几乎从来不是简单的"是"或"否"的情况。冲突的程度取决于：

·次要利益的价值（如从待评估技术的供应商或者制造商那里获得的会议演讲费用，这一金钱价值与该演讲人平时工资的关系）。

·关系的亲密度（如隶属于评估团队的个人和被评估的卫生技术的供应商/制造商之间关系的亲密度）。

利益冲突的公开

一个最被认可的合适的利益冲突管理机制是公开特定利益团体之间财务和非财务的关系。这个解决方法在节省时间方面对 HB-HTA 部门尤其有效，因为时效性已被确定为 HB-HTA部门良好实践的重要指导原则。向医院决策者展示与利益团体之间关系的信息，并使决策者意识到次要利益的价值，这些都是必要的，因为这可以帮助决策者确定是否存在利益冲突。利益公开需要向医院决策者提供足够的信息，包括关系的性质、范围、持续时间和金钱价值，使决策者基于此评估次要利益可能干扰评估过程的风险[4]。

同科学杂志类似，国家或地区级别的不同 HTA 机构需要制定各自的利益冲突政策。

例如，《新英格兰医学杂志》（NEJM）规定，利益公开声明必须包括"……所有作者与文章中所研究或讨论的产品的生产公司的关系，与生产类似产品的公司的关系，以及与其他与此主题有利益关系的相关实体的关系"。

对于 HB-HTA 部门或活动，推荐使用下面的《潜在利益冲突公开表格》来管理潜在的利益冲突。这种表格可以作为评估报告的附件。

③同上。
④同上。

潜在利益冲突公开表格

名字：	姓：	日期：
评估报告标题：		

1. 在你看来，在现在或过去（过去 12 个月）你、你的配偶或者子女是否存在某些财务关系，这些财务关系可能导致评估过程在以下方面产生利益冲突？

股票或股权		雇佣关系（永久性的、临时的、全职的、兼职性的）		有偿的咨询或顾问服务	
□是	□否	□是	□否	□是	□否
专利许可		会议演讲、讲座的酬金		研究项目基金	
□是	□否	□是	□否	□是	□否

2. 在你看来，在现在或过去（过去 12 个月）你、你的配偶或者子女是否存在某些非财务关系*，这些非财务关系可能导致评估过程在以下方面产生利益冲突？

□是　　　□否

如果是，请解释这些关系的特点：

公开声明**：

签名：_____

＊个人的或者专业的关系，从属关系，知识或信念。

＊＊如果所有的答案均是"否"：

［作者姓名］没有任何声明/

［作者姓名］不声明任何利益冲突

如果存在财务关系：［作者姓名］以［组织名字］的名义声明［财务关系的特点，如研究项目资助］

如果存在非财务关系：［作者姓名］以［组织名字］的名义声明［非财务关系的特点］。

潜在利益冲突公开表格

工具 14　促进关键利益相关方对 HB-HTA 结果的理解和促进决策过程的工具和方法总结（案例）

设计该工具的目的是什么？

针对 HB-HTA 结果的适当交流是很重要的，每一个 HB-HTA 部门都应该确保所有的关键利益相关方都能理解 HB-HTA 报告中所展示的信息，因为利益相关方将会使用 HB-HTA 报告中的信息来支持决策。

此工具将通过现实案例说明为决策制定提供帮助。

该工具为谁而设？

此工具面向 HB-HTA 部门或医院的综合管理部门，将举例说明如何与关键医院利益相关方交流评估的结果，并帮助制定决策（如使用工具展示技术的益处和风险，并将其与过去评估过的技术相比较）。

案例 1：MUMM 项目

MUMM 项目是国家 HTA 机构和医院区的合作项目，项目会在芬兰提供特定的卫生服务。其中交通灯模型（traffic light model）用于以直接推荐的方式传达评估的结果。

"绿灯"表示可以使用的技术；

"黄灯"表示有新的证据出现才可以使用的技术（有条件地使用）；

"红灯"表示不应该使用的技术。

这种展示形式可以获得广泛的关注。即使不熟悉 HTA 项目的人，可能也会谈论"绿灯""黄灯"或"红灯"。

案例 2：矩阵工具（Matrix4 Value tool）

矩阵工具（Matrix4 Value tool）是一个决策支持工具，用于在使用 mini-HTA 方法对类似的新的卫生技术进行评估后，决定各技术的优先顺序。

首先计算每个卫生技术的总分数，然后用价值/风险矩阵作图。此工具可以形象化地展现出各个卫生技术在风险—价值矩阵上的相对位置，从而协助决策制定过程。它提供了更加清晰的信息，此信息用于在固定预算和基于医院环境的情况下来确定卫生技术的优先级。

某卫生技术的价值举例（Matrix4 Value）

价值	安全性	更好
	效果/有效性	相同
	对病人的影响	更好
	有成本效果分析	是
	证据的质量	中度－低度
	创新性	中等
风险	对员工的影响	需要更少的员工
	对物理空间的影响	不适用
	对卫生服务的影响	中等
	增加的成本	低
	净成本	不适用
	投入和付出	高

案例 2
矩阵
工具

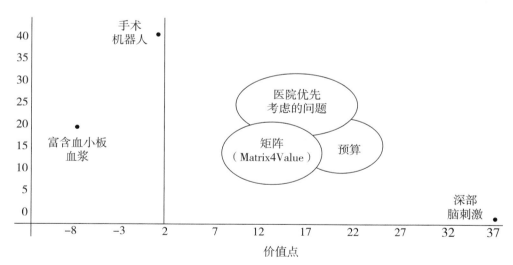

实例证明，这个基于 HTA 的工具通过价值和风险度量来形象区分不同的候选卫生技术的能力[①]。

①Sampietro-Colom, L., Morilla-Bachs, I., Gutierrez-Moreno, S., Gallo P., 2012. Development and test of a decision support tool for hospital health technology assessment. International Journal of Technology Assessment in Health Care, 28(4):460-465.

案例 3：特殊的报告格式，mini-HTA

特定报告格式（"mini-HTA"）的使用为决策制定提供了一个简洁的、结构化的、书面的依据（相对于长的、内容较难理解的 HTA 报告形式）。mini-HTA 的结构一般相同。实施评估的卫生专家和使用它来进行决策的决策者对简易 HTA 的理念都很熟悉。这种标准化的格式，有助于关键利益相关方阅读结果，这些关键利益相关方明确知道其预期是什么。

指导原则 3 中的潜在问题及解决方案

利益相关方的参与

◎**潜在问题**：医院的关键人员（临床医生，医院管理者，CEO，CMO）不了解HB-HTA（例如他们认为HB-HTA 只是一种经济评估，或者认为这是一种阻碍创新技术应用的工具）。

□**解决方案**：在每个 HB-HTA 过程的开始，与医院的关键人员举行一次会议，向他们解释：评估中会如何与他们合作（例如会议的次数，会议的内容等）；什么是 HB-HTA 报告；HB-HTA 报告有哪些不同的组成部分（强调评估的临床、经济和组织部分）；什么是 TICO（技术、干预、对照、结果）问题，如何使用它。需要与临床医生共同确定 TICO 问题，询问他们新技术与标准疗法的哪些临床结果可以用来对照。其他的结果可能也很相关，需要向合适的医院专业人员（例如财政、管理等）询问：临床证据有哪些？如何评价这些证据？HB-HTA 过程要调动所有相关临床医生的参与，这一点很重要。要向他们解释在 HB-HTA 报告中有一个重要的部分，在这一部分要说明新技术的临床结果（有效性和安全性）。另外，在评估中调动其他医院专业人士（例如管理者、负责计划或者购买技术的人员等）参与决策，这一点也很重要。

◎**潜在问题**：医院的关键利益相关方不期待与 HB-HTA 部门的合作。

□**解决方案**：从最开始，尽可能多地调动关键利益相关方参与到不同的 HB-HTA 部门实施的活动中。邀请他们担任 HB-HTA 报告的作者或者认可他们为共同作者（虽然他们的贡献可能很小），让他们感觉到参与其中。告知利益相关方 HB-HTA 报告将在医院的关键人员（CEO、CMO、临床医生领导）中传阅，这可以提高参与者的声望。每次形成 HB-HTA 报告，都要与关键利益相关方（临床医生、医院管理者）分享，寻求他们的意见并请其帮忙审阅。在所有的传播行动（例如科学出版物和展示等）中都要包括他们的名字。

◎**潜在问题：**如果需要参与到 HB-HTA 过程中的利益相关方之间有冲突，这会使过程的管理变得困难。

□**解决方案：**在初始阶段就对过程和每个利益相关方的预期投入有清楚的设想。保持讨论的科学性。

◎**潜在问题：**申请方的临床医生认为他们是唯一可以评估新技术的专家。

□**解决方案：**请外部专家对 HB-HTA 报告进行同行评阅。也请申请方的临床医生基于标准清单（考虑所有相关的方面和所有的临床研究）对报告进行评阅。使临床医生参与到评估过程中，及时告知临床医生必要的信息，并以透明的方式分享评估过程和结果。

◎**潜在问题：**尽管已经努力识别所有的利益相关方，并使其参与到 HB-HTA 评估过程中，但还是忽略了重要的关键利益相关方。

□**解决方案：**面向 HB-HTA 部门团队召开会议，思考应该参与到 HB-HTA 过程的利益相关方有哪些（如临床医生、医院管理者等）。在与关键利益相关方召开会议时，询问他们是否还有其他相关人员应该参与到评估中（如负责联系获得特定成本数据、资源使用或临床数据的人员）。如果有需要，即使在后期也要毫不犹豫地使利益相关方参与到评估中。

◎**潜在问题：**在评估过程中没有足够的时间向患者咨询。

□**解决方案：**其他一些专业团体如护士也可以参与到利益相关方咨询工作中。

无偏倚、透明和独立的评估过程

◎**潜在问题：**评估过程可能是有偏倚的。

□**解决方案：**在阐述利益冲突时，使用标准表格，并要求向每个参与者做出相同的声明。确保报告被内部审阅，确保审阅者在之前没有参与到其正在审阅的内容中。请部门外人员对报告进行外部审阅。

◎**潜在问题：**申请该技术的临床医生可能是有偏倚的。

□**解决方案：**为增加评估的客观性，在评估中要包含针对相同医学专业资料的独立咨询，但是不要忽视申请该技术的临床医生。

◎**潜在问题：**HB-HTA 部门如果有员工参与到待评估技术的供应商赞助的研究项目中，这会带来潜在的利益冲突。

□**解决方案：**不要让与待评估技术的供应商有关系的 HB-HTA 员工参与到评估中。

◎**潜在问题：**待评估技术的制造商针对特定研究、证据和（或）方法的使用施加压力。

□**解决方案：**提前定义制造商（如果有）在 HB-HTA 过程中的职责，并严格遵循这项规定。如果制造商属于利益相关方，组织一个会议，向他解释 HB-HTA 过程的基本理论。强调使用的方法，说明为什么使用系统文献综述方法，解释为什么有些证据不被认为是稳健有效的原因（根据对证据质量和等级的评估）

与医院利益相关方沟通

◎潜在问题：一些参与到最终决策的利益相关方，由于在确定范围时没有被考虑进入，他们不理解 HB-HTA 报告的基本理论和概念。

□解决方案：将执行总结写入 HB-HTA 报告，要能被临床医生、管理者和其他最终决策者理解。在撰写和展示 HB-HTA 报告的结果时，一定要用专业术语和非常技术性的语言。

◎潜在问题：已经决定生成 HB-HTA 报告，但是没有与期望实施此技术的利益相关方交流。

□解决方案：建立程序，确定专门负责与利益相关方进行沟通的人员

指导原则 4　使命、愿景、价值观与管理

·HB-HTA 部门的使命、愿景和价值观明确，符合医院整体使命和战略，管理制度明晰。

工具 15　现有 HB-HTA 部门的使命、愿景和价值观案例

设计该工具的目的是什么？

HB-HTA 部门的使命、愿景和价值观的阐述要清晰明确，并与医院的战略和政策相一致。一致性是必要的，因为原则上 HB-HTA 部门旨在为医院决策者进行医院卫生技术决策提供准确的信息并确保信息质量。

此工具提供两个不同的 HB-HTA 部门的使命、愿景和价值观的现实案例。

该工具为谁而设？

此工具面向 HB-HTA 部门和医院管理者，帮助已有的或新建立的 HB-HTA 部门清楚地确定其使命、愿景和价值观。

HB-HTA 部门——案例 1

价值	透明性	"……我们确保所有相关活动过程和方法透明。"
	团队合作	"……我们将与医院专家和其他卫生服务系统专家积极合作和交流，以保证信息的恰当交流和知识的互补，从而使我们的工作获得最佳的结果。"
	响应度	"……我们与同事培养积极的关系，并开放、坦诚地与他们和外部机构进行沟通。"
	正直	"……我们确保我们的工作符合道德伦理和专业标准。"
	卓越	"……我们最高水平地执行工作，并不断学习和寻找进一步改善的方法。"
	责任感	"……我们对我们的工作、行动和态度负责。"
	创新	"……我们寻找创新的方法来运行和实施 HB-HTA，并通过创新适应不断变化的环境。"
使命		为医院决策者（如 CEO、CMO、临床科室的负责人）创新和新技术的投资决策提供帮助。
目标		识别技术的趋势。 促进高价值的临床创新的标杆管理和生成。 为医院的创新活动引入 HTA 参数和方法，并帮助其转化为临床实践。 评估医院已经申请引进的创新技术和新引入技术。 推动高价值技术在医院的引进。 在卫生技术投资决策中，推动评估透明性文化的发展。 向本国或国际卫生系统传递和传播在医院实施 HTA 的知识。

HB-HTA 部门——案例 2

<table>
<tr><td rowspan="4">现有 HB-HTA 部门的使命、愿景和价值观案例</td><td rowspan="4">价值</td><td>责任感</td><td>"……我们为用户（医院的决策者和临床医生）提供卫生技术相关决策过程的支持。我们识别用户的技术需求，并及时提供合适的技术信息。"</td></tr>
<tr><td>卓越</td><td>"……我们尽最大努力满足用户的期望，我们将聚焦于三个方面：影响和优化结果，使用有力的方法学工具，满足持续性创新过程的需求。"</td></tr>
<tr><td>合作</td><td>"……我们建立和支持伙伴关系，寻求临床医生和其他利益相关方的帮助，以促进医院卫生技术的合理创新和最佳使用。"</td></tr>
<tr><td>透明性</td><td>"……我们确保所有相关活动的过程和方法的透明性。"</td></tr>
<tr><td colspan="2">使命</td><td colspan="2">协助医院决策者和改革者建立一个透明的、清晰的、务实的、公平的、和谐的卫生服务系统，通过促进合理创新改善患者的健康状况，基于对卫生技术的综合评价促进卫生技术的最佳利用。</td></tr>
<tr><td colspan="2">目标</td><td colspan="2">向卫生服务决策者和改革者传递合适的证据，综合的分析、建议和推荐，以促进合理决策。
在识别和管理技术创新中发挥积极主动的作用。
在医生中宣传 HTA，以增强医生在日常实践中使用 HTA 的能力。
向本国或国际卫生系统传递和传播在医院实施 HTA 的知识（例如 HTA 专家）。</td></tr>
</table>

工具 16　使命与愿景编制指南

设计该工具的目的是什么？

对医院卫生技术的有效评估需要明确评估的任务，评估任务需要紧密结合医院的发展愿景、战略规划和价值观。

该工具为谁而设？

该工具适用于 HB-HTA 机构及医院的管理人员。帮助其明确评估任务，同时实现评估任务与医院的发展愿景、价值观以及战略规划的有效匹配。

使命的界定

使命或者使命陈述是指对一个组织实际开展的行动及其开展该行动的动机的描述。[1] Cardona 和 Rey 两位学者将这种使命界定为对于组织本质属性的归纳[2]。Jeffrey Abrahams 则将这种使命界定为组织意愿的陈述以及组织对顾客与员工所做的承诺[3]。组织使命的内涵决定了组织结构的方式，组织的宗旨与使命是组织存在的核心要素。使命的界定为组织的发展明确了主导方向，对于组织发展战略的制定、核心有效要素的确定、关键发展机遇的获取、资源配置决策的制定、客户或利益相关方需求与期望的满足具有重要的意义[4]。

如何界定使命

以下列表中的问题有助于 HB-HTA 评估者在进行使命界定时设计所需要的信息[5][6]。一些学者与专家尝试编制使命界定的手册或者制定使命设计的标准流程。例如 Abrahams 设计了陈述使命的三个步骤[7]：

（1）对组织存在的宗旨进行陈述；

（2）确定组织在产品和市场方面的运作范围；

（3）反映组织的价值观与关切点。

但是，受信息不充分、组织结构复杂、组织（医院）潜规则的存在以及被评估技术的成熟度等因素的影响，遵从特定步骤循规蹈矩地界定使命有时也并不完全可行。

对于使命界定的建议

对使命进行界定时可以参考以下建议，这些建议适用于大部分组织机构，包括进行 HB-HTA评估的组织[8]。

（1）确定使命界定流程的参与者。在对使命进行界定之前，需要明确界定流程的参与者包括哪些人。一般情况下，由领导来决定哪些人将参加使命界定的流程，但是当不同的群体对于使命界定均有发言权的时候，为了使命界定的结果更加权威，此时人们可能更加倾向

①　Rothaermel, F. T. "Strategic management: concepts & cases". McGraw-Hill Irwin: 2013.

②　Cardona, P., Rey, C. "Management by Mission". Palgrave: Macmillan: 2008.

③　Abrahams, J. "The mission statement Book: 301 mission Statements from America's Top Companies". Berkley, CA: Ten speed Press, 1999.

④　Jaffe, D. T., Gerould, P., Tobe, G. "Organizational Vision, Values and Mission". Course Technology / Cengage Learning: 1993.

⑤　Ibid.

⑥　Cardona, P., Rey, C. "Management by Mission". Palgrave: Macmillan: 2008.

⑦　Abrahams, J. "The mission statement Book: 301 mission Statements from America's Top Companies". Berkley, CA: Ten speed Press, 1999.

⑧　Cardona, P., Rey, C. "Management by Mission". Palgrave: Macmillan: 2008.

使命与愿景编制指南

于根据使命本身的内涵来确定哪些人参加使命的界定。一项 HB-HTA 的开展需要医院管理人员、HB-HTA 评估团队、院内其他医学专家、患者、患者组织、卫生技术的供应商等人员的参与。

（2）易于传播与理解。使命的界定需要易于传播和理解。HB-HTA 评估的使命界定应当力求简洁，内容广泛，尽量采用通俗易懂的语言，以期可以全面反映整个组织的诉求，同时能够集思广益。

（3）区别于口号。使命不同于口号，相比口号，使命的关注点更加集中，同时使命也应能够更加准确地传递组织的宗旨。而口号往往缺乏持续性[1]。

（4）SWOT 分析的应用。组织使命的界定可以运用 SWOT 分析的方法，这样那些负责使命制定的参与者就可以对组织的内部优势、内部不足、外部机遇及外部挑战了然于胸[2]。

（5）受到认可。在组织使命界定过程中，面临的一个重要问题是如何获得管理部门的认可，鉴于此，使命的界定需要经过医院管理部门的批准。

（6）使命的复查。公司的使命是否应该定期进行检查，这一问题颇具争议。对于这一问题，众说纷纭。一些专家认为如无特别必要不要轻易更改使命，但是另外一些专家则认为定期修改更加适宜。大部分组织倾向于要经历一个相对较长的时间间隔（5～10 年）或者在某些特殊情况下才对组织使命进行修改。

组织的使命感

想要在组织中或者 HB-HTA 评估机构中培育一种持久的使命感绝非仅将使命付诸笔端这样简单。

使命需要具备三个要素：内容、可信度和动力。

（1）内容。内涵丰富的使命可以让人们对其所做的事情感到自豪，因此员工与其他利益相关方（客户、特定机构等）需要明确组织使命的内容。

（2）可信度。使命再好，如若缺乏可信度，则依然无用武之地。使命强调的是组织应该做的事情，而非组织随心所欲想要做的事情，或者有些人想当然认为应该做的事情。组织的使命与组织的实际行为应当保持一致。同时，领导者需要具备两个条件：以身作则、深孚众望。

（3）动力。如果缺乏实现使命的动力，则表明该使命缺少实际意义。动力绝非压力，动力会产生全力以赴的状态。使命包含的目标应该能够振奋人心。使命树立的愿景既应宏伟又需可行。否则，一个失败的使命将会造成士气低落[3]。

---

[1] Jaffe, D. T., Gerould, P., Tobe, G. "Organizational Vision, Values and Mission". Course Technology / Cengage Learning: 1993.

[2] Wright, P., Kroll, M. J., Parnell, J. A. "Strategic management: concepts and cases". Prentice-Hall International: 1996.

[3] Cardona, P., Rey, C. "Management by Mission". Palgrave: Macmillan: 2008.

因此，良好的使命需要具备深刻的内涵，不仅能够赢得员工的广泛认同，同时可以激励员工致力于使命的实现①。

愿景的界定

愿景是组织想要实现的终极目标，是组织灵魂之所在②。愿景也可以被视为是一种基于组织目标对未来的展望或者对组织未来美好蓝图的勾勒③。

Collins 和 Porras 界定了愿景的两个基本要素：组织的核心思想与组织的前景（目标设定的期限一般为 10～30 年，同时对于设定的目标要有清晰的描述）④。一个有效的愿景可以在组织中营造一种成就感，增强员工的向心力，同时可以使员工个人与团队围绕组织目标各司其职、各尽所能。富有远见卓识的组织可以让员工感受到自身具备的潜力，同时，一个鼓舞人心的愿景也能让员工发现工作的意义所在⑤。

良好愿景的特征

良好的愿景具备以下特征⑥：

（1）通俗易懂、憧憬未来、深契组织核心价值观；

（2）富有挑战性，却不乏现实基础。愿景通常以前瞻性的方式对组织目标进行描绘，但同时也能让人感受到愿景具备实现的可能性。

（3）重点突出，为决策提供依据。

（4）收益明确，使员工能够致力于愿景的实现，需要让员工感受到愿景可能带来的收益，将欲取之，必先予之。

在终极目标的实现过程中，愿景需要具有前瞻性，同时能够鼓舞人心⑦。

如何设定组织愿景

设定组织愿景的最后一步是将愿景提炼为一句话，这句话能够深契组织未来想要实现的目标。对于愿景的陈述并不需要使用专业术语，重要的是让组织中的每位成员均能理解。组

使命与愿景编制指南

---

① Cardona，P.，Rey，C.“Management by Mission”. Palgrave：Macmillan；2008.

② Rothaermel，F. T.“Strategic management：concepts & cases”. McGraw-Hill Irwin；2013.

③ Jaffe，D. T.，Gerould，P.，Tobe，G.“Organizational Vision，Values and Mission”. Course Technology / Cengage Learning；1993.

④ Collins，J. C.，Porras，J. I.“Building You Company's Vision”. Harvard Business review，1996.

⑤ Rothaermel，F. T.“Strategic management：concepts & cases”. McGraw-Hill Irwin；2013.

⑥ Boundless.“Define the Vision.”*Boundless Marketing*. Boundless，14 Nov. 2014. Accessed：13 May 2015 from：*https：//www. boundless. com/marketing/textbooks/boundless - marketing - textbook/marketing - strategies - and - planning - 2/steps - to - creating - a - marketing - plan - 28/define - the - vision - 149 - 4149/.*

⑦ Rothaermel，F. T.“Strategic management：concepts & cases”. McGraw-Hill Irwin；2013.

织愿景听起来高大上，但并非不能实现①。以下是设定组织愿景的基本步骤：

（1）设定组织愿景需要回答以下问题②③：

☐如果按照目前设定的方向，10年后组织将会发生哪些变化？

☐如果我们被刊登在一本杂志封面上，并被描述为世界上最受赞誉的组织，标题会是什么？

☐在一个理想的世界里，我们会是什么样的组织？

☐目标实现的期限要多久？

☐为了实现这一目标，我们的组织在未来10～15年需要做哪些工作？

（2）结合以下清单回顾第一步的问题④：

☐对于所有的利益相关方是否清晰易懂？（例如是否易于理解）

☐是否明确？

☐是否描绘了组织未来的美好蓝图？

☐是否增强了组织的影响力？

☐是否清晰、富有感召力、符合组织核心价值观、鼓舞人心？能否让人感受到自豪和鼓舞？

☐相比其他组织，是否易于识别？

☐是否给出了时间期限？

☐愿景是否能够预测？

☐是否对产品市场进行了精准定位？

☐是否给出了时间期限？

☐可以被概括吗？

☐是否太过专业？

☐是否便于记忆与复述？

☐对于核心利益相关方的指向性是否明确？是否有助于凝聚人心？

☐是否契合组织使命与价值观？

设定最终愿景

组织的愿景应能清晰体现组织的目标与价值观。它会激励和鼓舞员工，赋予员工一种使命感。愿景务必真实，同时组织的各项活动均需以此为中心⑤。

例如，结合实践，诺华公司将自己的使命界定为："我们致力于不断研究、开发和推广创新产品，以帮助人类治愈疾病、减轻病痛和提高生活质量。"

---

① Bodell L. Four Simple Steps for Defining Your Company's Innovation Vision. Forbes：Entrepreneurs. July，17th 2014.

② Bodell L. Four Simple Steps for Defining Your Company's Innovation Vision. Forbes：Entrepreneurs. July，17th 2014.

③ Maxwell，S. 4 Steps to Define Your Company Aspirations. Open View Labs：2010.

④ Maxwell，S. 4 Steps to Define Your Company Aspirations. Open View Labs：2010.

⑤ Bodell L. Four Simple Steps for Defining Your Company's Innovation Vision. Forbes：Entrepreneurs. July，17th 2014.

工具 17　医院新技术评估政策文件

设计该工具的目的是什么？

HB-HTA 机构的管理者需要与医院保持长期有效的合作关系。一般来说，HB-HTA 机构的宗旨在于为医院决策者进行卫生技术投资决策时提供所需的信息。为了充分体现这一宗旨，评估过程和所需信息的提供均应公开透明。本项工具提供了一个可资借鉴的经典案例，适用于客观描述整个评估过程的开展以及决策信息的提供，从而使评估过程公开透明（例如在开展 HTA 过程中，对 HB-HTA 机构的功能与职责进行明确），也可以作为一种确保 HB-HTA 机构与医院管理者保持特定联系的方式。

该工具为谁而设？

本项工具适用于设有 HB-HTA 机构的医院提高评估过程的公开透明性。

第一部分　目标、范围与专业术语

□目标与范围

此文件（规则、方针）的首要目标在于明确 HB-HTA 的流程，包括 HTA 的启动到最终的技术投资决策。

□涉及的专业术语

·医院名称

·HB-HTA 机构（例如 HB-HTA 过程中的沟通协调机制与绩效考核职责）

·项目团队（例如 HB-HTA 组建的专家团队，这些团队具备开展 HTA 的能力）

第二部分　评估过程

□申请评估

对医院应用卫生技术进行评估的申请（例如新的投资或现有技术的撤资或排除），需要完成 HB-HTA 的评估申请表（见工具 2）。HB-HTA 机构将定期收集申请表。

□需求评估

收到的评估申请将在 HB-HTA 机构的会议中进行评估。会议的出席者应该在规定的时间内公布评估结果，并根据 HTA 确定的优先准则对评估请求进行遴选（见工具 22）。

☐组建项目团队

接受评估请求后，一个包含相关领域专家以及 HB-HTA 成员的项目团队将会被组建。项目团队应该对成员人数进行明确，成员中必须包括 HB-HTA 机构成员。同时项目团队需要对团队各成员进行明确告知。

☐项目团队会议安排

项目团队需要建立长效沟通机制，定期碰头讨论。团队完成评估的截止时间由相关决策者和项目团队共同决定。

☐项目团队的工作协议

由 HB-HTA 机构的管理者或者项目团队中被指定的成员作为评估团队的负责人。项目团队在编写评估报告时，会考虑国际公认的方法标准，并根据这些方法标准采用合适的报告模板（见工具4）。评估报告需要明确使用的语种。HB-HTA 报告包括执行摘要与报告全文，摘要与报告均需由项目团队以一种清晰易懂的方式提供给利益相关方。如有必要，摘要可以使用不同语言。

☐ HTA 机构报告终稿的质控

HB-HTA 报告的每一部分均需采用相应的方法进行评价，同时需要在相应的时间内发送给相关决策者。

☐医院行政管理评价及执行过程

评估报告由相关决策者进行评价，基于报告产生的决策将正式传达给医院各部门，用于卫生技术的投资行动或其他基于报告的决策参考。

第三部分　最终条款

（如关于文档的有效期/文档的执行或其他）

文档

文档名称：

文档编号：

发布日期：

修订日期：

附录（HB-HTA 报告申请表/报告编制指南或其他文件）

附件清单：

工具2

工具4

工具22

……

工具 18　HB-HTA 部门的医院组织结构图（案例）

设计该工具的目的是什么？

一个领导明确的 HB-HTA 部门需要有定义明确的医院组织结构图，并且该图要明确规定医院各部门之间的关系。

该工具提供了多个 HB-HTA 部门的医院组织结构图，并且说明了组织结构图的概念及目的。

该工具为谁而设？

该工具用于 HB-HTA 部门或医院的常规管理。目的是介绍一些案例，展示HB-HTA部门在医院组织结构图中所处的位置，并提供这种管理方式的总体轮廓。

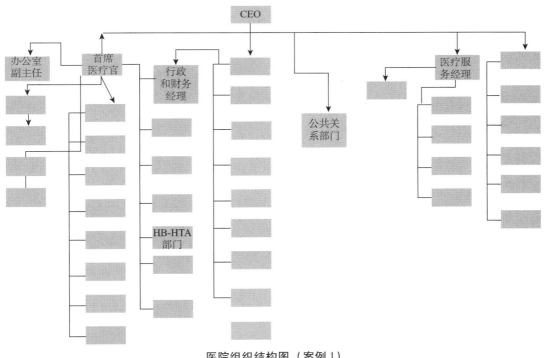

医院组织结构图（案例1）

在 AdHopHTA 协作者中，HB-HTA 部门在医院的组织结构图中有明确的位置。

有些部门较为正式，他们直接向 CEO 负责；有些在首席医疗官（CMO）手下工作；其他则安排在 CMO 直接相关的创新理事会下工作。

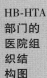

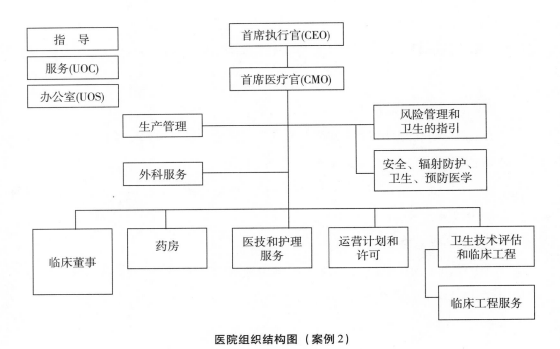

医院组织结构图（案例2）

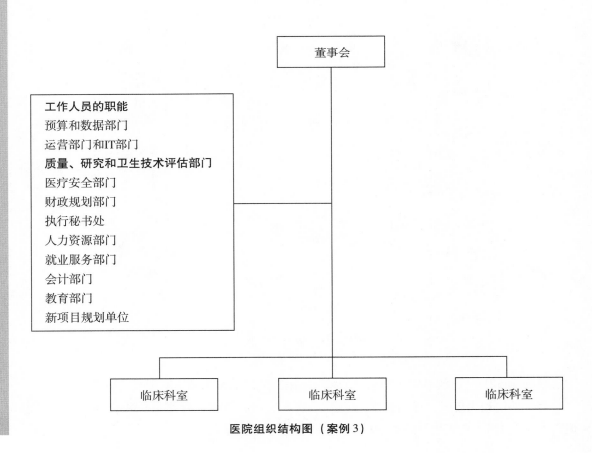

医院组织结构图（案例3）

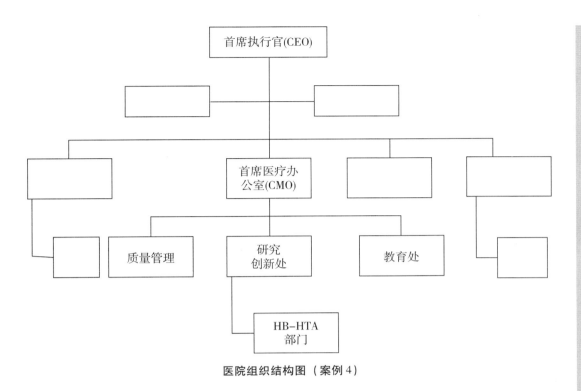

医院组织结构图（案例4）

组织结构图的定义

组织结构图显示了组织的内部结构和层次结构。以医院为例，组织结构是指组织内的专业人员和部门内的工作如何分工协调。为了实现组织的目标和目的，个人的工作需要被协调和管理。定义明确的组织结构是一个有价值的工具，它能够通过规定上下级关系（谁向谁报告），建立正式的沟通渠道，并阐述如何将个人分散的工作衔接在一起①。

组织结构图简单直观地描述了不同专业、不同岗位和不同部门如何组成一个团体。组织结构图也有助于明确授权和信息如何在个人和部门之间传递②。

组织结构图的组成部分

图表可以被描述为一个组织结构的网络地图。特别是它定义了组织结构的关键组成部分③：

（1）在一个组织内，正规的上下级报告关系需要包括所有的层级关系以及每个层级管理者和监督者的职责范围。

---

①　Carpenter, M., Bauer, T., Erdogan, B. "Principles of Management". Flat World Education：2015.

②　What is an Organizational Chart? Lucid Software 2015. Available from：https：//www. lucidchart. com/pages/what－is－an－organizational－chart.

③　Ryerson University. "Organizational Structure". Subject notes. Available from：http：//www. ryerson. ca/~meinhard/841notes/struct. html.

（2）不同的部门由不同的群体组成，不同部门的相互配合就凝聚成一个集体。

（3）系统内需要沟通、协调和整合。

流程图、组织结构图等通过简单的形状和线条说明组织的运转情况。每个方框代表个人专长或部门信息，并且通过垂直或水平关系将这些方框连接起来。每个方框都与主管部门方框直接连接，由此说明上下级关系①。

组织结构图的关键因素

有很多公司的结构元素决定着组织如何协调工作。目前文献中，组织结构的主要元素或构建模块主要包括：集中化、正规化、指挥链、部门化。下面简要描述这些构建模块②。

规范化：是指工作、活动和行为标准化的程度，以及完成标准化的方式。

集中化：是指决策权力和控制的集中程度。

指挥链：等级结构是由垂直的不同等级的权利和责任构成，差别体现在授权的等级不同。

部门化：是专业化的分化。具有类似技能和知识的专业人员在专门的任务上共同工作。组织成长是水平分化的关键动力，但不是唯一动力。环境和技术可能也需要专业化。

部门化的五个主要形式

（1）职能部门化：是一种传统而基本的组织形式，即按照基本活动相似或技能相似的要求，分类设立专门的管理部门。

（2）流程部门化：是指按照工作或业务流程来组织业务活动。

（3）地域部门化：按照地域的分散化程度划分企业的业务活动，继而设管理部门管理其他业务活动。

（4）产品或服务部门化：按照产品或服务的要求对企业活动进行分组，是一种典型的结果划分法。

（5）客户部门化：就是根据目标客户的不同利益需求来划分组织的业务活动。

这些不同类型的部门化通常组合应用。例如，组织的产品部门化或地域部门化可能在产品或地域部门都有体现③。HB-HTA 部门也可基于医院的结构和发展策略以不同的方式进行划分（例如 HB-HTA 部门通常是根据其功能或流程在医院组织结构图中定位，很少根据其产品或客户成立单独的部门）。

---

① What is an Organizational Chart? Lucid Software 2015. Available from：https：//www.lucidchart.com/pages/what－is－an－organizational－chart.

② Ryerson University. "Organizational Structure". Subject notes. Available from：http：//www.ryerson.ca/~meinhard/841notes/struct.html.

③ 同上。

HB-HTA 部门的医院组织结构图

组织结构图的类型

以下是目前已确定的几种主要类型的组织结构图[1]。

1. 等级模型

等级模型是当前最盛行的组织结构图类型。在一个分等级的组织结构中，每一个员工都被分到特定的小组中，都有一个明确的主管。这样的组织结构图提供了信息流向的指导，但也可能限制了部门实施变更的能力。有几个模型从该模型衍生而来，分组主要基于上述部门化的主要形式进行。

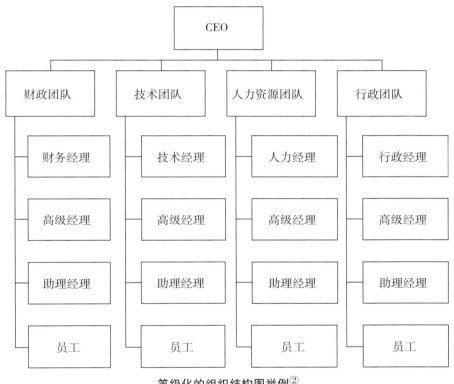

等级化的组织结构图举例[2]

正式的 HB-HTA 部门经常使用这种组织结构图，因为它清楚地定义了 HB-HTA 部门隶属于谁，HB-HTA 部门所属的层次及部门程度的自治。

HB-HTA
部门的
医院组
织结
构图

---

① Bhattacharyya，D. K. "Organisational Systems，Design，Structure and Management". Himalaya Publishing House：2009.

② Adapted from：Types of Organizational Charts for Different Scenarios. Creately. Available from：http：//creately.com/blog/diagrams/types – of – organizational – charts/.

2. 矩阵模型

不同于传统的分层结构，矩阵组织结构的组织关系是呈网状的或者是矩阵式的。在这个类型的组织结构中，有相似才能的人员在一个小组中共同完成任务，不止向一个主管汇报相应工作（有时被称为实线和虚线的报告，参考传统的商业组织图）。

例如，所有的工程师可能在一个工程部门，并报告给一个工程经理。然而，这些具有相同背景的工程师们可能被分配到不同的项目中，并且需要向负责这些项目的经理进行报告。因此，一些工程师可能需要在多个管理人员手下工作。

HB-HTA
部门的
医院组
织结
构图

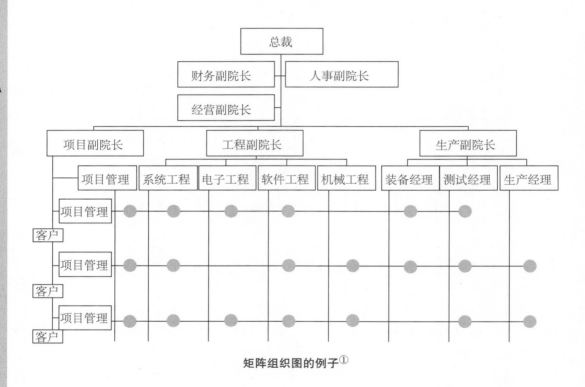

矩阵组织图的例子[①]

这种组织结构图可能适用于尚未正式成立 HB-HTA 部门的医院，但不同的卫生专业人员应该花时间集中进行 HTA 评估。

3. 扁平模型

这种类型主要适用于小公司和初创公司的早期阶段。有很多项目和员工的大公司几乎不可能使用这种模式。这种结构最重要的是，消除了通常存在的几个并行的中层管理层面，使员工能够快速独立地做出决定。因此，一支训练有素的团队可以更有效地直接参与决策过程。

---

① Adapted from：Types of Organizational Charts for Different Scenarios. Creately. Available from：http：//creately.com/blog/diagrams/types – of – organizational – charts/.

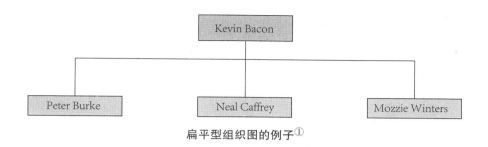

扁平型组织图的例子①

医院（有或没有 HB-HTA 部门）通常有更复杂的组织结构，因此这类图不可能适用于 HB-HTA。

组织结构图的目的

每个组织都不止一人，所以需要某种形式的组织结构。组织结构代表了机构的报告关系、程序、控制和决策过程。组织结构通过元素巧妙结合来实现，有利于战略的有效实施。这意味着，组织结构是良好战略实施过程的一个重要组成部分。

组织结构图可以用来做什么？

不管组织结构图的类型如何，它是奠定组织管理的有效工具，确保每个人都知道如何沟通必要的信息。组织结构图可在以下方面促进工具的应用：

· 组织和监督的沟通（例如，帮助员工知道他们的经理是谁）。

· 结构调整（例如，在团队中转换角色，以更好地利用每个人的才能）。

· 员工计划（例如，制定一个新的招聘计划的细节）。

· 部门或团队计划（例如，将任务分配给合适的团队）。

· 资源规划（例如，通过重新排列提高效率）。

· 管理变化（例如，代表组织未来的计划）。

· 工作计划和分析（例如，通知员工他们的预期任务）。

为什么 HB-HTA 部门需要有正式的医院组织结构图？

· 医疗机构需要对管理方式和权限进行明确规定，这也适用于 HTA 机构②。

· 在医院案例中，HB-HTA 部门清晰的管理包括：①明确医院组织中的位置；②定义它的相关工作或与医院其他部门的联系。对于前者，任何 HB-HTA 部门最理想的选择是在医院

---

① Adapted from：What is an Organizational Chart？Lucid Software2015. Available from：https：//www.lucidchart.com/pages/what – is – an – organizational – chart

② Moharra, M., Espallargues, M., Kubesch, N., Estrada, M. D., Parada, A., Vondeling, H., et al. Systems to support health technology assessment（HTA）in member states of the European Union with limited institutionalization of HTA. Int J Technol Assess Health Care2009 Dec；25 Suppl 2：75—83.

组织图中具有明确位置。

·当涉及是否采用新医疗技术时，该 HB-HTA 部门与其他科室的关系以及医院的管理体系尤为重要。此外，应该有一个明确的决策者来决定采用或拒绝新的医疗技术。这已被确定为 HB-HTA 的一个成功因素[①]。

最后，在组织结构图中显示 HB-HTA 部门能明确其地位，建立透明的财务计划，获知其在组织中的经济自主权限。

指导原则 4 中的潜在问题及解决方案

使命、愿景与价值观

◎潜在问题：医院的管理者与临床医师对于 HB-HTA 的内涵、如何开展 HTA、HTA 在医院工作中的意义和作用还没有形成清晰的认识。

□解决方案：作为 HB-HTA 机构的领导者，需要为机构树立清晰的理念、目标、使命、愿景与价值观。确定医院中的关键人群（CEO、CMO、医院管理者、高职称医师），并将这些信息通过开展各类活动（诸如演讲与面对面会议）传递给他们，并对 HB-HTA 如何对医院绩效产生影响以及影响作用的条件予以告知。最后，基于与院内关键人群（CEO、CMO、医院管理者、高职称医师）的互动重塑 HB-HTA 机构的目标与定位。

建议向关键人群传递如下信息：①HB-HTA 的内涵；②HB-HTA 对于医院的意义，如何对引入的卫生技术进行评估（实例源于世界范围内的 HB-HTA 机构）；③个性鲜明的 HB-HTA 机构使命、简介、地理位置、不足与优势；④HB-HTA 机构如何增强医院发展优势，应对医院发展中存在的不足；⑤HB-HTA 机构运行机制的长远规划。

◎潜在问题：HB-HTA 机构在理论上得到了较好的规划与认同，但是在实际应用中的推广与认知还相对缓慢。

□解决方案：敦促管理者履行既定承诺。HB-HTA 机构可以更有效地融入医院其他管理职能中，诸如预算、采购以及与临床部门的紧密协作机制等。

◎潜在问题：HB-HTA 通常涉及科研与医疗服务质量，因此在开展科研、质量等工作时，HB-HTA 机构可能与院内其他机构产生潜在的冲突，新兴的 HB-HTA 机构可能会让院内其他机构产生压力。

---

① Rosenstein, A. H., O'Daniel, M., Geoghan, K. Assessing new technology: how are other hospitals facing the challenge? Healthc Financ Manage 2003 Oct; 57 (10): 70—4.

□**解决方案**：让相关领域的人员参与到 HB-HTA 机构的发展和工作中，并建立长效沟通机制。在需要的时候，邀请他们为 HB-HTA 机构的工作建言献策。HB-HTA 机构用于研究和质量能力有关的工作，让他们理解 HB-HTA 与他们的工作是完全互补的。

管　理

◎**潜在问题**：通常 HB-HTA 机构并非一个独立的组织实体，而是作为二级部门内设于其他较大型部门实体中，诸如科研部、质量研究部、医务部等，因此在医院组织结构图中并不可见。

□**解决方案**：力争使 HB-HTA 机构能够作为医院独立的组织部门存在，或者确保 HB-HTA 能够成为部门的重点职能。

◎**潜在问题**：部分医生感觉自身利益受到威胁，担心 HB-HTA 机构会垄断新型卫生技术的引入，使得医师再也不能插手。

□**解决方案**：向医生说明 HB-HTA 机构的职能旨在为卫生技术的引入提供决策支持，在这个过程中医生依然发挥着关键作用。证明 HB-HTA 相比以往模式能让卫生技术的引入过程变得更加系统、客观与高效，HB-HTA 机构与医师的紧密合作是确保这一效果得以产生的必要条件。

◎**潜在问题**：尚不明确 HB-HTA 报告的结果应该定位为告知性、建议性还是强制性，HB-HTA的受众是谁同样不明确。

□**解决方案**：HB-HTA 的领导者应该与医院决策者（CEO/CMO）就评估结果的属性界定（告知性、建议性、强制性）达成一致。

◎**潜在问题**：HB-HTA 机构在医院中的职能还未被准确界定。尚不明确HB-HTA 机构应该是作为决策机构、管理机构抑或院内其他职能机构。

□**解决方案**：界定 HB-HTA 机构在医院决策过程中的职能，并将这一理念在 HB-HTA 开展伊始告知所有的利益相关方。

第二维度：领导力、战略与伙伴

优秀的 HB-HTA 部门有具有预见性的领导者，他们起到体现部门价值和道德观的示范作用。领导者确保在医院内部和外部关键的机构及组织中发展适宜和战略性的联系。明确待评估技术的遴选、知识和资源分享的清晰机制等政策和规划以实现部门战略。HB-HTA 部门对于适应日益改变的环境应持积极态度。

指导原则 5 领导力与沟通政策/策略
·在追求卓越、试图出台和推行一项有益的交流方针/战略时，HB-HTA 部门高层明确的领导力起到示范的作用。

工具 19 良好的管理/领导指南

设计该工具的目的是什么？
在 HTA 机构中，良好和积极的领导力被认为是调节组织氛围和改善绩效的一个重要先决条件。这个工具的目的是提供理论和实践方面关于领导力的知识，可能对于 HB-HTA 领导者的日常活动是有用的。
该工具为谁而设？
该工具适用于 HB-HTA 部门；特别适用于 HB-HTA 部门的领导，有助于提升领导力并且培养成功的潜质。

良好的管理/领导指南

关于领导力的重要建议①

本文基于与许多领导和其所在机构（规模大小不一）的长期合作和细致观察提出建议。
·优秀的领导者需要具备工作能力且为人正直。
·他们必须了解机构的文化和运作情境。

---

① Allio, R. Leaders and leadership-many theories, but what advice is reliable?, Strategy & Leadership, 2012, 40（1）: 4—14.

·领导力体现在不同的时间和地点。最好的领导者通过考虑和促成对机构的领导发挥领导力。

·如今，员工的力量正在增加，而领导者的力量正在减弱。必然的结果是，领导者必须帮助员工展现他们的技能。因为事实上是员工在研究/研发和制造产品、为客户提供产品或服务，只有他们能执行每个战略。

·领导者应注意到多个利益相关方的需求，平衡经济和非经济目标，建立和监控短期和长期的绩效指标。

虽然学习领导能力仍然是管理教育的圣杯，但是，去学校学习如何领导不能代替实践，潜在的领导者需要从经验中学习。

领导力的定义

有多种关于领导力的定义，不同的学者根据不同的主题有不同的定义。一些定义是描述现象的不同方面，具体如下。

Kouzes 和 Posne 认为，领导力作为一种会产生影响的关系，多方发挥重要作用，领导力是动员他人实现共同愿望的艺术[1]。因此，在复杂和有竞争力的领域，领导力是一个组织取得成功的至关重要的因素。不仅高层管理人员和经理需要培养领导力，各级组织的员工亦需要培养这方面的能力。目标是让领导帮助培养其他领导[2]。

Louis Rowitz 以更广阔的视角将领导力定义为创新行为，认为它是尊重过去、放眼未来的能力。领导力应在尊重历史和知识的基础上不断得以提升。领导力是有富有远见的尝试，需要领导者具备坚韧的意志和灵活机动性，这样才能将愿景付诸行动，与他人合作，并且仿效更优秀的领导者的做法。领导者还需要在危机情况下具备应变能力[3]。

当有人（领导者）在机构中对他人（追随者）施加影响时就产生了领导力。领导者可以产生较大范围或者局部影响，但在正式机构内，领导者应特别强调三个方面：①持有的价值观；②引领未来的发展方向；③完成日常工作的方式[4]。

这个定义中有三个要点需要强调。

第一，领导力并非是孤立的个人工作特征。领导关系存在于领导者和追随者之间，没有他们，领导是不可能存在的。

① Kouzes, J. M., Posner, B. Z. "The Leadership Challenge: How to Get Extraordinary Things Done in Organizations". San Francisco, CA: Jossey – Bass, 1987.
② Canals, J. "The Future of Leadership Development". Palgrave Macmillan: 2011.
③ Rowitz, L. "Public health leadership: putting principles into practice". Burlington: Jones & Barlett Learning, 2014.
④ Dawson, S. "Analysing Organisations". Bsaingstoke: Palgrave, 1996.

第二，在一个机构中可以有许多领导者，每一个领导的工作重点不同。

第三，领导并不总是等同于等级地位。不同的层级和部门，以及机构的各项服务或网络都有领导[1]。

Allio 在现有文献的基础上，从不同维度总结了领导力的定义[2]。

· 早期简单化的范式：领导力是良好的管理。

· 语义描述：领导力是领导的过程。

· 事务定义：领导力是领导者和追随者之间的社会交换。

· 情境概念：领导力是一种现象，先于并促进决定和行动。

· 审美观念：领导力是一门艺术或手艺。

领导风格

上文的定义从不同的角度来理解领导力。本节将讨论领导的风格，也就是领导者可能的领导实践。在现代文献中，三种主要的领导风格是事务型领导、转换型领导和先验型领导[3]。

事务型领导者是那些应用专业规则产生相互作用的人。这些领导者根据人们的行为制定严格的奖励、激励和晋升规则。通过这些方法，他们鼓励人们以某种方式进行工作，如果他们不这么做则被认为违背了纪律。这种领导风格的假设是：人类是具有反应性和被动性的，当他们面临问题或是处于压力之下，缺乏决定是否应对的能力。

转换型领导是一种职业影响的关系。转换型领导意识到人们不仅对外在的回报感兴趣，而且对其他方面的工作，例如学习和发展，也感兴趣。转换型领导者周围的人员具有内在动机。他们喜欢因工作得到回报的感觉，这可以通过发展自身的创造力和获得新技能而实现，或是喜欢智力刺激的感觉。转换型领导是基于人们倾向于成长的假设，因此致力于寻求促进这种发展的手段。转换型领导在不断变化的过程中显得非常有效。他们传达变化带来的好处，因为变化将会让人们获得学习、享受和创造就业的机会。

先验型领导是基于个人影响力关系的类型，其目标是实现一个共同的使命。这种领导者的目的是吸引那些致力于追求使命的员工。领导者不仅利用奖励和惩罚影响他人，还提供有吸引力的任务，员工在此期间有机会学习并发展他们的兴趣和能力，见证其工作对他人的积极影响。这种类型的领导者也可以简化工作安排和创造一种文化，将有利于员工照顾他们的

---

① Goodwin, N. " Leadership in Health Care: a European Perspective". London: Routledge, 2006.

② Allio, R. Leaders and leadership-many theories, but what advice is reliable? Strategy & Leadership, 2012, 40 (1): 4—14.

③ Canals, J. "The Future of Leadership Development". Palgrave Macmillan: 2011.

家庭及其他工作之外的个人生活。在这种模式下工作的领导者，能够让员工了解他们的工作对其他人和社会的积极影响。领导者通过发展这方面的领导力让员工积极参与项目以增强其专业知识。

先验型领导与前两种的领导风格并不相同，是基于如下假设，即人们是积极的而不是被动的。因此，人们虽然受到环境的影响但其行为并不由环境所决定。此外，员工也倾向于成长和发展。这种假设意味着人们不被社会环境所禁锢，因为每个人都有自身独特的、不可剥夺的自由意志。人们需要参与社会活动，并且这些活动需要建立在社会关系和社会活动的基础之上。因而员工在现实社会中凭借一己之力无法发挥自身的最大潜能，因为他们需要与他人产生社会关系，反之，这样的社会关系也会影响他们。最后，人们形成了一套基本的内在心理需求，包括自主性、能力和关联性。

公共卫生领导框架

Louis Rowitz 深度研究了公共卫生领域的领导力现象，他认为领导力是一系列复杂的过程，并且受到很多因素的影响。这些因素影响领导风格、领导实践、公共卫生系统、公共卫生服务的核心职能以及领导力工具。作者在如下的框架中总结了影响公共卫生领导力的因素①。

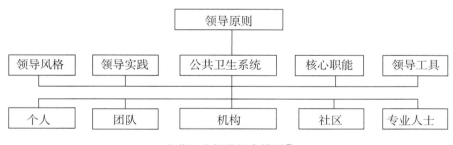

公共卫生领导概念模型②

公共卫生领导的基本技能

Rowitz 定义了公共卫生领域领导者的五种基本技能列表③。这些技能也适用于 HB-HTA 部门。

---

① Rowitz, L. "Public health leadership: putting principles into practice". Burlington: Jones & Barlett Learning, 2014.
② 同上。
③ Rowitz, L. "Public health leadership: putting principles into practice". Burlington: Jones & Barlett Learning, 2014.

这五种基本技能包括：

1. 识别最有用的信息并使用它

领导者能够从新的数据统计、新的公共卫生技术报告和新的基金课题中获得最新的信息。所有这些新的信息必须在医疗卫生的工作环境中进行转化，并且让医疗管理部门推动卫生行动。

2. 能够激励他人并具备与他人合作的能力

专业的技术知识使许多领导者能够投身于公共卫生事业，这仅次于领导者与同事、外部合作伙伴之间的相处。领导者必须具备必要的与他人合作的社会技能。这套基本技能在近年来被称之为情商。

3. 能够承担风险和跟进项目

领导者不仅需要有远见和创造性，他们需要能够承担风险并且将想法转化为行动。每一个新的视角或创意的想法都会有相关的潜在风险。许多人都害怕改变，但是风险承担就是尝试改变现状并寻找新的方向。

4. 能够与许多不同层面的人沟通

领导者必须学会口头和书面交流。他们需要仔细倾听。他们也可能涉及跨文化交流或遇到不讲母语的合作伙伴及同事。他们要能够通过互联网进行交流。社交网络可能成为他们工作的关键环节之一。

5. 作为系统思维的能力，了解复杂程度如何影响他们的工作

领导者明白他们需要集中精力关注大局。他们将机构看作一个由相互作用的部分组成的整体。他们要在整个大环境下审视他们的机构。他们明白大部分的工作是为了改变现状以让事情朝着更好的方向发展。公共卫生领导思考如何改善地区每个人的健康。他们还明白即便最好的计划仍会产生意想不到的结果。

好领导的特点

一般来说，来自不同领域的领导专家（不仅是公共卫生）都具备一些领导者通常具备的品质和特点。Drouillard 和 Kleiner 明确了好领导的主要特点[①]。与上文所描述的技能不同，下文定义的品质并非最低要求，而是突出了"模范"领导者的主要属性。这些特点不具有排他性，只是简要总结了通常情况下观察到的好领导者具备的技能或品质。

---

① Drouillard, S. E., Kleiner, B. H. Good leadership, Management Development Review, 1996, 9 (5): 30—33.

1. 能力

这一特点不仅仅包括了智力、学识和正规训练甚至是经验。这种性格的形成来源于环境。这个特点是成功的标志，在未来也将持续有效。不同的项目团队在不同情况下的表现和取得的良好结果展示了其能力。这种对于能力的信任让人们相信领导者再次带领团队获得成功的能力。

2. 决断力和责任

很少有人愿意做宏观决定，甚至更少有人愿意为这些决定承担责任。一个领导者做出艰难的决定并为他们承担全部责任，即使他或她并没有亲自参与执行。决策是集勇气、冒险和最终的"信仰飞跃"为一体的。为了创新和实现愿景，领导者往往必须做出前所未有的决定。责任心是决策的另一半。领导者为所有的决定负责是不容易的，但是，它恰恰是真正的领导者的一个重要特征。毅力是一个重要的特征，因为失败是人们经常遇到的。

3. 愿景与理念导向

领导永远不会忽视长期发展。一个好的领导者需要练习直觉与理性，并强调观点的重要性。另外描述这一特性的词是创意和构思。这些属性是最有魅力且最深远的。

4. 团队导向

一个领导者如果能够认识到自己的缺陷以及个体的内在局限性，就会采用团队合作的方式。一个真正的领导者能够根据能力差异选择员工并且培养他们的才能。在一个团队中，各位成员之间优势互补。领导者就像是"教练"，帮助队员进步，协助其工作，教导和激励队员。

5. 奖励和认可成就

一个好的领导总是会认识到员工的成就并定期奖励他们。这一特点也预示和体现了授权的重要性。

6. 真正对别人关心

真诚传达了对员工的关心，包括他们的幸福、个人的成长、身体和情感的需求，以及他们的价值，这是领导力的一个重要因素。该属性彰显了领导者的忠诚和承诺，并由此产生了追随者。像"感激""支持""体贴""培养""尊重"这样的词经常用来形容该特点。

7. 正直

在行动上，而不仅仅是在言辞上，表现出诚实、诚实、公正、道德和高道德的标准，这是优秀领导者的重要表现。

8. 交际

保持良好、清晰沟通的能力是必不可少的。这包括倾听的能力。倾听是很重要的，因为

良好的管理／领导指南

它肯定了说话者作为一个人和一个贡献者的价值，它允许接收重要信息和相关信息，从而帮助组织实现目标。对于领导力沟通发送方来说，表达的思路和视野，启发、提供反馈的能力，支持实用的理念和价值观都是必需品。

一个领导者能做些什么来提高他或她成功的潜力？

基于好领导的本质特征，Allio 已经对那些有愿望激发潜能并能通过其职位对组织文化产生影响的领导者提供了建议，包括信念、价值观和行为[①]。

·接受领导挑战和领导行为。

·学习成功的领导者和他们的领导行为。

·找到一个可以提供建设性反馈的导师或教练。

·参加领导计划，以提高特定的技能，如讲故事，并向同行学习。

·努力培养同理心、耐心和毅力等个人特质。

·与那些有上进心，有原则，愿意学习的人一起工作。

·通过思想建设和树立榜样创造和沟通部门的价值和目的。讲故事可以增加工作的意义。

·奖励在实践中的模范行为，如诚信和优秀的表现。

·接受风险，平衡变化和稳定，鼓励创新。

·发展和培养个人意识，这是真实性、可信性和信任的先导。

·听其他的意见，鼓励发表不同观点，建立一个可以给同行、其他同事、追随者们提供指导和反馈的网络。

工具 20　沟通策略

设计该工具的目的是什么？

在 HB-HTA 部门中，良好的沟通政策或战略可以通过内部和外部的活动加强本部门的知名度。良好的沟通策略可以改善组织的氛围，提高这个组织在工作中的表现和协调性，同时也可以帮助知识传播，让员工进一步提高与终端用户在临床实践中的合作意识，并增强他们的能力。

该工具提供的沟通政策/战略和内部和外部活动的例子来自 AdHopHTA 项目和现有 HB-HTA 部门的活动。

---

① Allio, R. Leaders and leadership-many theories, but what advice is reliable?, Strategy & Leadership, 2012, 40 (1): 4—14.

该工具为谁而设？

该工具是为了让实行 HB-HTA 的医院中的临床医生和管理人员进一步意识到使用医院网站，出版书籍或期刊，参加学术会议或与其他医疗专业人员合作的重要性。

沟通策略案例

在医院内外，对关键利益相关方（包括政策决策者）积极宣教 HTA 和 HB-HTA 的概念，形成更加广泛的 HTA 认知群体（无论是 HTA 工作的落实者，还是 HTA 工作的接受者和提出建议的群体）。这些概念也可以通过讲座的形式传递给其他 HB-HTA 部门，在国内外广泛传播。

1. 额外的收益

额外的收益包括：

（1）所缴学费也许可以为 HB-HTA 部门的筹资做部分贡献；

（2）部门中 HB-HTA 工作的执行者将在工作中接触到大量观点，开阔视野，他们可从中获益匪浅。

·例1：传播循证医学（EBM）相关的言论，让除 HTA 和 HB-HTA 利益相关方之外的群体知晓，这是土耳其一家收视率最高的电视频道中一档访谈节目的幕后动机。

·例2：一个为期两天的课程，主要介绍 HTA 的基本知识以及如何帮助医院组建 HB-HTA 部门。

2. 书籍的出版

在国家级 HTA 论坛召开之际，一本关于 HTA 和 HB-HTA 的书籍诞生了。书籍内容包括：HTA 的概念介绍，简要的方法介绍，以及 HTA 和 HB-HTA 如何协作的章节。HB-HTA 历史的描述也是从这个国家实施 HB-HTA 的实际例子开始的。

例如，提及了 AdHopHTA 项目的相关信息及 HB-HTA 未来对欧洲的贡献。这本书受到国家 HTA 工作者和医院专业人士的一致好评。

3. 传播的障碍

HB-HTA 传播的障碍主要在于沟通。目前这种沟通主要发生在学术领域和高层管理范围。HTA 还没有被充分纳入日常管理流程或医院每周的临床会议，所以医院临床医生和部门负责人经常对 HTA 是什么毫无头绪。

对于这一问题，潜在的补救措施是，在医院的常规会议中介绍 HTA，并且与日常接触患者的积极参与者开展小型试点项目。这有望成为 HTA 扎根于医院的一个有效途径。

工具 21　规范的沟通策略指南

> **设计该工具的目的是什么？**
>
> 　　在 HB-HTA 部门中构建良好的沟通政策或策略，以及参与内部和外部活动，可以提高部门的影响力。
>
> 　　此工具提供了制定沟通策略的指南，包括要点、指导原则、沟通策略基本要素和自身发展的基本原理。
>
> **该工具为谁而设？**
>
> 　　该工具是提供给一个考虑准备实施良好沟通策略的 HB-HTA 部门使用的。

构建良好沟通策略的要点[①]

多数情况下，领导的建议都是在深思熟虑和综合各方利益的基础上提出的。

· 一个良好的沟通计划应该优先考虑组织的目标，而不是沟通部门的目标。

· 沟通策略应该被设想为一个组织正在使用的另一个实现目标的工具。

· 沟通策略应以广泛的研究和现实的目标为基础。必须明确界定沟通障碍，并制定相应的解决方案。

· 良好的沟通机制应该广泛征求员工的建议，确保员工的合理诉求能够得到有效反映，从而避免分歧与质疑。

为什么要制定沟通策略？

有时组织中没有单独的部门负责沟通可能会导致忽略沟通策略或计划的发展。因此，强调沟通策略带来的利益和"有用性"是很重要的。

沟通策略可以[②]：

· 提供组织的目标和沟通计划之间的联系和递进；

· 帮助向组织和同事解释，良好的沟通有助于组织目标的实现，并对组织目标的实现提供针对性的措施；

· 在组织中达成共识和优先事项；

---

① Kotler, P., Shalowitz, J., Stevens, R. J. "Strategic Marketing for Health Care Organizations: Building a Customer-Driven Health System". San Francisco: A Willey Imprint, 2008.

② Writing a communication strategy. Government Communication Service. Available from: https://gcn. civilservice. gov. uk/guidance/writing – a – communication – strategy/.

·沟通并非一劳永逸，而需常抓不懈，形成持续性的机制（特别是在人员流动率较高的情况下）；

·在建立资源和绩效评价案例时，明确目标和达到成功的措施；

·探索和减轻沟通风险。

沟通策略的定义

沟通策略也被称为沟通计划，通常以文档形式存在，表达了一个组织推广活动的目标和方法，包括组织希望与公众分享的内容以及组织希望哪些群体获得这些信息。沟通策略通常作为内部文件，是与媒体交涉和在组织参与的公共关系活动中交流的指南[1]。

沟通策略不一定需要有正式的书面文件。可以简单地花时间去思考一个沟通问题，并确定最佳的方法来传达信息[2]。

沟通策略和沟通计划

沟通策略是一个单一、连贯的叙述，描述了需要通过沟通来解决的一个问题或多个问题。策略提供的答案包括"什么？""为什么？"和"谁？"（见下图），而沟通计划需要更详细说明在"何时"和"如何"[3]。

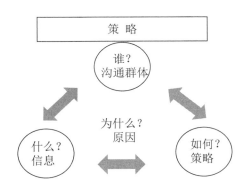

沟通策略的相关问题

来源：Johnson Strategic Communications Inc. Available from：http：//www. johnsonstrategic. com/index. html.

---

① Planning Tools：How to write a communications strategy. ODI Shaping Policy for Development. Available from：http：//www. odi. org/publications/5186 - communications - strategy - planning.

② Communication Strategies. Community Involvement. United States Environmental Protection agency. Available from：http：//www. epa. gov/superfund/community/pdfs/toolkit/comstrats. pdf

③ Writing a communication strategy. Government Communication Service. Available from：https：//gcn. civilservice. gov. uk/guidance/writing - a - communication - strategy/.

　　沟通计划的结构可能会有所不同，这取决于组织的类型与沟通目的。然而，一个沟通计划的总体结构或它的组件，可以被定义为以下几部分[1]：①目标；②沟通群体；③信息；④工具和活动；⑤资源；⑥时间表；⑦评价与修正。

沟通计划的组成部分

　　以下是对上述沟通计划的具体描述[2]。

　　·目标。目标是沟通策略成功的关键。他们应该确保沟通策略由组织驱动而不是由沟通驱动。沟通活动应该与组织目标一致并为之服务。沟通应该帮助一个组织实现其核心目标。调整沟通和组织目标，也将有助于强调沟通的重要性和相关性，从而在组织中制定一个令人信服的、适当使用资源的交流活动。

　　·沟通对象。确定组织需要进行沟通的群体以实现组织目标是非常重要的。能实现组织目标的最好对象，往往并不是最明显的，且有些群体，如媒体，可能并不总是有助于实现组织目标。许多组织想获得更好的媒体形象，但实施该方向的活动最终可能是自我服务，仅仅是沟通，没有得到更广泛的影响。如果组织投入大量资源而不是与关键利益相关方进行沟通，可能会产生负面影响。

　　·信息。策略定位和一致性是组织信息的关键。建议建立覆盖所有关键信息的全面沟通范例，强调针对不同的沟通群体所需要使用的不同要点。为了产生最大影响，这个沟通范例可以针对三个关键点进行总结且可以不断重复使用。

　　·工具和活动。需要确定最合适传达给受众的关键信息的工具和活动。例如，在企业间沟通时，年度报告是一个有用的工具，而电子邮件可能更适合于内部沟通。工具和活动应根据时间、人力和财力资源的水平确定。

　　·资源和时间表。需要明确界定用于支持沟通策略的资源/预算，包括对未来成本的预测。另建议提供一个时间表来实施沟通策略，使用固定基准衡量项目的进展。沟通关键规则之一是承诺能够准时交付的时间，而不要过多的承诺。在设置期望值的合理水平和更专门的资源情况时，可利用资源和时间表。

　　·评价与修正。建议进行沟通审计以评估内部和外部沟通策略的有效性。重要的是要仔细考虑和讨论评估结果，以完善沟通策略。需要考虑的沟通群体包括员工、管理层、关键利益相关方和媒体。

　　[1]　Planning Tools：How to write a communications strategy. ODI Shaping Policy for Development. Available from：http：//www. odi. org/publications/5186 - communications - strategy - planning.

　　[2]　Planning Tools：How to write a communications strategy. ODI Shaping Policy for Development. Available from：http：//www. odi. org/publications/5186 - communications - strategy - planning.

规范的沟通策略指南

评估该信息是否进行了适当的沟通时可能会问及的问题有：

　　·你读/看/听到了什么？

　　·什么起作用/不起作用？

　　·你还想了解什么？

　　·你需要哪些目前尚未获取的信息？

　　·你想多久与我们交流一次？

　　Michael Maine 已经开发了以下框架来定义组织的沟通计划。这个框架可以作为 HB-HTA 部门管理或沟通计划的发展指南①。

沟通计划的框架

指导原则 5 中的潜在问题及解决方案

◎**潜在问题**：当启动 HB-HTA 部门时，在 HB-HTA 技能方面没有一个强有力的领导者。

□**解决方案**：与国内外的其他医院 HB-HTA 领导者建立联系，并且在建立 HB-HTA 部门中试图得到他们的支持或指导。这样能获得向他人学习的机会并且在 HB-HTA 领域获得可信度。开始与建立的联系进行合作。为了获得较强的领导能力，尽量参与所在部门的所有 HB-HTA 活动（至少一次），以提高知名度。通过建立的内外部联系，传播 HB-HTA 部门的结果。

---

① Maine，M. Building a communications strategy. Available from：http：//michaelbmaine. com/home/2012/6/21/building – a – communications – strategy. html.

规范的沟通策略指南

◎潜在问题：员工不知道 HB-HTA 部门。

□解决方案：提升 HB-HTA 部门及其在医院长期投资政策的作用。

◎潜在问题：医学界接受 HTA 仍然需要一个过程。

□解决方案：较高的服务质量离不开合理、客观、全面的决策制定，而这正是基于前期的工作，在经济压力较大的情况下尤其如此。HB-HTA 部门的主要精力之一就是放在沟通上面。

◎潜在问题：很难让关键利益相关方（医生）获取有关 HB-HTA 部门的活动信息并与其建立联系。

□解决方案：与临床部门主管联系并参加临床查房（临床医生组会时，通常讨论临床病理学）以通知他们 HB-HTA 部门的有关活动。

◎潜在问题：很难促进良好的外部沟通政策。

□解决方案：与医院的沟通部门联系，尝试让 HB-HTA 部门可以出现在网站、内网、传媒资料、宣传册、社交媒体和其他医院的平台上。

指导原则 6　选择和优选标准
·清晰表述待评估技术的入选标准。

工具 22　对 HTA 主题/优先顺序识别的示例模板

设计该工具的目的是什么？

明确选择和识别 HTA 优先顺序的机制，是在面对多个 HTA 的请求时必不可少的有效措施。因此，在医院选择相关主题时可以使用不同的方法，即请求的顺序（先申请、先评估）、潜在的预算影响、紧迫性、对预期的健康效益的不确定性及伦理问题。

这个工具提供了一个实例，包含 HB-HTA 部门在 HTA 中对主题识别和/或优先使用顺序的具体考虑。

该工具为谁而设？

该工具专为 HB-HTA 部门提供 HTA 的评估内容选择标准和优先顺序。

对 HTA 主题/优先顺序识别的示例模板

HB-HTA 项目评估的优先顺序

HB-HTA 部门的能力和资源的稀缺性限制了 HB-HTA 报告的产量。这意味着，必须建立评估技术优先顺序机制。

如何优先考虑卫生技术？

选择相关及适当的待评估卫生技术是一个动态并基于背景（例如，医院信息需求）的过程。由于卫生技术优选没有通用的标准，这有利于待评估技术各方面的预期收益平衡。

评估技术的优先级标准

· 问题的关键性/评估的紧迫性（即当一个以前使用的设备退出市场时，必须更换一个新的做替代）；

· 请求的时间顺序（"先进先出"标准）；

· 所有的技术评估都由一个部门提出要求，该部门从医院每个组织的需求出发，提供整体看法。

· 关于战略问题，来自医疗部门或总体方向的投入。

医院引进技术的优先级标准案例

· 在医院有/没有这项技术及其陈旧程度；

· 相关活动与待引入技术相关；

· 技术对组织的影响（对员工和物理基础设施）；

· 技术的战略潜力。

*如考虑计划投资医疗设备，可以应用多个标准分析，赋予每个标准不同的权重，通过最终得分确定优先级排名。

对于选择/优化工艺流程图的案例

（1）提交申请（考虑到潜在的需要的卫生技术）到医院 HB-HTA 部门或委员会*。

（2）对卫生技术优先评估的选择批准：

· **实用性**：评估过程中应增加决策的价值（例如，技术的临床疗效存在不确定性或预算的影响还不清楚）。

· **时效性**：应及时获得评估过程的结果（HB-HTA 报告）并且利用于决策（期限应能保证 HB-HTA 的质量）。

· **预算影响**：采用的评估技术应该有潜力创造效益，避免损失，或增加医院收入。

·**临床影响**：采用的评估技术应该具有相当大的潜力提升临床效益，满足患者未被满足的需求，降低风险，提高病人安全。

·**组织变化**：采用的技术应该增加患者满意度或医疗人员和医疗管理者的自我成就感（如声望）。

（3）审查提交的申请（如每月）并进行分类：

·接受申请（相关的，有益的技术）。

·重新考虑申请（以后可能复议技术）。

·申请被拒绝（技术不适当）。

（4）相关 HTA 的申请将被纳入 HB-HTA 部门的工作安排或分配给外部机构负责，最终交付 HB-HTA 报告（HB-HTA 报告定稿的最后期限取决于执行者的能力）。

指导原则 6 中的潜在问题及解决方案

◎**潜在问题**：目前尚不清楚应该基于何种基础优先评估某种卫生技术。

□**解决方案**：咨询临床科室，列举他们感兴趣的卫生技术，在接下来的几个月或几年中优先介绍，这样可以预估自己的工作量并且向主管（CEO、CMO）报告优先的工作任务。利用医院的总体战略规划来指导卫生技术的优先顺序。

◎**潜在问题**：不理解某些技术被选择进行评估，而有些（主要）投资技术没有被选择进行评估。

□**解决方案**：在 HB-HTA 部门中建立明确的卫生技术纳入标准，并且传达给利益相关方。值得注意的是，医院的文化可能会影响过程。因此，一些卫生技术可能不遵循这个过程（即使具备排除和纳入标准）。

◎**潜在问题**：制造商或临床医生对某些卫生技术施加压力使得其被迅速评估。

□**解决方案**：向这些人解释你的优先级标准，为什么他们的要求是不高的优先级（如果是这样的情况）。要做到这一点，非常重要的是能够明确描述优先级标准。

◎**潜在问题**：一些医生利用 HB-HTA 过程获得一些技术，以开展他们想要的试验研究。

□**解决方案**：在 HB-HTA 过程中需要更有效的说明和沟通。如果真的需要评估试验技术，HB-HTA 部门可以参与，但应该定义一个具体的过程。

◎**潜在问题**：一些临床医生希望引进一种尖端的、几乎是实验性的技术来与其他医院竞争。

□**解决方案：**披露一定要评估该技术的原因。执行初步评估报告并决定实施测试。建议在一段时间的数据收集后重新进行评估，并在 HB-HTA 报告中提及。

◎**潜在问题：**新的卫生技术提交评估是在非常早期的发展阶段（例如，在没有临床证据但是在进行动物研究的时期）

□**解决方案：**定义所需最小的临床证据来启动 HB-HTA 过程。搜索 CE 标示（CE Marking，产品进入欧盟境内销售的通行证）、美国食品药物管理局、Cochrane 对照试验登记或其他数据库（包括正在进行的试验），确认是否有任何其他机构已经报道同样的新技术。这些信息有助于确定一项新技术的成熟度。

◎**潜在问题：**目前医院中涉及卫生技术的临床试验活动的数量和类型，这些信息 HB-HTA 部门的员工是不知道的。

□**解决方案：**在医院进行临床试验活动时采用正式的合作形式，让大家知晓在测试何种技术以及制造商的作用是什么。

指导原则 7　撤资过程

·明确建立潜在撤资技术的甄别和评估程序。

注：工具 8 同样遵从此原则。

工具 23　HB-HTA 部门在评估卫生技术潜在风险方面的案例

设计该工具的目的是什么？

考虑到资源的稀缺性和潜在资金在医院的有效分配（例如新的投资），识别和评估具有潜在有限的健康益处的卫生技术是很重要的。撤资活动应限制适用的技术应用范围。

该工具为谁而设？

该工具是专为 HB-HTA 部门参与优化住院药物时使用。

医院药品目录更新实例

步　骤	目　的	活　动	参与的利益相关方
①请求更新医院药品目录的内容	合理使用住院药物	·审查和更新医院的处方（如医疗部门/首席执行官要求）	·医疗部 ·CEO

医院药品目录更新实例

步　骤	目　的	活　动	参与的利益相关方
②任务大纲	最好参与过程中，识别利益相关方	·工作组会议	·医院药房 ·药理学部门 ·HTA 部门
③定义工作方法和活动范围	关于挑选、原因、沟通的选择方法和实施步骤	·命名区域规定为主要标准更新（医院规定应该适应区域规定） ·识别与排除前 3 年医院未购买的药品 ·分析区域规定的差异 ·在 ATC 的 * 水平反思和探讨医院的药品处方 ·医院的处方结构修改	·医院药房 ·药理学部门 ·HTA 部门
④从医院处方名单淘汰分类药物	识别前 3 年医院未购买的药品	·收集和分析的数据 ·分类的结果	·HTA 部门 ·数据库管理部门
⑤活动步骤	药品修订	·前 3 年未在医院购买药品的数据收集与分析 ·分析区域规定的差异 ·在 ATC* 水平审查药品	·药理学部门
	专家意见	·重要药物的使用需要临床专家医生参与（由医院药房或工作组要求）	·医院药房 ·药理学部门 ·临床专家 ·HTA 部门
	工作组的决定	·药理学部门进行分析评价 ·判断相对于区域规定的差异 ·关于关键药物的讨论 ·准备 ATC* 水平等方面的药物清单	·医院药房 ·药理学部门 ·HTA 部门
⑥最终确定的更新过程	验证医院更新的处方	·医院处方内容的理由（为了避免重复） ·医院药品目录的最终批准	·医院药房 ·药理学部门 ·临床专家 ·医疗部
⑦发布医院药品目录（更新版本）	通知医院相关部门确保医院药品目录的更新版本易于获取	·针对医院药品目录更新内容发布公文 ·信息沟通标准要适用于更新过的医院处方 ·通过医院内网发布的医院药品目录的（更新版本）	·医疗部 ·医院药房

※ATC：药物活性成分的解剖治疗化学分类体系

医院药品目录修订过程的流程展示

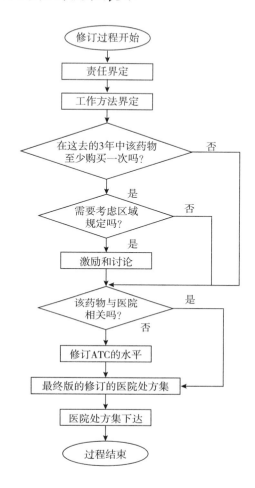

指导原则 7 中的潜在问题及解决方案

◎**潜在问题：**由于 HB-HTA 部门很小，没有时间进行撤资活动。

□**解决方案：**撤资讨论通过某一问题的讨论展开（在一个 HB-HTA 报告正文），例如"目前在医院是否有其他应用的技术能够取代传统使用的技术"，然后根据医院主要利益相关方的贡献来回答这个问题。

◎**潜在问题：**识别卫生技术撤资并不总是简单直接。

□**解决方案：**成立一个工作小组，包括临床医生、医院采购员、生物医学工程师和其他利益方，根据当前实践和技术改进，评估每年对技术撤资的可能性。

指导原则 8　通过创新进行改善

·愿意根据经验不断改善并有能力学习和创新。

指导原则 8 中的潜的问题及解决方案

◎**潜在问题**：HB-HTA 机构确定的创新和改进方式与医院不断变化的环境、创新和改进的总体计划相冲突。

□**解决方案**：将事实和数据作为强有力的证据，说明 HB-HTA 机构为什么需要考虑改进和创新。并向负责医院战略计划的关键人物讲解。为了使案例更有说服力，要针对取得的成果和过程准备清晰的回顾性资料，包括提议是什么，为什么这对医院非常重要等。

◎**潜在问题**：改进和创新需求不断增加，而 HB-HTA 机构的工作人员缺乏某些相应技能。

□**解决方案**：在编制预算时，应当节省部分财务资源用来培训员工适应不断变化的环境（资源可用于改进和提升相关技能的员工培训）。

◎**潜在问题**：HB-HTA 机构没有选择活动领域的足够自主权。

□**解决方案**：随着 HB-HTA 机构不断成熟，组织将努力达到一定程度的自主性和行动自由。应将这项努力告知监督机构的领导。HB-HTA 机构可通过寻求资金多样化来加强自主性（例如申请创新和研究项目）。

指导原则 9　知识和资源共享

·有明确的知识、信息和资源共享政策和机制。

指导原则 9 中的潜在问题及解决方案

◎**潜在问题**：共享的部分 HB-HTA 报告包括机密信息（价格、资源利用等）。

□**解决方案**：区分可以公开和分享的部分，并将机密信息进行匿名处理或删除。

◎**潜在问题**：共享的 HB-HTA 报告包括较难理解的技术语言。

□**解决方案**：在联合会议上，邀请临床医生和医院管理人员指出他们在理解 HB-HTA 报告时遇到的任何困难；并根据建议修改报告，使语言更易接受。与没有参与报告撰写的 HB-HTA 机构成员执行类似的任务。

◎**潜在问题**：医院不大愿意将 HB-HTA 报告提交至国家 HTA 报告数据库（如果存在）或与其他医院分享结果。

□**解决方案**：建立 HTA 机构和 HB-HTA 机构的区域架构，或者建立有 HTA 机构的医院网络，可促进 HTA 机构和 HB-HTA 机构之间、医院和 HB-HTA 机构之间分享知识和经验。

◎潜在问题：HB-HTA 机构希望使用英语作为 HTA 报告的语言，但这通常不被决策者所接受。

□解决方案：主要文本可采用英语，但次要内容和广泛的执行摘要则可使用当地语言（例如，可以使用基于 EUnetHTA 核心模型的快速相对有效性评估的模板）。

◎潜在问题：HB-HTA 报告的整体内容公开披露可能为后续科学出版带来问题。

□解决方案：将 HB-HTA 报告的"院外"共享限制于摘要和主要发现，直至出版过程完成。

◎潜在问题：在 HB-HTA 报告的公共访问地址方面难以获得共同认识。

□解决方案：数据库或国家 HTA 代理数据库可作为一个选择。

指导原则 10   与 HTA 机构合作
·HB-HTA 部门与地区、国家和国际 HTA 机构合作

工具 24   国际上采用 HTA 的国家和地区机构名单

设计该工具的目的是什么？

HB-HTA 部门比较明智的做法是与促进相互间合作的 HTA 国家或区域组织相互协作。此工具提供了国际上实施 HTA 国家和地区的名单。

免责声明：列表创建主要基于 INAHTA 网站，所以可能不包括所有相关组织。

该工具为谁而设？

该工具是专为 HB-HTA 部门与国家或区域的 HTA 机构建立正式或非正式合作而使用，即在国家层面支持这些组织进行 HTA 的实施，或者将已经产生的 HB-HTA 报告纳入国家数据库。这样的合作也可以为 HTA 领域提供建议。

欧洲 HTA 机构名单

奥地利：GÖG——Gesundheit Österreich GmbH

LBI-HTA——Ludwig Boltzmann Institute for Health Technology Assessment

比利时：KCE-Belgian Health Care Knowledge Centre

丹　麦：HTA-HSR/DHTA-HTA & Health Services Research

芬　兰：FinOHTAP——Finnish Office for Health Technology Assessment

世界上采用 HTA 的国家和地区机构名单

法　国：**CEDIT**——Comité d'Évaluation et de Diffusion des Innovation Technologiques

　　　　HAS——Haute Autorité de Santé

德　国：**DAHTA@ DIMDI**——German Agency for HTA at the German Institute for Medical Documentation and Information

　　　　G-BA——The Federal Joint Committee（GemeinsamerBundesausschuss）

　　　　IQWiG——InstitutfürQualität und WirtschaftlichkeitimGesundheitswesen

意大利：**Agenas**——The Agency for Regional Healthcare

　　　　AIFA——The Italian Medicine Agency

　　　　ASSR——Agenzia Sanitaria e SocialeRegionale（Regional Agency for Health and Social Care）

　　　　UVT——HTA Unit in A. Gemelli Teaching Hospital

爱尔兰：**HIQA**——Health Information and Quality Authority

立陶宛：**VASPVT**——State Health Care Accreditation Agency under the Ministry of Health of the Republic of Lithuania

卢森堡：**CEM**——Inspection générale de la sécuritésociale（IGSS），Cellule d'expertisemédicale

挪　威：**NOKC**——Norwegian Knowledge Centre for the Health Services

波　兰：**AHTAPol**——Agency for Health Technology Assessment in Poland

西班牙：**AETS**——Agencia de Evaluación de Tecnologías Sanitarias

　　　　AETSA——Andalusian Agency for Health Technology Assessment

　　　　AQuAS——Agència de Qualitati Avaluació Sanitàries de Catalunya

　　　　AVALIA-T——Galician Agency for Health Technology Assessment

　　　　Instituto de Salud Carlos III——Public Research Entity funding，managing and carrying out biomedical research in Spain

　　　　OSTEBA——Basque Office for Health Technology Assessment

瑞　士：**MTU-SFOPH**——Medical Technology Unit-Swiss Federal Office of Public Health

瑞　典：**SBU**——Swedish Council on Technology Assessment in Health Care

荷　兰：**ZIN**——Zorginstituut Nederland

　　　　ZonMw——The Netherlands Organisation for Health Research and Development

英　国：**CRD**——Centre for Reviews and Dissemination

　　　　HIS——Healthcare Improvement Scotland

　　　　NIHR——National Institute for Health Research

　　　　NICE——National Institute for Health and Care Excellence

　　　　SMC——Scottish Medicines Consortium

北美 HTA 机构名单

加拿大：**CADTH**——Canadian Agency for Drugs and Technologies in Health

HQO——Evidence Development and Standards Branch

IHE——Institute of Health Economics

INESSS——Institut national d'excellence en santé et en services

美 国：**AHRQ**——Agency for Healthcare Research and Quality

南美 HTA 机构名单

阿根廷：**IECS**——Institute for Clinical Effectiveness and Health Policy

UCEETS——The National Coordination Unit of Health Technology Assessement and Implementation

巴 西：**CONITEC**——National Committee for Technology Incorporation

DECIT-CGATS——CoordenaçãoGeral de Avaliação de TecnologiasemSaúde-CGATS, Departamento de Ciência e Tecnologia-DECIT, Secretaria de Ciência, Tecnologia e Insumos Estratégicos

智 利：**ETESA**——Department of Quality and Patient Safety of the Ministry Health of Chile

哥伦比亚：**IETS**——Instituto de EvaluaciónTecnológica en Salud

墨西哥：**CENETEC**——Centro Nacional de Excelencia Tecnológica en Salud

乌拉圭：**HAD**——MSP-Uruguay-Health Assessment Division, Ministry of Public Health

澳洲与大洋洲 HTA 机构名单

澳大利亚：**AHTA**——Adelaide Health Technology Assessment

ASERNIP——S-Australian Safety and Efficacy Register of New Interventional Procedures-Surgical

HealthPACT——Health Policy Advisory Committee on Technology

NHMRC CTC——NHMRC Clinical Trials Centre

新西兰：**HSAC**——Health Services Assessment Collaboration

NHC——New Zealand National Health Committee

亚洲 HTA 机构名单

印 度：**HCT**——NHSRC-Division of Healthcare Technology, National Health Systems Resource Center, New Delhi

哈萨克斯坦：**RCHD-CS**——Ministry of Public Health of the Republic of Kazakhstan，Republican Centre for Health Development，Centre of Standardization，HTA department

韩　　国：**NECA**——National Evidence-based healthcare Collaborating Agency

马来西亚：**MaHTAS**——Health Technology Assessment Section，Ministry of Health Malaysia

中国台湾：**CDE**——Center for Drug Evaluation，Taiwan，China

非洲 HTA 机构名单

南非共和国：**CMeRC**——Charlotte Maxeke Research Consortium

指导原则 10 中的潜在问题及解决方案

◎潜在问题：医院和国家或地区机构共同完成的合作评估需要太长时间，无法满足医院的信息需求。

□解决方案：与国家 HTA 机构领导讨论并协调评估过程的问题。

◎潜在问题：国家或地区 HTA 机构不知道 HB-HTA 报告的存在。

□解决方案：与国家或地区 HTA 机构密切沟通，以提高其对 HB-HTA 的认识，并向其发送每期 HB-HTA 报告（如果可能的话）。

◎潜在问题：医院管理层对于分配当地/国际合作的人力资源摇摆不定。

□解决方案：向医院管理层表明，国际 HTA 的冗余代表了公共 HTA 资源的浪费。与他们沟通这些活动将给医院带来的正面影响。

◎潜在问题：不知道所在地区/国家哪些人在做 HB-HTA。

□解决方案：寻找本地和国际 HTA 项目，并尝试与其联系。在地方和国际科学会议上介绍在 HTA 和医院医疗保健方面所做的工作。可通过这种非正式联系来识别谁在做 HB-HTA。

◎潜在问题：对于医院来说，一项技术可能是不可持续的，但对于区域医疗系统可能具有成本效果。

□解决方案：建立一个 HTA 区域架构或一个明确的机构网络，可以促进中心的确定，并为医保系统不能完全报销的卫生技术提供具体筹资制度。

指导原则 11 与盟友及合作伙伴的联系

·积极识别主要盟友和合作伙伴，加强其与 HB-HTA 部门员工、用户和其他利益相关方之间的良性互动。

工具 25 潜在盟友与合作伙伴列表

设计该工具的目的是什么？

积极与各盟友、伙伴们互动，确保 HB-HTA 部门能够高效运转和持续发展。例如，资源交换、战略/政治上的支持，这都有助于 HB-HTA 部门的可持续发展。

这个工具提供了不同层次的各种盟友的概论，此外还详细地列出了 HB-HTA 部门潜在盟友交互的特点。

该工具为谁而设？

这个工具适用于积极寻求与盟国/伙伴合作的 HB-HTA 部门。

关于 HB-HTA 部门盟友和合作伙伴的概述

盟友可以从医院、区域、国家甚至国际层面上确定。为了从内外部的交互作用中受益，潜在的盟友应仔细确定，并积极沟通。

同盟	
健康/HTA相关组织	显而易见的、国家最新的、信息交流、HB-HTA推广和能力建设、国际合作
额外的资金来源	追踪、参加研究项目、积极推动HTA的相关活动
产业	协作研究、需求交流、投资和价格协商

同盟	
监管机构	互利互动：监管一致性、政策制定、协作
资源交换的潜在盟友	知识和资源的互换、协作评估、能力建设、战略和政治支持的协同行动
额外的资金来源	追踪、积极推动HTA的相关活动
产业	协作研究、需求交流、投资和价格协商

同盟	
评估请求者/用户	提供用户关系
决策者	结果报告、调解、HB-HTA单位推广
信息提供者	动态双面信息交换以便收集相关信息
潜在的盟友	多学科合作，HB-HTA可持续发展

国际层面 / 地区/国家层面 / 医院层面

HB-HTA 部门潜在的盟友、伙伴的主要群体和相互作用的性质

关于
HB-HTA
部门盟
友和合
作伙伴
的概述

医院、区域、国家和国际层面潜在盟友的名单

医院层面	地区层面	国家层面	国际层面
评估申请者/用户	**监管机构**	**监管机构**	**健康/HTA 相关组织**
申请的临床医生	区域管理机构	卫生行政部门	国际 HTA 机构（HTAi）
临床医生（如护士、医生、药剂师、治疗师）	地区公共卫生办公室	国家/联邦公共卫生办公室	HB-HTA 兴趣子组的国际 HTA 机构（HTAi）
部门负责人（许多不同的专业）	地区 HTA 委员会	国家级卫生组织	欧洲 HTA 协作平台
决策者	**资源交换的潜在盟友**	**资源交换的潜在盟友**	国际 HTA 机构平台（INAHTA）
董事会	地区卫生行政部门	国家级卫生组织	国际上新的以及新兴的医疗信息网（EUROSCAN 国际网络）
管理委员会	在地方公共卫生部门的 HTA 和卫生服务研究机构	地方 HTA 机构网络	欧洲医院协会（HOPE）
行政和财务部门	其他地区/社区医院	其他国家医院的 HB-HTA 部门	国际联合会医院
信息提供者	地区大学的经济学家和统计人员	其他国家医院（除了 HB-HTA 部门）	全球国家 HTA 部门
生物医学诊断中心	地区大学/研究 HTA 机构与公共卫生相关的中心	国立大学教学医院	地区 HTA 网站（例如 EU-netHTA REDETSA，泛美卫生组织网络在 HTA 国家机构，HTAsiaLink）
生物医药工程师	地区科学协会	国家科学（医疗）团体（例如心脏病专家、公共卫生专业人员，等）	区域医疗相关的机构[如泛美卫生组织（PAHO）]
医学工程师	地区患者协会	全国患者协会	全球卫生相关机构（例如，世界卫生组织、经济合作与发展组织、世界银行）
药学系	**额外的资金来源**	**额外的资金来源**	医学评估委员会（MEDEV）
财务部门	地区基金/项目可能被视为额外资金	国家基金/项目可能被视为额外资金	患者协会（例如欧洲病人论坛）

医院层面	地区层面	国家层面	国际层面
实验室和放射部门	*产业*	*产业*	国际药物经济学和成果研究学会（ISPOR）
数据管理员/IT 专家/统计学家	与临床医生密切合作的医疗公司	国家卫生/健康相关产业	国际/区域性医疗卫生专业人士协会（例如欧洲心脏病协会、国际护士理事会）
医院图书馆管理员	区域卫生/健康相关产业	国家医药、医疗器械公司	HTA 相关的项目（如 Ad-HopHTA，ADVANCE-HTA，IN-TEGRATE-HTA， MEDT-ECHTA）
技术转让顾问（如果部门存在技术转让）	区域医药公司		其他国家 HB-HTA 部门
医院所有的临床中心和科室			**额外的资金来源**
潜在的盟友			国际/区域性基金/项目计划可能被视为分配额外资金（自 2020 起，例如 Horizon 2020）
医疗专业人员（如护士、医生、药剂师、临床医疗师）			*产业*
科室负责人（不同科室）			全国/全球卫生/健康相关产业
技术转让（如果部门存在技术转让）			全球制药、医疗设备公司
医院的所有临床中心和科室			

关于 HB-HTA 部门盟友和合作伙伴的概述

HB-HTA 部门潜在盟友交互作用的具体特征

医院同盟/合作者

医院同盟是指 HB-HTA 密切合作的专业人员及部门，医院合作者通常是卫生技术的使用者。

1. 需要评估的专业人员/部门和使用新的卫生技术

潜在的同盟团体包括医生和其他需要评估的专业人员/部门；通常，他们也是经过 HTA 评估结果被接受的卫生技术的初级使用者。HB-HTA 部门和这些团体的相互关系类似于供应者—客户的关系，这个关系中，HB-HTA 部门应该积极主动地参与并及时给客户提供评估信息。根据评估进度进行的常规交流，HTA 结果以及后续监测均是这一同盟的交互关系中不可缺少的一部分。

2. 决策者（董事会、管理者）

是否接受、拒绝或延迟到后期采纳卫生技术的最终决定权，通常是由医院决策团体而定的。因此，高效的交互作用应该跟这些同盟协同并将评估细节和结果及时分享，共同面对遇到的问题，并在评估需求者和决策者之间协调。另外，应该加强跟医院决策者的协作关系，因为这将提高 HB-HTA 部门的整体形象，并强调该部门产出的价值。

3. 提供评估信息的专业人员/部门

有些评估信息 HB-HTA 部门无法获得，为了收集这些信息，应与其他的专业人员/部门加强联系。因此，联盟内部各部门应该加强沟通和协作。这些交互作用的目的是把所有相关的证据和知识（临床、财经和统计学）带进 HTA 过程。动态的、双向的信息交换是这个交互作用的核心，HB-HTA 应该清晰定义具体的问题，并解答任何可能出现的疑问，才能够及时收集必要的信息。

4. 其他专业人员

医院同盟团体由专业人员和部门构成，不隶属于其他团体（例如，医生、科室主任等），但他们是潜在的合作者。HB-HTA 部门的活动应该让医疗工作人员知晓，并强调该部门的工作价值。这种交互作用有两大目标：首先，培养内部的相互信任并且提高 HB-HTA 部门在医院员工中的形象和地位；其次，向医疗工作者提供 HB-HTA 的具体信息，以便他们能够在日常工作中辨别 HTA 分析的切入点。另外，医院内所有职工都可能有足够的知识或者数据，并提供给 HTA。所以，HB-HTA 部门应该跟所有可能的同盟协作，以便支撑该部门的可持续及多学科的合作。

地区/国家同盟

地区和国家同盟的范畴超出了 HB-HTA 界定的医院界限。地区和国家同盟是长期的政治经济合作伙伴，并且有着持续性发展的部门。这个层次包括了医疗部门、国家和地区公共卫生部门、HTA 机构、科学和病人团体，等等。地区和国家层面的同盟团体可定义为四种类型：

1. 监管机构（国家/地区公共卫生部门，地区管理部门）

这个同盟组织通常包含主管卫生服务部门的政府机构。应该跟这些同盟建立共同的有利的交互关系，监管机构可给 HB-HTA 提供区域内的法律保证，以便 HB-HTA 能够有效运转，HB-HTA 更有效地运转可以把 HB-HTA 的需求和挑战提供给其他组织，发展政策制定和修订，支持和参与监管机构的活动。

2. 知识和资源互换的潜在同盟（如，其他 HB-HTA 部门，国家/地区的 HTA 服务）

这些潜在的参与者对知识和资源的分享过程极其重要，尤其是在极其昂贵的卫生技术中，因为他们可以建立紧密的协作活动，并可以提供更高效的资源分配。值得注意的是，以下各项可在同盟之间协作完成：信息共享，人员交换，高级 HB-HTA 部门对下级的训练和培养，以及对于医学院的教育项目。另外，这个潜在联盟可以鼓励专业讨论和针对 HB-HTA 方法学问题的有效反馈。这种交互作用同样可以给 HB-HTA 的团结和持续发展提供更多的策略和政治支持，并获得更多的同盟。

3. 其他资金的获得（例如，地区政府资助项目）

HB-HTA 部门应该建立跟公共和私立组织及基金的合作，以获得更多的资助。HB-HTA 部门应该监测资助项目，并争取获得这些资助。此外，HB-HTA 部门应该通过公布其工作价值的方式提高自身影响力，主动参与资金配置项目的筹划议程。

4. 产业（例如，医疗器械产业）

地区和国家性产业都是可以合作的潜在伙伴。产业合作伙伴非常重要。首先，作为卫生技术的生产者，产业通常掌握了卫生技术的研究结果（例如，临床研究的结果）。对于产业指导的研究结果的质量评估至关重要；然而，HB-HTA 部门应该尽力收集所评估的科技信息，包括产业提供的技术。其次，产业往往是卫生技术的生产者，为了就设计和提高卫生技术方面建立医药产业和医院更高效的合作，HB-HTA 部门与产业代表间就医院需求建立有效沟通是非常必要的。最后，就财政上而言，产业是一个有关系的可协作的同盟，因为它可能提供卫生技术所需的资金，共同的报酬或者价格协商等。

国际联盟

与国际伙伴合作是 HB-HTA 高效发展和成长的决定性因素。因为通过合作可以知道该领域最先进的重要见解。在国际合作伙伴中，全球健康相关的组织发挥了重要作用。可将潜在的盟友定义为三个主要群体：

1. 全球健康相关组织（如 EUnetHTA，INAHTA，EuroScan，RedETSA）

国际合作与交流对于 HB-HTA 部门持续发展和完善是至关重要的。参与国际网络交流平台、会议、项目和其他活动可以让 HB-HTA 部门增加曝光度，并且促进全球 HB-HTA 的发

HB-HTA 部门潜在盟友交互作用的具体特征

展。与国际伙伴合作有利于交流 HTA 信息，交流如何运行 HB-HTA 部门以及提升HB-HTA策略重要性的意识度。

2. 额外资金来源（如 Horizon 2020）

与国家和地区的盟友一样，国际组织也将该部分视为资金来源。HB-HTA 部门建议监控这些机构的活动，通过应对措施或电话支持 HB-HTA 部门。

3. 产业

与国家和地区层面相似，产业在国际水平上扮演着潜在盟友的重要角色。

HB-HTA 部门潜在盟友交互作用的具体特征

指导原则 11 中的潜在问题及解决方案

◎**潜在问题**：医院内部和外部的利益相关方（例如研究人员，图书馆管理员，行政和财务人员）不知道 HB-HTA 机构。

□**解决方案**：HB-HTA 机构使用网页、网络提供课程。

◎**潜在问题**：部分临床医生在引入新技术时未通知 HB-HTA 机构。

□**解决方案**：尝试与临床部门行政主管沟通，并请他/她扮演"看门人"的角色，从而引导临床医生关注 HB-HTA 机构。

◎**潜在问题**：必须从其他组织获取所评估的卫生技术未来活动所需的管理数据（例如，在特定时期内可用的医疗设备或药物的消耗量）。

□**解决方案**：HB-HTA 机构应尽可能直接访问医院所有相关的临床和行政数据。如果不可能，应正式指定一名授权人员负责将这些数据传输到 HB-HTA 机构。应确保与可提供数据的医院专业人员保持密切联系和持续互动。

◎**潜在问题**：其他医院不知道哪些卫生技术已经在其他地方得到评估。

□**解决方案**：在区域医院之间设立共享数据库，共享警示信息。

◎**潜在问题**：其他医院的医生不知道 HB-HTA 机构的存在。

□**解决方案**：访问较小的医院，更多了解他们的需求。鼓励他们参与进来，并使用 HB-HTA 作为引入新技术的工具。联系国家或地区医院组织，广泛宣传相关工作。

◎**潜在问题**：没有资金用以支持与国家或国际 HTA 机构的合作。

□**解决方案**：倡导网络化，从而提高 HB-HTA 机构的质量和效率。

◎**潜在问题**：HB-HTA 机构与外部组织不相关联。

□**解决方案**：与一系列具有 HB-HTA 背景的外部合作伙伴联系（例如学术专家、医院工作人员、医学图书馆工作人员），并邀请他们帮助评阅和评论 HB-HTA 报告。从身边最接近的人开始（医院内），然后寻找外部联盟。与大学、卫生研究中心、Cochrane 协作组，以及可能拥有未发表结果的国家地区机构联盟，这可能对 HB-HTA报告有所帮助。

◎**潜在问题：**当其他医院想要从 HB-HTA 机构获取 HB-HTA 报告时，可能会出现问题。

□**解决方案：**在区域 HTA 机构的支持下，在该地区建立区域 HTA 架构或明确的 HB-HTA 机构网络，可以促进 HTA 机构和其他医院之间以及来自不同医院的 HB-HTA 机构之间知识和经验分享机制的建立。

第三维度：资　源

HB-HTA 部门计划管理和评估他们的各种资源（信息、人力、技术和财务资源）以保证 HB-HTA 部门及其员工拥有足够的资源、能力和权力去支持 HB-HTA 策略和评估程序。

指导原则 12　熟练的人力资源和职业发展

·明确人力资源概况和技能要求，建立招聘政策及职业发展计划。

工具 26　现有 HB-HTA 部门的核心技能、专业知识和招聘政策的实例（含 HB-HTA 部门不同岗位的招聘广告实例）

设计该工具的目的是什么？

一个 HB-HTA 部门应具有一定的组织结构，其中包括了全职开展工作的不同专家以及对特定项目的具体工作所需特设的（以咨询角色的）专家。工作人员参与 HTA 活动应反映 HTA 的多学科性质。

该工具提供了现有 HB-HTA 部门的核心技能、专业知识和招聘政策的实例。

该工具为谁而设？

该工具主要运用在 HB-HTA 部门或医院的综合管理中，通过员工的选择和管理来实现组织的成功（如，为录用人员建立明确的标准或给予明确的岗位描述）。

现有 HB-HTA 部门的核心技能和专业知识

1. HB-HTA 部门角度的工作人员的技能和能力

（1）文献检索的专业技能（数据源的识别、灰色文献资源、建立搜索策略及选择合适信息的能力）；

（2）方法论及其实践知识、对循证医学及临床试验原则的熟识；

（3）严格评价证据和研究质量的能力（如，评估偏差、一致性、直接性以及估计精度）；

（4）健康结果研究的专业能力（如，系统评价、荟萃分析、间接对照）；

（5）临床有效性分析的理解（如，卫生技术临床效益及安全性评估）；

（6）经济性分析的理解（如，经济模型和不确定性分析）；

（7）呈现结果并拟定建议的能力；

（8）其他所需技能：语言能力、计算机技能、良好的组织沟通能力、以结果为导向的态度、在紧迫时间节点的压力下工作的能力、团队合作的能力、对多重重点任务管理的能力。

2. 员工基本能力及专业知识

至少具有以下一个领域内 HTA 相关技能科研背景：医学、公共卫生、卫生技术评估、卫生经济学、生物统计学、流行病学等。

3. HB-HTA 部门的任务和后续活动

（1）利用现有的最佳证据进行高质量的 HTA，以提供符合医院需求的准确信息。基于扎实的方法及时合成证据。间接参与以更有效透明的方式平衡医院的预算并同时确保成本效益的过程。在医院卫生技术的接受和撤资决策过程中为临床医生和管理人员提供重要支撑。

（2）开展评估和调整已执行的用于特定医院的高品质的 HTA。

（3）与医疗保健专业人士、其他医院或负责提供 HTA 报告的组织（如 HTA 机构）进行的区域、全国和国际的合作。鼓励决策者积极参与科研推广（培训、课程、会议、科学会晤），主动寻找新伙伴关系。

（4）促进和支持 HB-HTA 活动（HB-HTA 执行、展示 HB-HTA 部门的任务成就、与有志于 HB-HTA 领域的外部机构进行谈判）。

（5）实现研究和方法论的优化，以确保 HB-HTA 部门的优秀实践的应用。

（6）在国家或更高水平上参与 HB-HTA 活动（如，欧盟研究项目）。

案例 1　HTA 科学家招聘流程

＿＿＿＿＿＿＿（医院/公司名称）＿＿＿＿＿＿＿（部门/部门名称）邀请 HTA 科学家的岗位申请。

＿＿＿＿＿＿＿（部门名称）支持＿＿＿＿＿＿＿（医院名称）的研发和创新活动。＿＿＿＿＿＿＿（部门名称）致力于医院工作人员认可的医疗创新概念的开发并协助向社会转化。＿＿＿＿＿＿＿（部门名称）在转化过程中进行增值活动并对医院计划纳入的创新技术的评估负有责任。

详细职位描述如下：

资质和经验

申请人应具备以下几个方面的能力：

- HTA 执行的相关经验
- 成果研究或其他 HTA 相关领域（流行病学、生物统计学、荟萃分析、系统评价等）经验
- 公共卫生和保健机构知识
- 管理各利益相关方团体的关系（本地和国际层面）的能力
- 项目管理技能，包括多重优先事项和复杂时间节点的管理
- 沟通技巧
- 科学写作
- 集成信息向特定受众进行简洁报告的能力
- 具有教学或培训经验者优先
- 团队工作能力
- 英语（优秀）
- 具有卫生经济学及分析职业背景者优先

申请人应在以下学科领域之一拥有硕士以上学位：

- 医药
- 公共卫生
- HTA 和健康服务研究

职位描述

成功的候选人将负责用 HB-HTA 的方法产出创新 HTA 报告。具体而言，这个职位的成功申请者将负责检索卫生技术科学以及其他相关信息来进行科学证据质量的评估分析。开展的其他活动包括证据集成及经济学一体化分析，以及最终报告的撰写。

此外，该候选人将积极参与_____（部门名称）进行的研究项目。

作为一个 HTA 科学家，成功申请者将与医疗卫生专业人员和支持人员密切合作。他/她还将与_____（部门名称）的 HTA 科学家和技术转移的专业人才团队协作。

待遇

根据应聘者的经验提供_____（工资）。

该职位将从_____（日期）起有效。

问题

欲了解更多信息，请联系_____（联系人信息，例如电子邮件，地址，电话号码）。

申请

申请必须以英文提交，必须包括以下内容：

求职信（请注明您为什么认为您是这个职位的合适人选）。

简历表

申请应以电子形式以申请_____（职位）为主题提交至

_____（电子邮件地址）

招聘流程

申请截止日期：_____（日期）。

面试：_____（日期）。

案例2　HTA 经济学家招聘流程

_____（医院/公司名称）_____（部门/单位名称）邀请 HTA 经济学家的岗位申请。

_____（单位名称）支持_____（医院名称）的研发和创新活动。_____（单位名称）致力于医院工作人员认可的医疗创新概念的开发并协助向社会转化。_____（单位名称）在转化过程中进行增值活动并对医院计划纳入的创新技术的评估负有责任。

详细职位描述如下：

资质和经验

申请人应具备以下几个方面的能力：

· HTA 执行的相关经验

· 在医院层面的 HTA 经验

· 在医院层面进行成本效益分析的经验

· 建立经济模型的经验

· 公共卫生和保健组织的知识

· 管理各利益相关方团体的关系（本地和国际层面）的能力

· 项目管理技能，包括多重优先事项和复杂时间节点的管理

· 沟通技巧

· 团队工作能力

· 英语（优秀）

申请人应在以下学科领域之一拥有博士学位：

· 医药

· 公共卫生

· HTA 和健康服务研究

职位描述

成功的候选人将负责用 HB-HTA 的方法产出创新 HTA 报告。具体而言，这个职位的成

功申请者将负责建立经济学模型进行预算影响分析和成本效益分析。开展的其他活动包括证据综合及经济学一体化分析，以及最终报告的撰写。

此外，该候选人将积极参与＿＿＿＿＿＿＿＿＿＿＿（单位名称）进行的研究项目。

作为一个HTA经济学家，成功申请者将与医疗卫生专业人员和支持人员密切合作。他/她还将与＿＿＿＿＿＿＿＿＿＿＿（单位名称）的HTA科学家和技术转移的专业人才团队协作。

HTA
经济
学家
招聘
流程

待遇

根据应聘者的经验提供＿＿＿＿＿＿＿＿＿＿＿＿＿＿＿＿＿（工资）。

该职位将从＿＿＿＿＿＿＿＿＿＿＿＿＿＿＿（日期）起有效。

问题

欲了解更多信息，请联系＿＿＿＿＿＿＿＿＿＿＿＿＿＿（联系人信息，例如电子邮件，地址，电话号码）。

申请

申请必须以英文提交，必须包括以下内容：

求职信（请注明您为什么认为您是这个职位的合适人选）。

简历表

申请应以电子形式以申请＿＿＿＿＿＿＿＿＿＿＿＿＿＿＿（职位）为主题提交至

＿＿＿＿＿＿＿＿＿＿＿＿＿（电子邮件地址）

招聘流程

申请截止日期：＿＿＿＿＿＿＿＿＿＿＿＿＿＿＿（日期）。

面试：＿＿＿＿＿＿＿＿＿＿＿＿＿＿＿（日期）。

工具 27　长期可用或临时用于能力建设的培训、在线资源列表

设计该工具的目的是什么？

HB-HTA部门中工作人员的结构应反映HTA的多学科性质。因此，成功的HB-HTA部门应确保有适当的职业发展计划，以针对专业知识、能力以及更好资质提供适当的教育和培训策略。

该工具提供了有关能力建设的培训和在线资源的链接。

该工具为谁而设？

该工具旨在促进HB-HTA部门职业发展计划，最终提高员工技能。技术熟练的工作人员确保了高质量评估的产生，并增加了医院决策者对所获结果的信任。

课程及培训（HTA 及卫生经济学）

HTA 慕课 （5 周免费开放学习） HTA 和决策过程的关键阶段 □ 识别技术的发展 □ 评估试验中的这些技术和测量关键成果，如生命质量（卫生经济学） □ 评价与从这些试验汇集证据，以确定技术效果（临床有效性审查） □ 评估技术成本效益（决策分析模型） □ 考虑 HTA 处理结果如何用于引导国家支付和定价决策的制定	谢菲尔德大学 健康相关研究 （英国）
ScHARR 短期班部门的快速课程 2014/2015 短期课程 □ 评估方案、技术和其他复杂的干预（EPTOCI） □ 证据的鉴定和评审以建立成本效益模型 □ 心理健康测量（基础到应用） □ 病人和公众参与（PPI）研究设计概论 □ 快速评估方法 □ ScHARR 系统评价和荟萃分析 □ 公用数据 HTA	谢菲尔德大学 健康相关研究 （英国）
2015 短期课程 □ HTA 介绍 □ HTA 建模途径：实践动手研讨会	HTADS-卫生技术项目 评估及决策学 （奥地利）
卫生经济学主题的培训课程 经济模型，证据检索和信息技术 （5 天的专家研讨会，远程学习和硕士课程） 2015 年培训 □ 理解和批判卫生经济学模型 □ 患者报告结果措施（PROM） □ 了解检索技术 □ 肿瘤科经济评价 □ 诊断试验准确度研究：挑战与对策 □ 早期经济模型引导临床试验设计和其他决策 □ 医疗经济评估与经济证据 □ NHS 服务经济学重新设计 □ 系统评价、HTA 和指南的高级检索技术 □ 复杂情况下的高级检索策略设计	纽约卫生经济协会 （英国）

卫生经济学远程学习课程 □ 卫生经济学专业医护人员研究生旨在为应用基本的经济学概念提供卫生经济学的基本原则和工具能力 □ 卫生经济学专业医护人员研究生文凭旨在发展经济评价和卫生保健系统的经济学领域知识	约克大学 经济学及相关研究系 （英国）
卫生经济学短期课程 2015 年课程 □ 成果衡量和 HTA □ 卫生保健基金会经济评价 □ 成本效益分析高级方法：满足决策者要求 □ 决策分析模型中的经济评价 □ 浅析医院统计（HES）患者水平的数据 □ 应用卫生经济学：应用研究方法分析医疗保健 □ 卫生经济学评价回归方法	约克大学 中心卫生经济学 （英国）
研究方法（远程教育） 课程涵盖评价发表的技术研究，以及开展原始研究 主题包括科学方法在人类服务中的应用，文献检索技术，研发设计，抽样，研究项目组织，研究伦理，测量技术，定性定量数据分析，结果的呈现和传播	伯明翰大学 英国
可用课程 □ EBM 课程（基本或高级） □ HTA 课程（基本或高级） □ 医学数据库课程	中东欧医疗保健技术评估学会 （CEESTAHC）
ISPOR 远程学习计划 旨在通过互联网提供药物经济学知识和技能，以及研究成果（临床，经济，病人报告结果）。 □ ISPOR 对结果研究的有益实践网络研讨会系列 □ ISPOR 卫生政策和研究教育视频系列 ISPOR 药物经济学、卫生经济学、结果研究及相关领域的教育机会	国际药物经济学和结果研究学会 （ISPOR）
卫生经济学短期课程（英国） □ 主题：卫生经济学，经济评价建模，回归模型，应用卫生经济学等	经济学网络 （英国）
药物经济学概论 自学电子学习课程	医药国际培训 （英国）

续表

CRD 课程 □ 介绍系统评价和批判评价 □ 系统识别评价证据：信息专业介绍 非 CRD 课程 □ 系统评价和批判性评价 □ 卫生技术评估 □ 卫生经济学 □ 临床指南	中心评价与传播（CRD） 约克大学 （英国）
短期课程 □ 政策和实践的系统评价 □ 方法研究综述：从荟萃分析到荟萃民族志	证据政策与实践信息和协调中心 （EPPI-中心） （英国）
卫生经济信息资源 自习课程	医学美国国家图书馆 （美国）
卫生经济研究中心（HERC）短期课程 □ 卫生经济学评价介绍 □ 成本效益分析的应用方法	卫生经济研究中心（HERC） （英国牛津大学）
多伦多大学 HTA 课程 卫生政策管理与评价研究所 □ 临床决策和成本效益，卫生保健研究方法与卫生行政数据的使用概论，应用生物统计学概论，证据综合：系统评价和荟萃分析，临床决策模拟和经济评估，应用贝叶斯方法进行临床流行病学和卫生保健研究，高级测量问题，生物统计学Ⅱ：应用高级回归技术方法及经济评价方法进行医疗服务研究，高级经济评价，卫生经济学在真实医疗保健问题中的实际应用，卫生经济学研讨会系列，高级卫生经济学和政策分析，卫生服务研究高级方法，资源分配伦理学，卫生服务研究中级统计学，高级卫生经济与政策分析Ⅱ 药学系 □ 卫生经济学和药物经济学，卫生技术评估，应用健康计量经济学，临床决策模拟和经济评估Ⅱ，卫生经济学概论，生物统计学和临床研究概论，公共政策分析面板数据法 公共卫生达拉拉娜学院 □ 贝叶斯方法应用，高级临床试验统计方法，公共卫生政策分析与评价工具与方法	多伦多卫生经济与技术评估协作 （加拿大）

能力建设资源：课程及培训

续表

能力建设资源：课程及培训	循证卫生专业发展 ☐ 循证医疗短期课程 ☐ 健康科学短期课程	牛津大学继续教育部 （英国）
	卫生经济学研究生证书的远程学习 ☐ 经济学概论和卫生经济学 ☐ 经济评价 – 原则和框架 ☐ 经济评价 – 应用项目与政策 ☐ 卫生保健制度和政策	卫生经济研究部 （英国）
	培训 ☐ Cochrane 作者在线学习模块 ☐ GRADE 和结果表 ☐ 有意义的研究	科克伦培训
	HTA（西班牙语电子学习课程） 针对那些有兴趣获取以下方面工具和技能的人员 ☐ 开展、解释、计划和实施其领域内的 HTA 报告 ☐ 解释药物、设备、项目、诊断技术及其他卫生技术的效用、效果、安全性和成本效益 ☐ 提高关于卫生技术的利用、计划、采购、覆盖范围、分布和/或报销等环节的决策过程；以及卫生资源配置过程中涉及的治疗、覆盖面等决策	INAHTA
	HTA 相关课程和项目 ☐ HTA 概论（为期 4 天的认证课程） ☐ HTA 建模方法：实践研讨会（为期 3 天的认证课程） ☐ 临床流行病学冬季课程（为期 6 天的认证课程） ☐ 生命科学科技论文写作（为期 3 天的认证课程）	INAHTA

硕士/博士学位（HTA 及卫生经济学）

能力建设资源：硕士/博士学位	国际卫生技术评估、定价及补偿硕士（IHTA） 远程教育，国际研究生课程 ☐ 为医疗技术提供商和评估者的参与者提供对 HTA、定价和报销全过程的批判性理解 ☐ 在原理、技术和开展价值主张的现实应用方面提供知识和技能、试验设计和分析、系统评价和证据合成、经济评估包括患者报告结果、HTA 成本效益模型 ☐ 在多个区域（全球）的 HTA 的设计、委托和审查中配备毕业生专业级的能力，使他们能够在多学科背景下贡献 HTA 视角，如产品发展规划、确定研究优先级以及政府或国际卫生政策规划	谢菲尔德大学健康相关研究 （英国）

卫生经济学与决策模型硕士	谢菲尔德大学 健康相关研究 （英国）
经济学及卫生经济学硕士	谢菲尔德大学 健康相关的研究 （英国）
临床研究硕士	谢菲尔德大学 健康相关研究 （英国）
医疗应用统计硕士	谢菲尔德大学 健康相关研究 （英国）
HB-HTA 硕士	圣心天主教大学卫生经济 与管理研究院（ALTEMS） （罗马）
卫生技术评估博士课程 □ 以英语进行的卫生技术评估国际博士课程，是国际继续教育项目的 HTA 和决策科学（HTADS）最后的和必要的模块（最近几年 UMIT 研究所开发的公共卫生、医学决策及卫生技术评估相关课程）	HTADS-HTA 与 计划决策科学 （奥地利）
卫生经济学远程学习课程 卫生经济学专业医护人员研究生证书 卫生技术评估经济学评价硕士 □ 旨在通过相关理论和实践问题的高质量培训，对 HTA 的经济评价基本和高级的问题建立认识和理解。	约克大学经济学 及相关研究系 （英国）
硕士研究生，博士，硕士课程 □ 卫生技术经济评价 □ 卫生、计量经济学及数据	约克大学 卫生经济学中心 （英国）
本科及研究生教学研究卫生经济学	经济学网络 （英国）
循证卫生专业发展 循证卫生保健硕士 循证卫生保健博士	牛津大学 继续教育部 （英国）
公共卫生（HTA） MPH/研究生文凭/研究生证书	伯明翰大学 （英国）

能力建设资源：硕士／博士学位

续表

能力建设资源：硕士/博士学位	HTA 硕士 □ 政策研究 □ 健康结果测量 □ 医疗保健经济学分析 □ 观察研究高级建模 □ 科研实习
	Ulyssess 项目 □ HTA&M 国际硕士课程集中展示了 HTA&M 的原则和实践。该项目的密集安排适应了临床医生和全职卫生专业人员的需求、技能和期望。 （注册下一期：2016 年春季）

表中右列：
- HTA 硕士 对应：Radboud 大学医学中心（荷兰）
- Ulyssess 项目 对应：国际健康科技评估和管理硕士项目（HTA&M）

研讨会/会议（HTA 及卫生经济学）

能力建设资源：研讨会/会议	HTAi 会议 □ 2015，奥斯陆 □ 2016，东京
	"从社会视角吸引所有利益相关方"（2015）
	会议，大会，论坛
	会议 □ 2015，多哈 □ 2016，日本
	年度研讨会
	年度研讨会 □ 2015，维也纳 □ 2016，首尔
	HTA 会议列表
	年会

右列对应：
- HTAi 会议 → HTAi 年度会议
- "从社会视角吸引所有利益相关方"（2015）→ 国际网络指南（G－I－N）
- 会议，大会，论坛 → 国际药理经济学及成果研究学会（ISPOR）
- 会议 → 国际卫生保健质量协会
- 年度研讨会 → 坎贝尔合作项目
- 年度研讨会 → Cochrane 合作项目
- HTA 会议列表 → 多伦多健康经济学和技术评估协作项目 加拿大
- 年会 → 欧洲健康管理协会（EHMA）

指导原则 12 中的潜在问题及解决方案

人力资源和招聘政策

◎**潜在问题**：当启动 HB-HTA 部门时，缺乏技能和资源可能导致难以生产高质量的 HB-HTA 报告。

□**解决方案**：查看医院人力资源，并确定谁可以帮助覆盖 HTA 的不同领域（临床，经济等）。如果没有熟悉的科学信息专家，请尝试与医学图书馆联系，请他们帮助寻求证据。如果没有熟悉的卫生经济学家，请尝试联系在医院不同部门工作的经济学家，帮助了解 HB-HTA 报告的经济部分。

◎**潜在问题**：HB-HTA 部门所需的确切技能和概况在项目启动时尚不清楚。

□**解决方案**：询问您知道的其他 HB-HTA 部门，分享他们单位拥有的技能和概况。参考其他 HB-HTA 部门雇用员工的职位空缺广告。

◎**潜在问题**：有时缺乏某项任务的合适技能和专长。

□**解决方案**：与其他机构（医院控制机构、社会健康保险公司、国家药品和设备审批机构）的工作人员合作，并分享方法学培训课程等。

职业发展计划

◎**潜在问题**：不知道存在哪些员工培训机会。

□**解决方案**：与提供健康经济学、公共卫生、研究方法等培训的大学联系，并寻找合适的培训课程/课程。参照 HTA 领域的国际和国家协会（HTAi，INAHTA，EU-netHTA，Cochrane 合作组织等），寻找在线（免费）课程、网络研讨会及科学会议，以提高员工的技能。

指导原则 13　充足的资源

·财政资源足以支付业务费用并确保合适的工作地点。

工具 28　寻求更多资金的建议

设计该工具的目的是什么?

为实现 HB-HTA 部门的成功绩效和管理基本需求，稳定的资金是必要的。

这个工具提供了额外资金的潜在来源的案例，它可用于 HB-HTA 部门的日常活动。

该工具为谁而设？

　　该工具是为 HB-HTA 部门设计的，它希望为实现机构的正常运转寻求额外的资金（例如，当医院的经济支持不够时，预见增加工作量时），HB-HTA 部门可利用不同的研究资助机会，充分补充短缺的优势。

潜在的资金来源列表*

由超国家机构（欧洲项目）资助的研究项目

由国家机构资助的研究项目（例如，卫生部门，国家 HTA 机构，国家发展和创新基金）

由区域机构（如，地区卫生部门，地区 HTA 机构，区域发展与创新基金）资助的研究项目

由私人公司（医疗器械和制药行业）资助的研究项目

医院科研经费

·由国家机构资助的 HTA 报告

·由地区机构资助的 HTA 报告（地区卫生部门，地区 HTA 机构）

·由对 HTA 在全国应用感兴趣的私人部门资助的 HTA 报告（医疗器械和制药行业）

用于开展国家机构团体委托 HTA 报告的资金。用于开展区域机构团体委托 HTA 报告（即地区卫生部门，地区 HTA 机构）的资金。用于开展对国家背景下 HTA 感兴趣的私人公司（医疗器械和制药行业）委托 HTA 报告的资金。与大学和其他培训机构合作开展 HTA 培训活动

*在这些情况下，应当建立和澄清利益冲突政策，避免同一研究人员同时在机构团体和私营公司资助的类似主题的研究项目中工作。此外，应确保私营公司资金不能超过一定的限制。

指导原则 13 中的潜在问题及解决方案

◎**潜在问题**：HB-HTA 部门的资源和设施不足。

□**解决方案**：当设置 HB-HTA 部门时，清楚地告诉医院管理机构（CEO/CMO）具体运行需要的设施。对资源需求进行预期，例如访问用于生成 HB-HTA 报告的全文文章的数据库。随着单位的成熟，预期的需求将随着时间的推移而增加（例如，雇用新员工、与其他 HB-HTA 部门交换工作人员、接受短期访问，等等）。就完成任务对医院预算的影响进行沟通。建立成功 HB-HTA 部门的"业务案例"，并使用它们来支持您的资源请求。

◎**潜在问题**：财政资源仍然有问题。

□**解决方案**：考虑参加实习/培训计划（卫生经济学或公共卫生学生），以获得工作支持。通过联系卫生技术制造商，寻求收集关于卫生技术其他证据的资金。产业可能热衷于为后续行动提供资金，因为他们有兴趣收集临床研究之外的环境中卫生技术绩效的真实世界证据（RWE）（在这种情况下，利益冲突和功能确定必须从

最开始就明确）。医院的不同临床部门经常从第三方（产业、公共机构）获得财务资源，用于运行某些项目。由于这些项目可能与您的 HB-HTA 部门的活动相关，与临床部门建立协作或合作完成工作协议，他们将与 HB- HTA 部门分享财政资源。

◎ **潜在问题**：机构之外的活动（例如参加会议）资助有问题。

□ **解决方案**：以透明的方式提供有关 HB-HTA 部门性能的信息。明确指出其在行政方面及战略和科学上的价值。。

◎ **潜在问题**：过多的外部项目（欧盟项目、研究任务等）迫使 HB-HTA 部门成长太快。

□ **解决方案**：尽量不要增长太快，尽量使用"内部"工作人员管理第三方项目，而不是雇用和解雇（培训后就放走）外部工作人员。

◎ **潜在问题**：HB-HTA 部门没有寻求外部资金的经验。

□ **解决方案**：向其他 HB-HTA 部门的同事询问他们的经验以及通常使用的资金来源。与医院的临床医生交谈，因为他们习惯为研究项目寻找资金，还可以帮助识别可提供外部资金的公共和私人组织。此外，临床医生可能有兴趣将 HB-HTA 部门的参与包括在他们的申请书中。

◎ **潜在问题**：医院不能直接接收 HB-HTA 部门获得的外部资金。

□ **解决方案**：寻找与医院相关的（或不相关的）允许接收资金的可用机制（例如通过医院/医疗基金会或所在地区的其他基金会）。向医院的临床医生询问他们解决这一问题的机制。

第四维度：影　响

优秀的 HB-HTA 部门能实现对医院决策者有帮助的主要目标。它们也会通过确定达成 HB-HTA 部门使命及行为相关的关键绩效指标（短期、中期和长期指标），向客户和医院展示其价值。测评从员工、客户及整个社会角度出发的结果、经验和认知，并提供合适的反馈。

指导原则 14　测量短期和中期影响

· 测量和保持短期及中期影响。

工具 29　HTA 结果评价的定期审核示例

设计该工具的目的是什么？

HTA 可能产生积极建议，在医院中采用某些技术。如果建议决策者实施，评估引入技术的影响及对医院的意义则是必不可少的。具体评价可应用到临床（有效性和安全性）或 HTA 的经济组成部分。

此工具提供用于评估卫生技术实施结果定期审核的案例。

该工具为谁而设？

该工具专为 HB-HTA 部门定期审核特定 HTA 具体执行结果所用。

HTA 结果评价的定期审核示例

1. 进行定期审核的步骤

（1）高效实验室使用新策略的实施：医院信息系统中命令积极性测试重组。

（2）每月跟进审核：为期一年。

（3）经济评价：随访时期后。

（4）检索结果评价：随访结果之前的评估报告。

2. 进行定期审计成果的例子

（1）减少 10% 不必要的化验数目。

（2）一年时间实现节余 371，000 美元。

（3）未收到医生抱怨。

（4）HTA 提案数量增加。

3. 结论

高效实验室使用新策略的实施影响（节省成本方面）被 HB-HTA 部门认为在一年后实现了超过预期的提升。HB-HTA 部门被医院管理层视为对相关方法和质量要求相融合产生的结果进行及时评估的重要部门。临床医生 HB-HTA 部门意识的增强导致 HTA 的更高需求。

工具 30 计算 HB-HTA 部门的财务指标（被评估医院卫生技术的净现值）

设计该工具的目的是什么？

HB-HTA 部门应该能够跟踪记录某项行为的财务结果，同时，理想中也能够证明为医院带来经济价值。本指标旨在通过测量被评估的医院卫生技术的净现值（net present value，NPV）为 HB-HTA 部门绩效的财务指标提供一个计算公式。

该工具为谁而设？

该工具是为部门记录、部门活动为医院带来的财务绩效而设，证明经济价值和财务效益，基于 HB-HTA 部门的建议来提出投资决定，这些可被视为说服医院和临床管理者建立和提升 HB-HTA 部门的充足理由。

在几次评估实施完成之后，下列工具即可应用，且可据此发布建议以及相应的投资决定。

制定评估技术清单并提出相应建议

序号	技术名称	建议
1	技术 A	推荐（也可能意味着有条件地推荐：监控、协商或研究）
2	技术 B	不推荐
3	技术 C	推荐（也可能意味着有条件地推荐：监控、协商）
4	技术 D	推荐（也可能意味着有条件地推荐：监控、协商）
5	技术 E	推荐（也可能意味着有条件地推荐：监控、协商）
6	……	……
7	……	……
8	……	……

计算 HB-HTA 部门的财务指标

财务指标评估计算器

序号	名称	技术 A	技术 B	技术 C	技术 D	技术 E
A.	卫生技术预期使用年限（年）	10	10	10	10	5
B.	多用途卫生技术的购置成本	700,000	0	0	0	90,000
C.	单用途卫生技术的购置成本（平均每位患者）	0	21,000	281	150	0
D.	卫生技术的维护成本	46,400	0	0	0	4,500
E.	与卫生技术相关的其他成本	10,082.8	1,672	1,302	98	26
F.	程序数量（每年）	147	3	50	15	3,000
G.	当前已有卫生技术的成本（每项程序）	12,021	0	1,906	498	0
H.	新的卫生技术成本（每项程序）$= [B/(A*F)] + (D/F) + C + E$	10,875	22,672	1583	248	34
I.	第一年的购置成本 $= B + (C*F)$	700,000	63,000	14,050	2,250	90,000
J.	第一年的经费支出 $= B + [(C+E)*F]$	2182,172	68,016	79,150	3,720	168,000

序号	名称	技术 A	技术 B	技术 C	技术 D	技术 E
K.	每项程序的偿还率（当前已有卫生技术）	11666.28	0	0	506	0
L.	每项程序的偿还率（新的卫生技术）	11666.28	0	0	296	0
M.	第一年的预算影响 ＝J＋［（K－L）＊F］－（G＊F）	415，051	68，061	－16，150	－600	16，800
N.	贴现率	0.03	0.03	0.03	0.03	0.03
O.	净现值 ＝－M＋｛［G＊F－（C＋E）＊F－D］＊［1－（1＋N）＾（1－A）］／N｝－｛［（G－H）＊F）＊［1－（1＋N）］＾（1－A）］／N｝	129，977	－68，016	16，150	600	－101，092
P.	推荐意见	推荐	不推荐	推荐	推荐	不推荐

结论与解释

第一年投资

	金额	数量
推荐的技术	716，300	3
不推荐的技术	153，000	2
评估技术合计	869，300	5

净现值

	金额	数量
推荐的技术	146，727	3
不推荐的技术	－169，108	2

也就是说，在对 5 项卫生技术进行评估后，3 项技术被接受。据估计，在接下来的十年里，他们的净现值将为医院带来 146727 欧元的收入。2 项技术不推荐使用，医院如果引进该技术，会在未来的十年里损失 169108 欧元。

工具 31　生产力的软指标和硬指标

设计该工具的目的是什么？

HB-HTA 部门的生产力可以通过软指标和硬指标这类关键业绩指标来测量。

该工具为评价 HB-HTA 部门绩效结果提供了软指标和硬指标的案例。

该工具为谁而设？

设计该工具是为了让 HB-HTA 部门能够根据前置行动而测量基于数量或质量情况而产生的财务结果。

HB-HTA 部门绩效结果测量的生产力软指标和硬指标列表

硬指标

· 被 HB-HTA 部门评估的卫生技术总数量（HB-HTA 报告产出）

· 每年/月/其他时间段评估的卫生技术数量（HB-HTA 报告产出）

· 每人评估的卫生技术数量（HB-HTA 报告产出）

· 由于评估卫生技术导致的时间消耗/资源消耗/人力资源和相关资源利用（HB-HTA 报告产出）

· HB-HTA 报告从开始到完成所需时间（例如，6 个月）

· HB-HTA 报告的复杂程度（例如，每份 HB-HTA 报告的总页数）

· 每人每年和/或 HB-HTA 部门产出的发表物数量

· 每人每年和/或 HB-HTA 部门产出的图书数量

· 每人每年和/或 HB-HTA 部门做的汇报数量

· 每人每年和/或 HB-HTA 部门在会议或论坛上发表演说的数量

· 每人每年和/或 HB-HTA 部门为其他医院完成的 HTA 数量

· HB-HTA 部门所评估卫生技术的成本（例如，每年的成本）

· 被 HB-HTA 部门接受或拒绝的卫生技术的净现值（例如，每年）

· 其他能够为 HB-HTA 部门绩效提供信息的活动数量

软指标

· 时效性

· HB-HTA 报告对决策者或其他相关方的有用程度

· HB-HTA 在医院的普及程度

· 评估团队中 HB-HTA 相关的竞争力

· HB-HTA 部门员工在评估过程中的个人参与度

工具 32　用户满意度调查案例

设计该工具的目的是什么？

用户满意度是 HB-HTA 部门绩效影响力的关键指标。

该工具旨在是以正式的方式通过结构化的满意度调查来获得用户对 HB-HTA 部门绩效的看法。

该工具为谁而设？

该工具是为在 HB-HTA 部门运行过程中保持对用户总体满意度的跟踪记录（用户包括临床医生、医院管理者、临床管理者）而设。

建议以下满意度调查在 HB-HTA 部门已经运行一段时间之后进行。调查目标应包括评估相关的卫生技术医师、医院和临床管理者。该工具由"用户满意度调查邀请函"和"用户满意度调查表"组成。

用户满意度调查邀请函

> ［称呼、姓名、用户职称或职务］
>
> ［地址］
>
> ［日期］
>
> 尊敬的［用户］
>
> 现在［插入你的部门的名字］正在进行［插入医院名称］投资或决策之前的 HTA，我们从事此项工作已经有一段时间［插入你们 HB-HTA 部门已经运行的时间，例如 3 年］，我们希望获得您对我们部门工作过程和成果的看法及整体表现的满意度：
>
> 请记住，以下评估我们是与您共同完成的以下评估。
>
> ［评估报告标题列表］
>
> 在本函中您将看到一张带有几个问题的页面。请通过对每个问题打（×）的方式来表达您的观点。
>
> 本调查将不会占用您超过五分钟的时间。因为本调查为匿名调查，所以请充满自信地作出答复。当您结束问卷时，请将此问卷装进密封的信封返还给我们，信封上仅标注"［HB-HTA 部门名］，用户满意度调查"即可。
>
> 非常感谢您的时间和有价值的观点！
>
> 谢谢您的合作。
>
> ［HB-HTA 部门领导签名］
>
> ［HB-HTA 部门领导的称呼、姓名和职务］
>
> ［地址］

用户满意度调查邀请函

用户满意度调查表：您所在 HB-HTA 部门的表现

1. 您的专业领域是？

☐ 临床

☐ 管理（CEO，CMO，临床或医院管理者）

☐ 其他（请注明）：点击此处填写详细内容

2. 对［您的 HB-HTA 部门名称］在评估过程中的表现您整体满意度如何？

☐ 我非常满意

☐ 我满意

☐ 我既不满意也不失望

☐ 我失望

☐ 我非常失望

3. 您觉得［您的 HB-HTA 部门所在医院名称和 HB-HTA 部门名称］工作的价值如何？

☐ 非常有益

☐ 有益

☐ 既不有益也无害

☐ 有害

☐ 非常有害

4. 您会再次选择［您的 HB-HTA 部门名称］提供的服务吗？

☐ 一定会

☐ 也许会

☐ 不确定

☐ 也许不会

☐ 一定不会

5. 您会向您单位的其他同事推荐［您的 HB-HTA 部门名称］提供的服务吗？

☐ 一定会

☐ 也许会

☐ 不确定

☐ 也许不会

☐ 一定不会

6. ［您的 HB-HTA 部门名称］提供的服务在信息质量方面满足我的预期。

☐ 我完全同意

☐ 我同意

☐ 我既不同意也不否定

☐ 我不同意

☐ 我完全不同意

7. ［您的 HB-HTA 部门名称］评估过程中产生的信息对有疑问的卫生技术的决策制定有益。

☐ 我完全同意

☐ 我同意

☐ 我既不同意也不否定

☐ 我不同意

☐ 我完全不同意

工具 33　工作满意度年度正式书面评估案例

设计该工具的目的是什么？

包括 HB-HTA 部门在内的任何机构都应该具有人才吸引力，且能保证人才满意机构及持续留在机构。这个程序中的固有和潜在的部分就是测量 HB-HTA 部门成员的工作满意度。

该工具目标是为 HB-HTA 管理开发测量员工满意度调查提供理论和实践方面的纲要，也提供了具体的工作评估问卷案例。

该工具为谁而设？

该工具是为 HB-HTA 部门或者医院管理层（或二者兼有）测量工作整体满意度而设。

开展工作满意度调查的关键建议

通常，工作满意度调查是由外部专业的人力资源公司开展的，人力资源公司会为不同的机构开发专门的测量问卷。或者，机构的管理层可能会自己起草问卷并进行工作满意度评估而不动用外部资源。由于资源有限，后者在拥有 HB-HTA 部门的医院中更加常见。

和其他调查一样，工作的自我评估研究需要一些特定环节来保证整个程序的质量、相关性和连贯性。工作评估调查的基础环节在下文进行描述；这些环节包括调查目的和目标、问卷维度和访谈人员（全部员工或只访谈部分专家或部门）①。这些基础环节完成后即可起草问卷。理想地，问卷应该对数位受访者（5～6 人）进行预实验，并在预实验结果的基础上

---

① Armstrong，M. "Armstrong's handbook of human resource management practice". 13th Ed. London：Kogan Page，2014.

对问卷进行改进①。当问卷制作完毕，应在员工之间分发。在工作满意度评估的最后阶段，对结果进行分析并提出相应的建议。

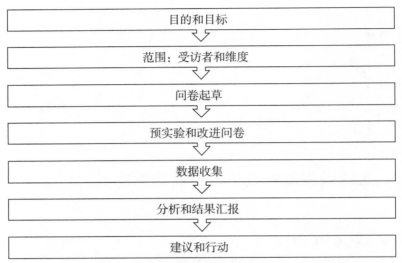

目的和目标

范围：受访者和维度

问卷起草

预实验和改进问卷

数据收集

分析和结果汇报

建议和行动

开展工作满意度问卷的步骤②③

工作满意度的定义

任何机构的核心都是合格的、积极的员工。吸引并留住合格的人力资源的能力被视为 HTA 机构的良好实践④。近年来，在人力资源领域，知识享有重要地位，一些人力资源实践已经成为成功机构不可缺少的程序⑤。

"工作满意度是对工作任务以及工作机构物理和社会条件的一种态度或情感反应。"这一定义是由 Bhatnagar 和 Srivastava 在其论文《健康服务机构工作满意度》中提出的⑥。工作满意度也常常被定义为个人对其工作正面或负面感受的程度⑦。根据 Locke 的观点⑧，工作满意度是一种某人实现他或她的动机（价值）的愉快的感官状态。一个人对工作的

① Chrabanski, K. (2014). Economization of activities in the satisfaction survey process by means on-line electronic questionnaire systems. Oeconomia 13 (1) 2014, 19—28.

② 同上。

③ Spector, P. E. "Job Satisfaction: application, assessment, cause, and consequences". Thousand Oaks, CA: SAGE Publications, 1997.

④ Lafortune L, Farand L, Mondou I, Sicotte C, Battista R. Assessing the performance of health technology assessment organizations: a framework. Int J Technol Assess Health Care 2008; 24 (1): 76—86.

⑤ Armstrong, M. "Armstrong's handbook of human resource management practice". 13th Ed. London: Kogan Page, 2014.

⑥ Bhatnagar K, Srivastava K. Job satisfaction in health-care organizations. Industrial Psychiatry Journal. 2012; 21: 75—78.

⑦ Schermerhorn JR. 7th Ed. New York: Wiley; 2000. Organizational Behavior.

⑧ Locke, E. A., "The nature and Causes of Job Satisfaction". In Dunnette, M. P. (ED.) Handbook of Industrial and Organizational Psychology, Chicago: Rand McNally, 1976, pp. 1297—1350.

满意将使工作对其产生激励作用并将带来积极的雇佣关系，也会导致高水平的工作绩效[①]。

为何在 HB-HTA 实践中进行工作满意度评估很重要？

组织或机构的效率很大程度上依靠员工的士气。行为和社会科学研究建议工作满意度和工作绩效相关[②]。较低的工作满意度会增加 HB-HTA 员工流动率[③]。因此，通过创造提升工作满意度的工作环境，HB-HTA 管理者能够培养一种氛围，使员工更为积极、多产和满足[④]。反过来，这将促进更高质量的 HTA，也将提高部门总体效率。

下图描述了员工满意和不满意的主要因素，这对 HB-HTA 或医院管理者而言很重要。

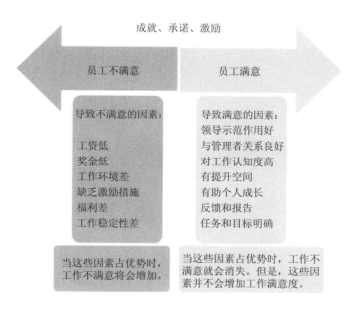

员工满意和不满意的因素[⑤]

[①] Bhatnagar K, Srivastava K. Job satisfaction in health-care organizations. Industrial Psychiatry Journal. 2012；21：75—78.

[②] Bowran JS, Todd KH. Job stressors and job satisfaction in a major metropolitan public EMS service. Prehosp Disaster Med. 1999；14：236—9.

[③] Pathman DE, Konrad TR, William ES, Scheckler WE, Linzer M, Douglas J. Physician job satisfaction, job dissatisfaction, and physician turnover. J Fam Pract. 2002；51：593.

[④] Lawer EE, Porter LW. The effect of performance on job satisfaction. Industrial Relations. 1968；1：20—8.

[⑤] Fields, D.“Taking Measure of Work：A Guide to Validated Scales for Organizational Research and Diagnosis”. Thousand Oaks, CA：SAGE Publications, 2002.

测量满意度的动机来源于这样一个事实，为实现与 HTA 过程的质量直接相关的更高水平的参与和动机，对于 HB-HTA 员工满意度的良好认知是需要的[1]。掌握影响员工满意度因素的管理者往往更能从 HB-HTA 员工中实现更高的绩效[2]。良好的人力资源实践建议寻求员工的看法并将其纳入决策和解决问题的过程[3]。这些做法将提升 HB-HTA 员工的满意度并让他们感到自己是组织的一部分。

HB-HTA 部门的工作满意度评估

工作满意度的维度和因素

工作满意度是多层次的，它有多个维度或方面。为开发工作满意度的评估调研，HB-HTA 管理应首先识别待测量的工作满意度的维度。下图概括了开发问卷最常用的工作满意度维度和因素。

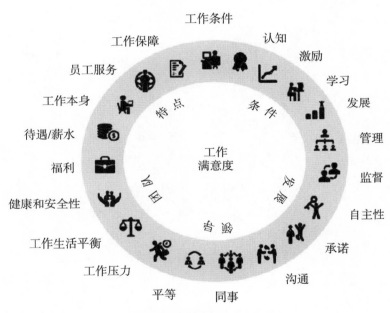

员工工作满意度的维度[4][5][6]

---

① Bhatnagar K，Srivastava K. Job satisfaction in health-care organizations. Industrial Psychiatry Journal，2012；21：75—78.

② Dowell，A. C.，Hamilton，S.，McLeod，D. K. Job satisfaction，psychological mobility and job stress among New Zealand general practitioners. N Z Med J. 2000；113：269—72.

③ Herzberg，F.，Mausner，B.，Snyderman，B. B. "The motivation of work". New York：John Wiley and Sons，1963.

④ Armstrong，M. Armstrong's handbook of human resource management practice. 13th Ed. London：Kogan Page，2014.

⑤ Spector，P. E. Job Satisfaction：application，assessment，cause，and consequence. Thousand Oaks，CA：SAGE Publications，1997.

⑥ Bhatnagar K，Srivastava K. Job satisfaction in health-care organizations. Industrial Psychiatry Journal，2012；21：75—78.

工作满意度测量

有很多测量工作满意度的传统的问卷和调研。以下总结了最广为人知的几种[①]。HB-HTA 管理部门可能会参考以下清单并在开发问卷之前深入复习其中所列的一些方法。总体而言，传统上工作满意度调研的主要领域包括工作本身、监督、同事、报酬、环境、保障。

□**总体工作满意度**（Overall Job Satisfaction）

作为密歇根州机构评估问卷（Michigan Organizational Assessment Questionnaire，MOAQ）的一部分，Cammann，Fichman，Jenkins 和 Klesh（1983）开发了这个测量方法。此测量方法利用三个指标描述了一位员工在某项工作以及机构中的总体主观感受。

□**工作描述量表**（Job Descriptive Index，JDI）

此量表最初由 Smith，Kendall 和 Hulin（1969）研发。量表总计包括 72 个指标，评估工作满意度的五个维度，包括：工作、薪水、激励、监管和同事。通过加总这些方面的满意度评分得到工作满意度的综合值。Roznowski（1989）对此 JDI 进行了更新，更新后的量表包括工作氛围、工作内容和工作技术。基于包括工作、薪水、激励、监管和同事的五个维度，Gregson（1990）开发了一个更简短的 30 个指标的量表。

□**全球工作满意度**（Global Job Satisfaction）

Warr，Cook 和 Wall（1979）开发了一个测量方法，此工作总满意度包括 15 个指标。两个分量表被用于衡量工作外部和内部方面。外部分量表有 8 个指标，内部分量表有 7 个指标。

□**期望相关工作满意度**（Job Satisfaction Relative to Expectations）

Bacharach，Bamberger 和 Conley（1991）开发了此量表。该量表评估了"一个工作在广义上被认为的质量与员工期望之间的一致性"程度[②]。在评价工作压力、角色冲突或者角色模糊因素在阻碍员工实现工作期待时此量表最为有效。

□**明尼苏达满意度问卷**（Minnesota Satisfaction Questionnaire）

一个基于多达 20 个子领域的 100 个问题组成的长问卷，测量了"能力、使用成果、活动、先进性、权威性、配套政策和实践、补偿、同事、创造性、独立性、道德观、可识别性、责任感、保障、社会服务、社会状况、监管—人力关系、监管—技术多样性以及工作环境"的满意度。有一个简化版的明尼苏达满意度问卷，包括同样可以被分为内部满意度和外部满意度两大类的 20 个指标。

□**一般工作满意度**（Job in General Scale）

此方法由 Ironson、Smith、Brannick、Gibson 和 Paul 开发（1989）。由 18 个指标组成，描述了一般的工作满意度并可与评估五个方面工作满意度的 JDI 联合应用。该方法是为了

HB-HTA 部门的工作满意度评估

[①] Fields，D. "Taking Measure of Work：A Guide to Validated Scales for Organizational Research and Diagnosis". Thousand Oaks，CA：SAGE Publications，2002.

[②] Ibid.

"评估有别于不同方面满意度的全球满意度"而研发的[1]。

□工作满意度调查（Job Satisfaction Survey）

此方法由 Spector（1985）研发，包括 9 个方面 36 个指标。涉及的工作方面包括：薪水、激励、监管、福利、不定期奖励、操作流程、同事、工作性质和交流。

□工作满意度指数（Job Satisfaction Index）

此问卷由 Schriescheim 和 Tsue 开发（1980）。包括决定工作整体满意度的 6 个指标，分别是：工作、监管、同事、薪水、晋升机会、工作一般情况。

□工作诊断调查（Job Diagnostic Survey）

本调查由 Hackman 和 Oldham（1974）开发，既测量总体满意度也测量各个方面的满意度。总体满意度有 3 个维度，包括满意度、内部工作激励和成长满意度，这些都结合在一个单一测量中。调查包括安全性、补偿、同事和监督。

□职业满意度（Career Satisfaction）

本调查由 Greenhaus、Parasuraman 和 Wprmley（1990）开发，是职业成功的调查而非满意度测量。它不仅评估职业结果的总体满意度，也评估职业发展满意度。

工作满意度问卷案例

以下三个调查案例展示了潜在的问卷设计及可能会问及的问题形式。

（1）西班牙 Navarra 大学 IESE 商学院员工满意度问卷

（2）欧洲某设有 HB-HTA 部门医院员工满意度问卷

（3）英国伦敦帝国理工学院员工满意度问卷

案例一：西班牙 Navarra 大学 IESE 商学院员工满意度问卷

概况：

您在 IESE 工作时间为：

□ 不到 2 年

□ 2 – 5 年

□ 6 – 10 年

□ 10 年以上

专业分组：

□ 行政

□ 专业

□ 管理

□ IT 技术

---

① Fields，D. "Taking Measure of Work：A Guide to Validated Scales for Organizational Research and Diagnosis". Thousand Oaks，CA：SAGE Publications，2002.

左侧边栏：HB-HTA 部门的工作满意度评估

员工满意度问卷（案例一）

□ 研究

性别：

　□ 男

　□ 女

资源和工作场所评估

请为每项从 1 至 5 评级，1 代表低或完全不同意，5 代表高或完全同意。

如您有任何评价或建议，请填写在问卷结尾处的空白处。

1. 我的工作中需要的资源（打印机、电脑、复印机、电话等）是充足的。

　□ 1　　　　□ 2　　　　□ 3　　　　□ 4　　　　□ 5

2. 我工作中需要的 IT 软件和工具是充足的。

　□ 1　　　　□ 2　　　　□ 3　　　　□ 4　　　　□ 5

3. 我的工作空间（空间、光线、家具、清洁度、温度、空气质量、声音等）是充足的。

　□ 1　　　　□ 2　　　　□ 3　　　　□ 4　　　　□ 5

工作机构和效率评估

如您有任何评价或建议，请填写在问卷结尾处的空白处。

4. 本部门或部门的工作安排很妥当。

　□ 1　　　　□ 2　　　　□ 3　　　　□ 4　　　　□ 5

5. 我拥有实现高效工作的全部信息。

　□ 1　　　　□ 2　　　　□ 3　　　　□ 4　　　　□ 5

6. 我的任务、职能、责任很清晰。

　□ 1　　　　□ 2　　　　□ 3　　　　□ 4　　　　□ 5

7. 我部门作为一个团队，工作效率很高。

　□ 1　　　　□ 2　　　　□ 3　　　　□ 4　　　　□ 5

8. 以 IESE 作为总目标，不同部门和领域之间有积极的合作。

　□ 1　　　　□ 2　　　　□ 3　　　　□ 4　　　　□ 5

9. 同事们在日常工作中有常规合作。

　□ 1　　　　□ 2　　　　□ 3　　　　□ 4　　　　□ 5

10 A. 提出实施改善的倡议一般都会被采纳。

　□ 1　　　　□ 2　　　　□ 3　　　　□ 4　　　　□ 5

10 B. 这些倡议被执行。

　□ 1　　　　□ 2　　　　□ 3　　　　□ 4　　　　□ 5

11 A. 我知道工作中需要遵守的工作标准。

　□ 1　　　　□ 2　　　　□ 3　　　　□ 4　　　　□ 5

11 B. 我达到了工作标准。

　□ 1　　　　□ 2　　　　□ 3　　　　□ 4　　　　□ 5

员工满意度问卷（案例一）

工作氛围和工作关系评估

如您有任何评价或建议，请填写在问卷结尾处的空白处。

12. 与专家的职业关系良好。

☐ 1　　　☐ 2　　　☐ 3　　　☐ 4　　　☐ 5

13. 与执行团队的职业关系良好。

☐ 1　　　☐ 2　　　☐ 3　　　☐ 4　　　☐ 5

14. 与行政人员的的职业关系良好。

☐ 1　　　☐ 2　　　☐ 3　　　☐ 4　　　☐ 5

15. 与服务人员和分包业务员工的职业关系良好。

☐ 1　　　☐ 2　　　☐ 3　　　☐ 4　　　☐ 5

16. 本部门工作人员之间的职业关系良好。

☐ 1　　　☐ 2　　　☐ 3　　　☐ 4　　　☐ 5

17. 与毕业校友或合作伙伴的职业关系良好。

☐ 1　　　☐ 2　　　☐ 3　　　☐ 4　　　☐ 5

18. 与本部门主任或主管的职业关系良好。

☐ 1　　　☐ 2　　　☐ 3　　　☐ 4　　　☐ 5

我在 IESE 的工作

如您有任何评价或建议，请填写在问卷结尾处的空白处。

19. 我认为我的工作对于 IESE 的运转很重要。

☐ 1　　　☐ 2　　　☐ 3　　　☐ 4　　　☐ 5

20. 我有足够知识和能力胜任当前的工作是。

☐ 1　　　☐ 2　　　☐ 3　　　☐ 4　　　☐ 5

21. 我相信在工作中我的专业得到了发展。

☐ 1　　　☐ 2　　　☐ 3　　　☐ 4　　　☐ 5

22. 我对自己在 IESE 的职业生涯满意。

☐ 1　　　☐ 2　　　☐ 3　　　☐ 4　　　☐ 5

23. 提供给我的培训与我的需求相符。

☐ 1　　　☐ 2　　　☐ 3　　　☐ 4　　　☐ 5

24. 我获得的培训总体上来说是有用的，并且对我工作任务或职能的提升有益。

☐ 1　　　☐ 2　　　☐ 3　　　☐ 4　　　☐ 5

25. 新入职员工的欢迎和培训项目很充分。

☐ 1　　　☐ 2　　　☐ 3　　　☐ 4　　　☐ 5

26. 我认为我的薪水与我在 IESE 的职能或责任一致。

☐ 1　　　☐ 2　　　☐ 3　　　☐ 4　　　☐ 5

27. 我认为我的薪水与当前市场汇率相符。

☐ 1　　　　☐ 2　　　　☐ 3　　　　☐ 4　　　　☐ 5

28. IESE 提供很好的附加福利（医疗保险、退休金、儿童医疗补偿、家庭保险、饭贴、家庭教育等）。

☐ 1　　　　☐ 2　　　　☐ 3　　　　☐ 4　　　　☐ 5

29. IESE 很灵活，允许我根据家庭需要调整工作计划。

☐ 1　　　　☐ 2　　　　☐ 3　　　　☐ 4　　　　☐ 5

总体评价

如您有任何评价或建议，请填写在问卷结尾处的空白处。

30. 于我在 IESE 职业相关的所有关系都算在内，我总体上对 IESE 满意。

☐ 1　　　　☐ 2　　　　☐ 3　　　　☐ 4　　　　☐ 5

31. 总体上，我感觉我在 IESE 的工作是满意的。

☐ 1　　　　☐ 2　　　　☐ 3　　　　☐ 4　　　　☐ 5

32. 如果我有机会，我会向朋友推荐 IESE.

☐ 1　　　　☐ 2　　　　☐ 3　　　　☐ 4　　　　☐ 5

33. 您之前问题答案的主要原因是？

☐ 1　　　　☐ 2　　　　☐ 3　　　　☐ 4　　　　☐ 5

评论和建议

34. 对于以上问题您有任何评论或建议，我们都非常感谢。

_____

_____

_____

_____

案例二：欧洲某设有 HB-HTA 部门医院的员工满意度问卷

本问卷的回答分为五级。

1 是完全不同意，5 是完全同意。

您对该陈述同意到哪个级别？

社会资本

1. 在本部门我经历过一次不错的团队合作。

☐ 1　　　　☐ 2　　　　☐ 3　　　　☐ 4　　　　☐ 5

2. 我经历的任务分配很公平。

☐ 1　　　　☐ 2　　　　☐ 3　　　　☐ 4　　　　☐ 5

員工满意度问卷（案例一）

員工满意度问卷（案例二）

3. 本部门的工作我是高质量完成的。

☐ 1 ☐ 2 ☐ 3 ☐ 4 ☐ 5

4. 在我的经历中，部门内解决任何矛盾都是通过公平的方式。

☐ 1 ☐ 2 ☐ 3 ☐ 4 ☐ 5

5. 在我的经历中，部门内不同小组之间工作是团队式的。

☐ 1 ☐ 2 ☐ 3 ☐ 4 ☐ 5

6. 我感觉单位内不同部门一起工作时大家有着共同的目标或目的。

☐ 1 ☐ 2 ☐ 3 ☐ 4 ☐ 5

工作满意度

7. 把所有因素都考虑进来，您对工作有多满意？

☐ 1 ☐ 2 ☐ 3 ☐ 4 ☐ 5

8. 我感觉在工作中受到激励。

☐ 1 ☐ 2 ☐ 3 ☐ 4 ☐ 5

9. 每天去上班我都很开心。

☐ 1 ☐ 2 ☐ 3 ☐ 4 ☐ 5

社会资本和精神方面的工作环境

10. 我理解我在主要工作中的分工并且意识到自己的价值。

☐ 1 ☐ 2 ☐ 3 ☐ 4 ☐ 5

11. 我知道我必须把工作放在首位。

☐ 1 ☐ 2 ☐ 3 ☐ 4 ☐ 5

12. 我乐观面对工作中的压力。

☐ 1 ☐ 2 ☐ 3 ☐ 4 ☐ 5

13. 我在部门，内经历了很棒的团队合作。

☐ 1 ☐ 2 ☐ 3 ☐ 4 ☐ 5

14. 在我的经历中，工作都是通过公平的方式分配的。

☐ 1 ☐ 2 ☐ 3 ☐ 4 ☐ 5

15. 在我的经历中，我们部门的工作质量都很高。

☐ 1 ☐ 2 ☐ 3 ☐ 4 ☐ 5

16. 在我的经历中，我们部门任何矛盾或不一致都通过公平的方式解决。

☐ 1 ☐ 2 ☐ 3 ☐ 4 ☐ 5

17. 我们对在工作中遇到精神压力的情况给予对方充足的关怀。

☐ 1 ☐ 2 ☐ 3 ☐ 4 ☐ 5

18. 我理解我在主要工作中的任务并意识到我贡献的价值。

☐ 1 ☐ 2 ☐ 3 ☐ 4 ☐ 5

19. 我感觉不同部门合作时有着共同的目标或目的。

☐ 1 ☐ 2 ☐ 3 ☐ 4 ☐ 5

20. 我很自信能介入到患者的治疗中。

☐ 1 ☐ 2 ☐ 3 ☐ 4 ☐ 5

21. 我们相互理解患者介入对我们意味着什么。

☐ 1 ☐ 2 ☐ 3 ☐ 4 ☐ 5

22. 我们的行动表达出我们以患者为中心。

☐ 1 ☐ 2 ☐ 3 ☐ 4 ☐ 5

23. 在我所在部门，我们对改变或创新和发展持积极态度。

☐ 1 ☐ 2 ☐ 3 ☐ 4 ☐ 5

24. 我明确知道我们部门的发展方向。

☐ 1 ☐ 2 ☐ 3 ☐ 4 ☐ 5

25. 我们部门有明确的职业质量标准。

☐ 1 ☐ 2 ☐ 3 ☐ 4 ☐ 5

26. 我们部门的文化能让大家容易从相互的错误中学习。

☐ 1 ☐ 2 ☐ 3 ☐ 4 ☐ 5

管理

27. 我相信医院的管理方式。

☐ 1 ☐ 2 ☐ 3 ☐ 4 ☐ 5

您的发展

28. 我的员工发展面谈有助于我的工作开展（通过任务、教育、增加责任等）。

☐ 1 ☐ 2 ☐ 3 ☐ 4 ☐ 5

部门内团队合作

29. 在需要的时候我能获得同事的支持和帮助。

☐ 1 ☐ 2 ☐ 3 ☐ 4 ☐ 5

30. 我积极与同事分享信息。

☐ 1 ☐ 2 ☐ 3 ☐ 4 ☐ 5

31. 我们通过公平的方式解决问题。

☐ 1 ☐ 2 ☐ 3 ☐ 4 ☐ 5

32. 我能获得工作需要的信息。

☐ 1 ☐ 2 ☐ 3 ☐ 4 ☐ 5

33. 对于同事在做什么我有明确的信息。

☐ 1 ☐ 2 ☐ 3 ☐ 4 ☐ 5

34. 我感觉工作的同事对我很尊重。

☐ 1 ☐ 2 ☐ 3 ☐ 4 ☐ 5

35. 在我的部门，我们的团队会议或专业会议有效率而且富有成效。

☐ 1 ☐ 2 ☐ 3 ☐ 4 ☐ 5

36. 在我的部门，我们的会议有效率而且富有成效。

☐ 1 ☐ 2 ☐ 3 ☐ 4 ☐ 5

37. 我所在部门，我很少经历个人冲突。

☐ 1 ☐ 2 ☐ 3 ☐ 4 ☐ 5

38. 在医院，我与其他员工经历了很好的团队合作。

☐ 1 ☐ 2 ☐ 3 ☐ 4 ☐ 5

39. 我们在与我们任务相关其他部门之间分享信息和知识。

☐ 1 ☐ 2 ☐ 3 ☐ 4 ☐ 5

40. 我认为我们的职业环境很好并具有挑战性。

☐ 1 ☐ 2 ☐ 3 ☐ 4 ☐ 5

直接管理

41. 我与我的直接领导合作得很好。

☐ 1 ☐ 2 ☐ 3 ☐ 4 ☐ 5

42. 我的领导能识别员工工作完成得是否很好。

☐ 1 ☐ 2 ☐ 3 ☐ 4 ☐ 5

43. 在领导制定部门决定之前，我感觉我已经参与并被咨询。

☐ 1 ☐ 2 ☐ 3 ☐ 4 ☐ 5

44. 我的领导对员工提出的改善建议持开放态度。

☐ 1 ☐ 2 ☐ 3 ☐ 4 ☐ 5

45. 我的领导能感觉到未来的挑战并及时制定应对计划。

☐ 1 ☐ 2 ☐ 3 ☐ 4 ☐ 5

46. 我对我的领导总体满意。

☐ 1 ☐ 2 ☐ 3 ☐ 4 ☐ 5

47. 我与我的领导关系不错。

☐ 1 ☐ 2 ☐ 3 ☐ 4 ☐ 5

48. 我的领导帮助团队与其他部门员工建立良好关系。

☐ 1 ☐ 2 ☐ 3 ☐ 4 ☐ 5

暴力威胁和/或真正的人身攻击

49. 在过去 12 个月内，您在工作中是否服从于暴力威胁？

☐ 1 ☐ 2 ☐ 3 ☐ 4 ☐ 5

暴力威胁来自谁？

50. 在过去 12 个月内,您在工作中是否感受到过人身攻击?

☐ 1 ☐ 2 ☐ 3 ☐ 4 ☐ 5

从谁处感受到人身攻击?

---

51. 您是否告诉过您的领导、管理者/部门领导或工作代表您曾经经历过真正人身攻击和/或暴力威胁?

☐ 是☐ 否

52. 在人身攻击或暴力威胁发生之后，您是否感觉到您的工作单位进行了调查?

☐ 1 ☐ 2 ☐ 3 ☐ 4 ☐ 5

53. 您是否目前仍在承受人身攻击和/或暴力威胁?

☐ 1 ☐ 2 ☐ 3 ☐ 4 ☐ 5

欺凌

54. 在过去的 12 个月内，您在工作期间是否经历过欺凌?

☐ 1 ☐ 2 ☐ 3 ☐ 4 ☐ 5

谁欺负过您?

---

55. 您是否告诉过您的领导、管理者/部门领导或工作代表您曾经经历过欺凌?

☐ 是☐ 否

56. 您是否仍在承受欺凌?

☐ 1 ☐ 2 ☐ 3 ☐ 4 ☐ 5

案例三：英国伦敦帝国理工学院员工满意度问卷

点击 http：//www. imperial. ac. uk/human – resources 进入调查。

（具体调查表略）

工具 34　获得外界认可和信誉的小贴士

设计该工具的目的是什么？

HB-HTA 部门的工作应该被外界认可，应该被大众理解为可信任和专业的机构。

该工具为谁而设？

本工具为 HB-HTA 部门设计，目的是为便于通过如下途径扩大服务范围：增进工作间的沟通并开展培训活动（国家层面、国际会议或应其他医院或科学团体要求），开展培训课程和与卫生技术管理及开发相关的合作。

小贴士：如何获得外界认可和信誉

说到做到

·获得外界认可和信誉的最佳途径就是做好工作。保证报告高质量。虽然时间很短，但要体现出您仍然有系统性和严谨的思维。对于这项技术可能有一些争议，并不总是科学方面的，但在卫生技术评估过程中您要保持科学的严谨性。

·始终将临床医生和必要的人加入进来。患者的加入对您的认可和信誉方面贡献显著。

·与您国家的其他医院合作并分享您的工作。

说出您在做什么

·将您运用的过程和方法发表出来。将这些信息放在您医院的公开网站上。

·说出您的任务和目标。保证您所运用的方法和流程的透明化。

·做一个宣传单和幻灯片，在参加会议和其他活动时告诉大家您在 HB-HTA 部门中做了些什么以及这样做的目的。运用媒体和社交渠道将这些信息传播出去。

成为专家

·您是最好的专家，因此是 HB-HTA 最适合的倡议者。将其显示出来，让您自己的这层身份在专业和学术团体中被大家所知，这些团体包括：医生和护士团体、生物工程师、药剂师、经济学家和图书管理员。作为 HB-HTA 专家，您的知识和经验将最有可能引起舆论领导和政府官员的注意。

走向国际

· 告诉别人在其他国家其他医院都是这么做的。

· 展示出您遵从的是国际上广为接受的标准。您有与国际展开合作，因此代表了前沿并避免了徒劳的信息交流。

· 展示您的结果，并在国际场合公开。

指导原则 14 中的潜在问题及解决方案

影响测量

◎**潜在问题**：很难发现 HB-HTA 过程中的影响因素。

□**解决方案**：直接去问决策者，他们根据 HB-HTA 报告做决定和/或采取报告中建议时有哪些影响因素。在你的内部程序中，将 HB-HTA 报告和最后决定采用某技术的相关文件编辑入内。应该每年监控、分析和报告这两个文件的协议。

◎**潜在问题**：HB-HTA 报告未被医院决策者利用。因此，HB-HTA 结果对决策制定的影响不能被测量和维持。

□**解决方案**：和在 HB-HTA 工作中共事的临床医生一起去会见决策制定者。与他一起向决策制定者索要 HB-HTA 报告建议的反馈。向决策制定者发送该项技术的跟进信息。持续改进可视性（能被大家发现），在内部宣传你工作的结果。在做报告时力求卓越。这是促使决策者利用 HB-HTA 报告中的建议制定决策的有效途径。咨询医院内客户分享他们在 HB-HTA 部门中与同事的工作经验。

◎**潜在问题**：HB-HTA 报告的影响未被测量（通常是因为部门规模较小而工作量很大）。

□**解决方案**：建议这项行动的责任应在管理层。

◎**潜在问题**：临床工作人员不知道 HB-HTA 报告结果的作用。

□**解决方案**：将 HB-HTA 报告得出的临床作用评估和报告给相关专业人士。

◎**潜在问题**：HB-HTA 部门的角色和作用受到质疑。

□**解决方案**：评估 HB-HTA 部门产生的经济效益以展示部门工作为医院带来的经济影响。评估医院内客户对 HB-HTA 部门表现的满意度。

后续程序

◎**潜在问题**：没有足够的资源去跟踪评估结果的执行。

□**解决方案**：请求临床医生去跟踪被采纳卫生技术的表现情况（通常，医生这么做是为了做科研、收集数据、发表文章等）。通过联系卫生技术的生产厂家寻求资金支持。因为产业对收集卫生技术的真实世界证据非常感兴趣，所以产业可能非常希望能够提供跟踪所需的资助。寻求特定的目标，为执行/跟踪/监控某行为的资金计划。如果你不能系统地跟踪某项卫生技术，那么就每年进行一次定性检查，目的是描述在获得肯定/否定推荐之后这项技术发生了什么样的变化。访问临床医生推荐的执行情况，如果是肯定的推荐，对这项技术进行一个较短的现状调查，例如当前这项技术的利用情况、每年这项技术计划应用于多少患者。

◎**潜在问题**：一项新技术被采纳之后，很难获得与申请医生在采集跟踪数据方面的合作。

□**解决方案**：在工作流程的决策制定环节，限制对新技术近两年的投资。然后，基于正在进行的资金采集跟踪数据。

◎**潜在问题**：某项技术自我报告的跟踪数据可能会有偏倚。

□**解决方案**：考虑建立一个自动化系统来阻止不被跟踪数据支持的技术。可能的话，将从医院信息系统获得的跟踪数据设为优先级，等级高于自我报告的跟踪信息。

财务结果

◎**潜在问题**：HB-HTA 部门没有人懂财务。

□**解决方案**：向您所在医院的财务部门寻求帮助。

◎**潜在问题**：没有对采纳/拒绝卫生技术进行跟踪经济影响的合适的系统。

□**解决方案**：运用 HB-HTA 报告中的数据模拟财务结果。

◎**潜在问题**：没有对 HB-HTA 部门员工生产力进行测量的合适的系统。

□**解决方案**：建立一个系统（例如日志）来记录员工的所有行为以及在他们身上投入的小时数。

客户满意度

◎**潜在问题**：HB-HTA 客户（临床医生、医院管理者）满意度的层级没有被测量或检查。

□**解决方案**：做一个简单的满意度调查，问客户对一些问题的理解。例如，评估过程的满意度、HB-HTA 部门的价值、再次利用所在 HB-HTA 部门服务的意愿、推荐你在 HB-HTA 部门服务的意愿、满足客户预期的观点、HB-HTA 报告提供可用的信息。定期重复这个调查（例如每5年一次）。

◎**潜在问题**：不满意的客户不会再次寻求 HB-HTA 部门的帮助。

□**解决方案**：在 HB-HTA 过程的最后，收集申请者的经历并询问他们对整个过程和结果的满意度。向客户保证，必要时将采取修正/改善措施。

人力资源满意度

◎**潜在问题**：没有合适的测量 HB-HTA 部门员工积极性的专业知识或体系。

□**解决方案**：向医院的人力资源部门寻求帮助。

及时性

◎**潜在问题**：HB-HTA 报告的及时性未被测量/检查。

□**解决方案**：咨询你的 HB-HTA 网络，询问他们及时完成 HB-HTA 报告的关键步骤及他们用哪些指标进行测算。把开发 HB-HTA 报告的关键步骤以及最严重的瓶颈（为了进行其他步骤必须要完成的决定性步骤）罗列出来。测量你的部门完成一个 HB-HTA 报告需要投入多少人/月。随着你所在 HB-HTA 部门的发展，引入更多特定的测量方法（例如，瓶颈程序的人/月、每个评估步骤的人/月）。

◎**潜在问题**：HB-HTA 报告未能在医院决策者的预期时间内完成。

□**解决方案**：找出相关的利益相关方并在某项 HTA 中与之合作。通知他们 HB-HTA 过程的关键步骤并就他们负责的每个项目的细节计划达成共识。让他们知道如果没有按照计划执行将导致时间推迟。如果在 HB-HTA 过程中出现推迟，保持利益相关方和医院决策者知晓项目进展的实时情况。

◎**潜在问题**：客户通常对评估的时间框架不满意。

□**解决方案**：告知客户优先指标并使其知晓时间进度取决于待评估技术的数量、可用的人力资源、临床医生和医院其他专业人士回答问题、提供数据的配合情况。

◎**潜在问题**：需要权衡 HB-HTA 报告的及时性和稳健性。

□**解决方案**：只有在某项技术极其复杂或者对预算影响很大时才实施耗时、全面的分析。

外部影响

◎**潜在问题**：没有合适的测量外部影响的系统方法。

□**解决方案**：系统地复习网站、论文、会议摘要、科学数据库，在这些地方工作成果可能会被发表或提及。注册一些研究数据库，这些数据库会在工作成果被利用时提醒你（例如 ResearchGate）。定期询问 HB-HTA 行业的同事，问他们是否有用到你的工作成果（或者他们是否知道有人正在用或用过你的工作成果）。将 HB-HTA 报告的部分或全部在可追溯的数据库发表（例如，下载可以被记录）。

指导原则 15　测量长期影响

·测量和保持长期影响。

指导原则 15 中的潜在问题及解决方案

◎**潜在问题**：HB-HTA 部门实现、测量和保持长期结果和影响。

□**解决方案**：至今，即便是在高发展水平、长期运行的 HB-HTA 部门或者国家和地区的 HTA 机构，这个关键因素仍然没有被实现。在你努力追求 HB-HTA 卓越业绩时，聚焦可行的、现实的发展，随着时间的推移，开始寻找更加有挑战性的实践，追求更长期的结果，例如所在 HB-HTA 部门对医院整体绩效的影响，改善患者结局、提高社会影响等。建议这项工作的责任由管理层承担。

◎**潜在问题**：HB-HTA 报告在社会层次被认为并不十分有用。

□**解决方案**：为更好地方便临床应用（提高质量和安全性），对新技术的目标应用建立通俗易懂的语言沟通工具。建立广泛的机构网络并将 HTA 报告结果通过合适的方式与医院外的利益相关方进行沟通。

附录

附录 1　HB-HTA 发展历史

由于医疗创新的巨额投入以及人口老龄化带来的压力，所有的卫生系统均面临着如何合理分配稀缺资源来满足日益增长的需求的挑战（Rechel et al. 2009）。20 世纪 70 年代，HTA 成立之初的动机是在技术快速发展的时代确保可持续发展和促进创新，是华盛顿特区美国国会卫生技术评估办公室一项制度化的形式。

1985 年，美国和欧洲建立国际医疗技术评估协会（*International Society of Technology Assessment in Health Care*，ISTAHC），旨在促进研究、教育与合作，交流关于卫生技术的临床和社会影响信息。该协会在 90 年代初期的重心是与其他协会联合开展工作，与世界卫生组织（WHO）和世界银行（World Bank）进行合作，以及通过举办论坛来交流 HTA 成果，并在 1993 年促成了国际卫生技术评估机构网络（INAHTA）的建立。INAHTA 目前包括来自 31 个国家的 54 家机构，有来自 17 个欧洲国家的 32 家机构。INAHTA 的成员主要是政府机构，目的是为宏观决策（政策）、中观决策（管理者）和微观决策（临床医生）提供学术支持（Granados 2005）。

2004 年，ISTACH 改革成为国际卫生技术评估协会（HTAi）（Banta et al. 2009）。HTAi 是由完成、使用或接触 HTA 的人员组成的全球性科研和专业协会，旨在作为一个中立的论坛促进来自 59 个国家和 6 大洲的成员之间的信息和经验共享。

国际新兴卫生技术信息网络（EuroScan International Network）于 1999 年正式成立。新的协作网的目的是加强成员间对于新兴技术的信息交换。

在欧洲，HTA 领域的活动开始于 20 多年前。第一个国家级 HTA 机构于 20 世纪 80 年代在瑞典成立。此后，许多国家效仿瑞典创建 HTA 相关的研究院所或机构（Velasco et al. 2008）。

自 HTA 产生以来，决策过程中 HTA 主要原则的应用在国际范围内得到了长足的发展，并且在宏观（政策）层面形成了很好的 HTA 过程和方法学（Kristensen & Sigmund 2007，Lampe & Pasternack 2008，Lampe & Mäkelä 2008）。在欧洲国家和地区的历史背景以及多样化的政治和卫生体系下，产生了不同的 HTA 方法，并且国家和地区层面评估机构的制度化情况也各不相同。尽管存在异质性，国家和地区的 HTA 机构已经意识到合作的重要性，并且在国际和欧洲层面支持和发展 HTA。国际性网络例如 HTAi、INAHTA、EuroScan（Simpson et al. 2009）和区域性网络（European Network HTA，EUnetHTA）促进了这一进展。现今，世界上很多国家的政府部门已经运用 HTA。

第一篇讨论在医院成立多学科委员会来评估获取新技术适宜性的论文发表于 1979 年（Mamana 1979），尽管这些委员会的经验在 1986 年首次被报道（Millenson & Slizewski 1986）。这些初期成立的委员会使用了 HTA 过程中的一些核心要素，但没有运用当前全面的标准化 HTA 方法。

如今，HB-HTA 在加拿大、美国、澳大利亚和欧洲的情况各不相同。例如，在加拿大，魁北克的 4 家大学医院依据法律开展 HTA 项目（Gouvernement du Québec 2006）（McGregor & Brophy 2005）。在加拿大其他医院也有 HTA 项目（例如卡尔加里、埃德蒙顿、多伦多）。这些医院当中，McGill 大学的健康中心在成立之初的 4 年间（2001~2005），评估了 16 项不同的卫生技术，帮助医院合理投资并节省超过 300 万加元（McGregor & Brophy 2005）。

在美国，宾夕法尼亚大学的卫生系统正式开展了一项 HTA 项目（Mitchell et al. 2008）。最近，退伍军人健康管理局成立了自己的 HTA 中心（Veterans Health Administration 2008）。

澳大利亚不同地区的医院有自己的 HTA 项目或委员会，墨尔本的医院集团共同开展了 HTA 项目（King 2003）。此外，昆士兰、澳大利亚西部和澳大利亚南部也成立了创新技术的评估委员会（与澳大利亚 ASERNIP-S 的 HTA 评估项目的外科主任 Guy Maddern 教授进行个人交流获悉）。

欧洲最早的"医院"HTA 机构之一是 CEDIT（Comité d'Évaluation et de Diffusion des Innovations Technologiques），1982 年成立于法国的 APHP（Assistance Publique Hôpitaux de Paris）是第一家医院卫生技术评估机构。20 世纪 90 年代中期以来，HB-HTA 得到进一步的发展，特别是在北欧、意大利、西班牙、加拿大和澳大利亚（Cicchetti et al. 2008）。现在，有不同的 HB-HTA 举措，旨在明示引入或投资创新性卫生技术的决策。表附 1-1 是欧洲 HB-HTA 机构的概览。

表附 1-1 欧洲 HB-HTA 概览

国　家	HTA 举措
奥地利	卫生技术评估研究所（LBI-HTA）回应了负责医院投资和规划的两个不同政策主体提出的请求（Mad et al. 2012，Wild et al. 2014）： ·区域性医院集团负责评估非常昂贵的卫生技术的指征和使用的合理性，并负责新兴卫生技术的早期评估。地区政府拥有 9 家区域性医院集团（每个地区 1 家） ·卫生部提供：（ⅰ）在医院干预措施纳入福利包之前开展评估；（ⅱ）支持撤资决策
丹　麦	·大多数大学医院在进行新卫生技术的采用决策时使用 HTA（Ehlers et al. 2006，National Board of Health 2005） ·mini-HTA（HB-HTA 报告的类型之一）是广泛应用于医院的决策支持工具：66% 的医院和 27% 的临床科室在运用该工具（Kidholm et al. 2009）

国　　家	HTA 举措
芬　兰	·国家机构（芬兰卫生技术评估办公室，FinOHTA）设立的合作项目称为医疗方法管理运用的计划项目，包括芬兰医院的 MUMM 项目（Mäkelä & Roine 2009）。该项目的宗旨是推动医院的 HTA 以及主动发现短期内寻求资助的创新性卫生技术
法　国	·由 37 家医院组成的网络——巴黎公立医院支持网络 ·1982 年，技术创新评估和传播委员会（即 CEDIT，Comité d'évaluation et de diffusion des innovations technologiques）成立，旨在为 AP-HP 的决策者提供关于医院引入创新卫生技术的建议。它是对医院技术创新传播的规划意见和范围扫描负责 ·2010 年，CEDIT 秘书处转型成为创新中心
意大利	·通过在帕维亚（伦巴第地区）San Matteo 医院和乌迪内（弗留利－威尼斯朱利亚地区）大学医院和 Bambino Gesù 儿童医院的 HB-HTA 以及 "A. Gemelli" 大学医院的 HTA 部门（拉齐奥地区）发展和推动 HTA ·2003 年成立了意大利卫生技术评估网络，汇聚各家医院的 HTA 经验（NI-HTA）。 ·意大利 HTA 学会的基金会（Italian Society of HTA，ISHTA）通过了名为 "Carta di Trento on HTA" 的共识，宪章包括在意大利决策情境中 HTA 的指导原则，这些原则源自意大利的 HTA 经验和利益相关方的观点 ·2010 年成立了意大利卫生政策论坛，与 HTAi 的政策论坛正式建立联系
挪　威	·挪威卫生服务体系的知识健康中心（Norwegian Knowledge Center for the Health Services，NOKC）的试点项目旨在介绍医院的 mini-HTA，创建一个数据库，收录各家医院完成的 mini-HTA 报告（Arentz-Hansen et al . 2011）
西班牙	·一些医院的新技术评审委员会由自愿分析卫生技术投资需求的临床医生组成（得到了医院流行病学部门的支持，该部门开展文献评阅） ·医院正式和结构化的 HB-HTA 开展情况各不相同 ·一些优质的 HB-HTA 案例，例如来自 Clínic de Barcelona 医院（Sampietro-Colom 2011，Morilla-Bachs et al. 2011）和 de ValmeSeville 大学医院（Briones et al. 2009）的案例
瑞　典	·在国家/地区层面进行 HTA，主要由大学医院负责技术评估（Sahlgrenska University Hospital and Örebo University Hospital 2012）（L. Jigevärt，personal communication，April 30，2015）
瑞　士	·在 Lausanne 大学医院（CHUV）长期开展 HTA（Pinget et al. 2014，Wasserfallen et al. 2004）
土耳其	·2012 年，卫生部的医疗研究总局成立了 HTA 部门，负责国家层面的 HTA ·2012 年，国家的第一家 HB-HTA 部门（ANHTA）在 Ankara Numune 培训和研究医院成立 ·ANHTA 开展 mini-HTA 和为 HB-HTA 提供指南，并于 2013 年通过网站发布

参考文献

Rechel, B. et al., 2009. How can health systems respond to population ageing? Copenhagen, WHO Regional Ofce for Europe on behalf of the European Observatory on Health Systemsand Policies.

Banta, D. et al., 2009. A history of health technology assessment at the European level Int JTechnol Assess Health Care 25, (Supplement 1): 68—73.

Velasco, M. et al., 2008. Health Technology Assessment and Health Policy-Making in Europe. Brussels, WHO/ European Observatory on Health Systems and Policies.

Kristensen, F. B., Sigmund, H., (ed) 2007. Health Technology Assessment Handbook. Copenhagen: Danish Center for Health Technology Assessment, National Board of Health. Available from: www. dacehta. dk [Accessed 18 November 2014].

Lampe, K., Pasternack, I., (ed) 2008. EUnetHTA. HTA Core Model for Diagnostic Technologies1. 0R. Available from: www. eunethta. net [Accessed 23 September 2014].

Lampe, K., Mäkelä, M., (ed) 2008. EUnetHTA Core Model for Medical and Surgical Interventions1. 0R. Available from: www. eunethta. net [Accessed 3 November 2014].

Simpson, S., Hiller, J., Gutierrez-Ibarluzea, I., Kearney, B. et al., 2009. EuroSCan International. A toolkit for the identifcation and assessment of new and emerging health technologies.

Euroscan. Birmingham. Available from: http://www. euroscan. org. uk/methods/ [Accessed 18 November 2014]. APPENDIX 3 ¦ HISTORY OF HB-HTA 189.

Granados, A., 2005. Health-care management and the culture of assessment: an urgent liaison? Int J Technol Assess Health Care, 21(3): 420—2.

Mamana, J. P., 1979. Technology evaluation in the hospital setting: starting from the bottom up. HospMedStaff, 8(7): 7—9.

Millenson, L. J., Slizewski, E., 1986. How do hospital executives spell technology assessment? "P – l – a – n – n – i – n – g. ". Health Manage Q, (1): 4—8.

McGregor, M., Brophy, J. M., 2005. End-user involvement in health technology assessment (HTA) development: a way to increase impact. Int J Technol Assess Health Care, 21(2): 263—7.

Mitchell, M. D., Agarwal, R., Williams, K., Umscheid, C. A., 2008. How Technology Assessment by Hospitals Differs from Technology Assessment by Payers. HTAi V Annual Meeting 2008. Montrea l6 – 9 July 2008. Center for evidence-based Practice University of Pennsylvania Health System.

King. R., 2003. International Society of Technology Assessment in Health Care. Controlled introduction of new technology into a university teaching hospital by the use of health technology assessment into the safety and efcacy of each procedure. International Society of Technology Assessment in Health Care, Annual Meeting 2003. Canmore (Alberta, Canada) 23—24 June 2003.

Cicchetti, A. et al., 2008. Hospital Based Health Technology Assessment. World-wide Survey. Edmonton, Alberta, HTAi Subinterest Group Hospital Based HTA.

Mad, P., Geiger-Gritsch, S., Hinterreiter, G., Mathis, S., Wild, C., 2012. Pre-coverage assessments of new hospital interventions in Austria: methodology and 3 years of experience. Int J TechnolAssess Health Care, 28 (2): 171—179.

Wild, C., Erdös, E., Zechmeister, I., 2014. Contrasting clinical evidence for market authorization of cardiovascular devices in Europe and USA: a systematic analysis of 10 devices based on Austrian pre-reimbursement assessments. BMC Cardiovascular Disorders, 14 (154).

Danish National Board of Health, 2005. Introduction to mini-HTA-a management and decision support tool for the hospital service. Denmark; Copenhagen.

Ehlers, L., Vestergaard, M., Kidholm, K., Bonnevie, B., Pedersen, P. H., Jørgensen, T. et al., 2006. Doing mini-health technology assessments in hospitals: a new concept of decision support in health care? International Journal of Technology Assessment in Health Care, 22(3): 295—301.

Kidholm, K., Ehlers, L., Korsbek, L., Kjaerby, R., Beck, M., 2009. Assessment of the quality of mini-HTA. Int J Technol Assess Health Care, 25(1): 42—8.

Mäkelä, M., Roine, R.P., 2009. Health Technology Assessment in Finland. Int J Technol Assess Health Care, Suppl 1: 102—7.

Arentz-Hansen, H., Ormstad, S.S., Hamidi, V., Juvet, L.K, Fure, B., Norderhaug, I.N., 2011. Pilot project on mini-HTA in the Western Norway Regional Health Authority. ISBN 978 – 82 – 8121 – 404 – 0. Available from: http://www.kunnskapssenteret.no/en/publications/pilot – project – on – mini-HTAin – the – western – norway – regional – health – authority [Accessed 15 October 2014].

Sampietro-Colom, L., 2011. Hospital based HTA at the Hospital Clinic of Barcelona. In the panel: Hospital Based HTA: What about methods, impact and future perspective? 8th HTAi Annual Meeting, Rio de Janeiro, 27—29 June 2011.

Morilla-Bachs, I., Gutierrez-Moreno, S., Sampietro-Colom, L., 2011. Development and proof of concept of software for Hospital Health Technology Assessment. Poster presented at: HTAi190 A HANDBOOK OF HOSPITAL-BASED HEALTH TECHNOLOGY ASSESSMENT 2011. HTA for Health Systems Sustainability; 2011 June 25—29; Rio de Janeiro, Brasil.

Briones, E., Vidal, E., Navarro, J.D., Mendoza, L., Marín León, I., Marín, J. et al., 2009. Implantación de la comisión de evaluación de tecnologías sanitarias en un hospital universitario. Gac Sanit. 23: 199. núm Esp. Congreso.

L. Jigevärt(personal communication, April 30, 2015.

Pinget, C., Grenon, X., Wasserfallen, J.B., 2014. Accuracy of HTA reports: A survey of ten-year activity of a hospital-based HTA unit. Health Technology Assessment International – 11th Annual Meeting. Washington, 2014.

Wasserfallen J. B., Pinget, C., Kondo Oestreicher, M., Zund, M., 2004. Principes Fondateurs d'Une Structure d'Evaluation Technologique Commune (SETC) aux Centre Hospitalier Universitaire Vaudois (Chuv) et Hôpitaux Universitaires de Genève (HUG) Project. 22—10—2004.

附录 2　手册开发过程

医院卫生技术评估手册是 AdHopHTA 项目的最终成果之一，该项目得到欧洲委员会第七研究框架计划（项目协议编号：305018）的资助。

本部分总结了 AdHopHTA 项目过程中开展的研究活动和手册中呈现的各种研究结果。

项目的合作方包括六所大学医院、一家培训和研究医院、两所国家级 HTA 机构和一家商学院：

- 西班牙巴塞罗那医院诊所——（Hospital Clínic de Barcelona-Fundació CLINIC per a la Recerca Biomédica，FCRB）（项目协调方）
- 丹麦欧登塞大学医院（Odense University Hospital，OUH）
- 瑞士洛桑沃州大学医疗中心（Centre Hospitalier Universitaire Vaudois，CHUV）
- 芬兰赫尔辛基大学和赫尔辛基大学医院（University of Helsinki and Helsinki University Hospital，HUS）
- 爱沙尼亚塔尔图大学医院（Tartu University Hospital，TUH）
- 意大利罗马圣心天主教大学（Università Cattolica del Sacro Cuore，UCSC）——A. Gemelli 大学医院（University Hospital "A. Gemelli"）
- 土耳其安卡拉 Numune 培训和研究医院（Ankara Numune Training and Research Hospital，ANH）
- 挪威卫生服务知识中心（Norwegian Knowledge Centre for the Health Services，NOKC）
- 奥地利路德维希玻尔兹曼卫生技术评估机构（Ludwig Boltzmann Institute for Health Technology Assessment，LBI-HTA）
- 西班牙 IESE 商学院的卫生创新管理研究中心（Center for Research in Healthcare Innovation Management，CRHIM）

手册开发的方法学概述

手册的内容包括：

Ⅰ. AdHopHTA 项目下 HB-HTA 研究所获得的事实和证据；

Ⅱ. AdHopHTA 合作伙伴提供的 HB-HTA 经验；

Ⅲ. 欧盟的 HB-HTA 部门专业人员和医院 HTA 人员的经验。

手册包含的知识和信息通过多种方法获得，用图形呈现方法学概述（见下图），后文将对各研究过程进行更详细的描述。

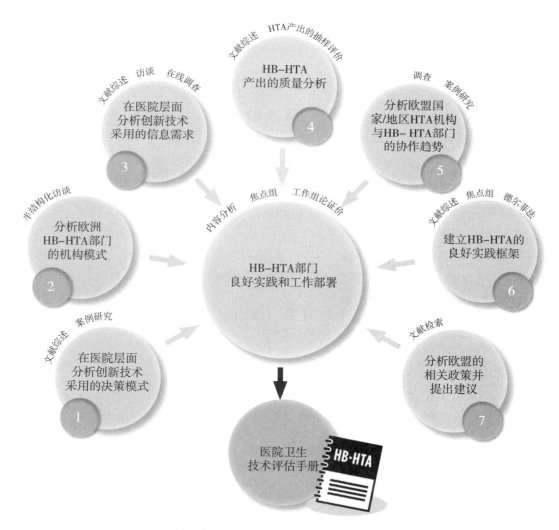

手册产生过程中的工作任务和运用的方法

在医院层面分析创新技术采用的决策模式

工作目标

（1）聚焦于医院层面描述医疗保健领域的卫生技术采用，无论该医院是否成立了 HB-HTA 部门。

（2）了解项目合作国家中不同类型卫生技术的采用过程。

（3）介绍参与项目的欧洲国家目前卫生技术采用过程的概况。

运用方法

（1）文献综述。检索数据库（Medline、Scopus、Embase、ISI Web of Knowledge、Cochrane Library Plus、CRD database、Tripdatabase、Google Scholar）获取 59 篇全文和 730 条相关记录。

（2）面对面访谈。和来自欧洲 32 家医院的医生和临床管理者进行访谈：成立 HTA 部门的大学附属/研究型和培训医院（N = 8）；未成立 HTA 部门的大学附属/研究型和培训医院（N = 12）；未成立 HTA 部门的小型和中等规模医院（N = 12）。此外，与 19 所医院的护士协调员进行访谈。从 AdHopHTA 合作国家进行便利抽样选取样本医院。要求合作单位从每种类型的医院中选取 2 名受访者，因此每个国家有 6 位受访者。此外，要求合作单位从便利抽样获得的 2 家不同医院中选择 2 名护士协调员。

（3）大规模的网络调查。邀请 339 名专业人员参与网络调查，163 人回答了问卷（问答率 = 49.1%），其中包括医院管理者（N = 98）、临床管理者（N = 47）和其他职位人员（N = 18）。成立或未成立 HTA 部门的便利样本医院的受访者来自 AdHopHTA 合作国家。事先界定的研究对象遴选标准如下：

- 医院管理者；
- 临床管理者；
- 私立或公立医院；
- 每个国家至少有 25 位参与者；
- 各种规模的医院，每个国家要从规模最大的 5 家医院选出至少 1 位医院管理者和 1 位临床管理者；
- 参与过 2013 年春季关于不同类型信息需求的面对面调查访谈者不得参与调查，此时，选择具有相同组织机构水平或是来自该国第 6、第 7 位规模最大医院的管理者参与调查。
- 熟悉和不熟悉 HTA 的管理人员。

（4）案例研究。项目合作伙伴提供了 38 个案例来描述下述卫生技术采用的决策过程：

- 医用设备：正电子发射断层扫描、计算机断层扫描（磁共振）、正电子发射断层扫描术（PET）、计算机断层扫描（CT）、螺旋计算机断层摄影、机器人手术系统、术中放疗加速器（LIAC）、Ion-Coupled 等离子质谱仪（ICPMS）、术中神经生理学监测（IONM）、神经监测仪、心电图（ECG）、复合手术室，光学相干断层扫描技术（OCT），直线加速器术中放射疗法（IORT）、用于控制心律失常的远程磁导航系统。

· 医疗器械：便携式超声装置、体温过低反馈设备、经导管主动脉瓣置入术（TAVI）、主动脉内球囊反搏（IABP）、椎体后凸成形术、放射性粒子植入治疗前列腺癌。

· 药品：腱膜挛缩症的药物治疗、威罗菲尼片。

· 临床诊疗方案：体外光分离置换法、心房纤维性颤动的门诊治疗。

通过问卷调查获取医院管理者和临床负责人便利样本的信息以开展案例研究，每位 Ad-HopHTA 的合作人员要选择最近三年采用的卫生技术，并将其归入以下类别：

（1）医用设备（大型技术）；

（2）医疗器械（中型和小型技术）；

（3）药物或诊断学试验（小型技术）。

对不同类型的样本医院中卫生技术选择的进一步要求：

· 成立 HTA 部门的大学医院/研究型和培训医院选择 2 种卫生技术（1 种大型技术和 1 种小型技术）

· 未成立 HTA 部门的大学医院/研究型和培训医院选择 2 种卫生技术（1 种大型技术和 1 种小型技术，如果可能的话选择的技术与第一种要求相同）

· 小型/中等规模医院（例如社区医院）的卫生技术（大型或小型技术都可以）

每个国家/合作伙伴至少开展 5 项案例研究。

分析欧洲 HB-HTA 部门的机构模式

工作目标

· 在 AdHopHTA 合作伙伴中探索 HB-HTA 组织模型的特点。

· 在所做的研究基础上提供一组通用模型。

运用方法

半结构化访谈：从 AdHopHTA 合作国家中选择成立了 HB-HTA 部门的便利样本医院以及 1 家项目外的医院（新西兰奥克兰城市医院）——总共 7 个来自不同医院的 HB-HTA 部门参与访谈。

在医院层面分析创新技术采用的信息需求

工作目标

（1）综述有关探讨医院管理者和临床管理者在卫生技术决策时所需信息的研究文献，并分析这些信息的相对重要性。

（2）理解和明确欧洲医院管理者和临床管理者的信息需要，确认哪些信息是新卫生技术投资的决策基础。

运用方法

（1）文献检索。检索数据库（PubMed、Embase、Cochrane 图书馆、Web of Science），找到 14 篇全文和 3206 条相关记录。

（2）面对面访谈。（和任务 1 采用同样的方法）

（3）大规模的网络调查。（和任务 1 采用同样的方法）

HB-HTA 产出的质量分析

工作目标

（1）定义高质量的 HB-HTA 报告。

（2）评估目前的 HB-HTA 报告质量，并确认达到最高质量的报告水平所需改进的部分。

运用方法

（1）系统文献综述（同行评议的文献和灰色文献）。对定义高质量 HTA 报告的特征进行系统综述。在 Medline、Embase 和 Cochrane 数据库中检索到的 4500 条记录里找到 4 篇符合综述要求的文献。

（2）由来自 AdHopHTA 合作伙伴，和其他的欧洲国家（N＝9 国家）的 HB-HTA 组织和部门共同完成了对便利样本进行分析形而成的报告。AdHopHTA 合作伙伴被要求选出一份他们的最优报告（根据自己的判断），报告的其他入选标准如下：

· 以医院为视角开展的评估；

· 医院自己开展的评估或由院外机构为医院开展的评估；

· 用于明示是否对新技术进行投资。

分析欧盟国家/地区 HTA 机构与 HB-HTA 部分的协作趋势

工作目标

（1）描述和分析 AdHopHTA 项目合作国家或地区的 HTA 机构和 HB-HTA 部门之间目前和潜在的合作路径。

（2）提取和描述预测合作成功的系列参数并且提出成功合作的方式。

运用方法

（1）案例研究。一项芬兰的案例研究基于：（i）12 例非结构化访谈，访谈对象分别为医院临床医生、芬兰国家 HTA 机构员工、芬兰药物机构员工和外部的利益相关方；（ii）与芬兰 5 所大学医院辖区的医院管理者（N = 13）、内科主任医师（N = 12）、护士长（N = 13）进行关于 MUMM 项目知识的访谈。挪威的一项案例研究是基于国家层面的共识过程，该研究为在挪威筹备建设卫生新技术引入的新体制打下基础（NOKC 2014）。两项案例研究受访者的便利样本来自 AdHopHTA 的合作国家。

（2）问卷调查。24 名受访者来自 9 个 AdHopHTA 合作国家和 3 个其他国家或地区（比利时、法国、魁北克/加拿大）的便利样本（他们来自 HB-HTA、国家或地区的 HTA 部门、行政岗位、管理岗位或两者兼有）。AdHopHTA 合作者至少选择 2 名具备 HB-HTA 或 HTA 专业知识和能力的人员。1 位首选在国家或地区 HTA 部门工作的人员，另外 1 位首选在医院工作的人员。

建立 HB-HTA 的良好实践框架

工作目标

（1）找到适合应用于 HB-HTA 部门的医疗保健领域优秀商业框架。

（2）更新国家或区域 HTA 机构最佳实践的科学知识，并将其与 HB-HTA 实践进行比较。

（3）为更好地组织和开展 HB-HTA，收集全球 HB-HTA 关键人物和其他关键知情人的观点。

（4）对能够帮助 HB-HTA 部门形成良好实践的关键要素达成共识。

（5）检查 HB-HTA 良好实践关键要素的可行性和实践相关性，检查其在部署过程中的位置。

运用方法

（1）文献综述。关于：（i）找到适合应用于 HB-HTA 部门的医疗保健领域优秀商业框架；（ii）国家或区域开展和报告 HTA 的最佳实践特征以及 HB-HTA 开展情境中的实践特点。对于后者，通过检索多个数据库（通过 PubMed 检索 Medline、Trip Database、CDR、NLM Gateway、ISI Web of Knowledge）获得 774 条记录，纳入 52 篇文献进一步分析）。

（2）试点运行。将选择的卓越业务框架用于巴塞罗那临床医院的 HB-HTA 部门，目的是对框架进行测定和调整。HB-HTA 部门和 AdHopHTA 合作伙伴的机构将对框架进行进一步核查。测试包括检查不同的维度、概念和定义是否适用于框架，明确框架应用过程中面临的问题和挑战。

（3）焦点组。AdHopHTA 咨询委员会成员焦点组讨论 HB-HTA 良好实践的框架，委员会成员代表国际组织和欧洲医院（N = 8）。目的是探索框架是否合适并且明确 HB-HTA 应用框架进行实践时缺乏的要素。

（4）德尔菲法。通过德尔菲法探讨支持在医院情境中部署或提升 HTA 部门的系列要素和概念的重要性和/或可取性，这些要素是框架的组成部分并且能够促进 HB-HTA 的良好实践。AdHopHTA 的合作伙伴通过便利抽样选择了全球 44 位 HB-HTA 和重要的 HTA 专家，36 位参加第一轮的德尔菲问卷调查，27 位参加了第二轮。有关部署的信息由 28 位专家回答。

分析欧盟的相关政策并提出建议

工作目标

明确欧盟的 HTA 政策现状，分析如何更好地调整以促进 HB-HTA 在欧洲的应用推广，最终创建全面的 HTA 生态系统。

运用方法

文献检索。检索与欧盟 HB-HTA 未来合作直接相关或对其产生间接影响的政策。信息来源包括欧盟的法律文件（EuroLex）、欧盟层面的机构、协会和利益集团的公开文档、现有欧洲协会的其他看法。

医院卫生技术评估

工作目标

（1）在医院层面，通过 HB-HTA 产生管理技术决策的整体知识。

（2）定义 HB-HTA 部门技术采用的良好实践的系列指导原则。

（3）为欧洲国家采用 HB-HTA 提供支持性政策建议。

运用方法

（1）文献综述。收集卫生保健和 HTA 领域的相关手册和手册中的实例，系统检索医学数据库（通过 Pubmed 检索 Medline、Cochrane 图书馆、TripDatabase、Centre for Reviews and Dissemination）和灰色文献资源确定文献来源（International Network of Agencies for Health Technology Assessment，INAHTA）、多个国家/全球的 HTA 项目（如 Euroscan 和 EUnet HTA），确定了 12 个与 HB-HTA 相关的案例，其中 9 个来自卫生保健领域，3 个来自 HTA。

（2）联合内容分析。从之前的工作中提取出系列实用的指导性原则和参数，作为手册的组成部分。

（3）小组讨论。向 AdHopHTA 项目合作者递交 HB-HTA 良好实践的原则并形成最终的系列原则。

（4）局部的验证性访谈。访谈对象是来自 9 个 AdHopHTA 成员国的便利样本（1 位医院管理者和 1 位临床主任）。选择的标准是参与过 HB-HTA 的决策。通过调查问卷获取数据，用于进一步验证 HB-HTA 手册（以及配套的 HB-HTA 工具包）的有效性，在进行验证的专题讨论会之前指导 AdHopHTA 的合作者。

在 HTAi 年度会议的会前培训班上（Oslo，2015），10 位全球 HTA 领导者（提供方和用户）的便利样本参加了验证性的专题讨论会。他们从未参加该项目的活动，在专题讨论会上核实了 HB-HTA 良好实践系列指导原则的可行性和完整性，并且提出了对项目产出的总体认识。HTA 领导者包括以下类型：

- 大学附属医院的医疗主任；
- 大学附属医院的经济学评价部门负责人；
- 大学医院的 CEO；
- 生物技术公司的全球 HTA 策略主管；
- 大学 HTA 部门主任医师；
- 咨询公司的主管和高级顾问；
- 大学医院教授/系主任；
- 医疗器械公司的卫生经济、政策和支付的全球副总裁；
- 研究团体的研究者；
- 病人代表。

参考文献

AdHopHTA(Adopting hospital-based Health Technology Assessment in EU) research project, funded by the European Commission under the 7th Framework Programme (Grant Agreement 305018). www. adhophta. eu.

Arentz-Hansen H. , Bjørnebek Frønsdal K. , Fure B. , Pasternack I. , Halmesmäki E. , Roine R. , 2013. D3. 1 Bridging Hospital HTA and National/Regional HTA Activities. Confdential Deliverable; The AdHopHTA Project (FP7/2007 – 13 grant agreement nr 305018).

Cicchetti A. , Marchetti M. , Iacopino V. , Coretti S. , Fiore A. , Addesso D. et al. , 2014. D1. 1 Reporton innovation uptake in hospital. Confdential Deliverable; The AdHopHTA Project (FP7/2007 – 13 grant agreement nr 305018).

Cicchetti A. , Marchetti M. , Iacopino V. , D'Amico G. et al. , 2014. D1. 2: Detailed description and analysis of hospital based HTA initiatives. Confdential Deliverable; The AdHopHTA Project(FP7/2007 – 13 grant agreement nr 305018).

Danglas L. , Ribeiro M. , Rosenmöller M. , Sampietro-Colom L. , Soto M. , Lach K. et al. , 2014. D4. 2 Guiding principles for best practices in hospital-based HTA. Confdential Deliverable; The AdHopHTA Project (FP7/2007 – 13 grant agreement nr 305018).

EFQM, 2003. EFQM Public and Voluntary Sector Excellence Model. Brussels, European Foundation for Quality Management.

Kidholm K. , Ølholm AM. , Birk-Olsen M. , Buck Christensen J. et al. , 2014. D2. 1: Report on informational needs of hospital decision makers on health technology investment. Confdential Deliverable; The AdHopHTA Project (FP7/2007 – 13 grant agreement nr 305018).

Norwegian Medicines Agency or the Norwegian Knowledge Centre(NOKC), 2014. The National System for the Introduction of New Health Technologies (methods) within the Specialist Health Service. [Nasjonalt system for innføring av nye metoder I spesialisthelsetjenesten. Helsedirektoratet]. http://www. helsedirektoratet. no/helse – og – omsorgstjenester/system – forinnforing – av – nye – metoder/Sider/default. aspx.

Ølholm AM., Kidholm K., Birk-Olsen M. et al., 2014. D2. 2: Quality assessment of hospital-based HTA products. Confdential Deliverable; The AdHopHTA Project (FP7/2007 – 13 grant agreementnr 305018) .

Pasternack I., Halmesmäki E., Roine R., Arentz-Hansen H., Bjørnebek Frønsdal K., Fure B. et al., 2014. D3. 2 Portfolio of patterns of collaboration between hospital-based HTA and national/regional HTA agencies. Confdential Deliverable; The AdHopHTA Project (FP7/2007 – 13 grant agreement nr 305018) .

Rosenmöller M., Sampietro-Colom L., Farré M., Angulo E., Soto M., Alonso A. et al., 2013. D4. 1 Review of best practices on undertaking and using HTA at Hospital level and description of European policies affecting Hospital-based HTA. Confdential Deliverable; The AdHopHTA Project (FP7/2007 – 13 grant agreement nr 305018) .

附录 3　AdHopHTA mini-HTA 模板

本部分介绍名为"推进欧盟医院卫生技术评估 mini-HTA 模板"（AdHopHTA mini-HTA template）的管理和决策工具，这是一个在医院情境下开展卫生技术评估的结构化辅助工具。该工具是由丹麦卫生技术评估中心（Danish Centre for Health Technology Assessment，DACEHTA）在 mini-HTA 的基础上主持开发的升级版评估工具，它整合了 AdHopHTA 项目合作者的经验和研究成果，尤其是：

· 医院决策者信息需求的相关研究结果
· HB-HTA 质量评估清单；
· 其他欧洲国家关于 mini-HTA/HB-HTA 模板研究的文献综述。

这个模板由 28 个关键问题构成，主要包括在医院层面上的卫生技术引进的先决条件和使用后产生效果等相关内容。

上述问题的回答为决策者提供了简明的书面材料。目的是成为（或部分成为）决策者引入新卫生技术或更新现有技术的决策基础。

该卫生技术评估工具比较灵活，不仅适用于大部分常见情况，还可满足当前医院决策者的一些个性化需求。为避免重复工作，建议使用该模板（工具）将完整的评估流程上传至 AdHopHTA 数据库（可通过 AdHopHTA 网站进入，网址为 www. adhophta. eu/database）。

AdHopHTA mini-HTA 模板

问题 1：概要

1. 使用效果概要

请提供一份概述（要点罗列，最多一页），说明为何开展卫生技术评估（原因），以及卫生技术的效果和安全性（主要结果），并将其与具备同等效果的对照进行比较。如果可能的话，请提及评估的建议。

问题 2 - 7：基本信息

2. 新技术引入者（提倡者）是谁？

请详细列举出提议配置/实施卫生技术的相关方（例如厂商、公司、医院、科室、个人等）。

3. HB-HTA 的撰稿人是谁？

请详细列举出 HB-HTA 的撰稿人/机构的名称，包括有效的联系方式（医院名称、科室、电子邮箱、电话和日期）。

4. 是否存在他方/利益相关方？

针对卫生技术的引入问题，与地方药品或器械商、相关医院科室以及合作论坛进行讨论通常是十分有益的。请指明参与讨论的机构或单位，并进一步说明达成的共识。

5. 是否存在潜在利益冲突？

请指出 HB-HTA 作者与其他卫生技术引入的他方/利益相关方之间可能存在的利益冲突。

6. HB-HTA 报告是否曾经被评议（内部或外部）？

请说明 HB-HTA 报告是否接受评议。如果有，是内部评议还是外部评议。内部评议是由医院内部 HTA 专家或医疗卫生专业人员开展；外部评议由院外例如来自其他医疗机构、其他地区的医疗卫生专业人员或是行业代表开展。

7. 定义 HB-HTA 的目的和适用范围（TICO）

请使用 TICO 简写（技术、指征、对照、结果）界定 HB-HTA 报告的目的和使用范围。

维度	问题	说明
T 技术	**技术：** 何种卫生技术将要被评估？	请指出被评估卫生技术的名称、类型、类别、剂量、频率、持续时间和使用情境。请阐明该卫生技术是否与医院现有的信息系统兼容。
I 指征	**目标疾病：** 被评估卫生技术适用于何种疾病？ **目标人群：**被评估卫生技术适用的人群/患者群体？即何种人群可能会接受这种技术的治疗/服务？ **预期用途：**被评估技术的运用目的是什么？	请描述被评估卫生技术目标作用的疾病； 请从年龄、性别、教育程度、种族、风险程度等方面描述技术作用的目标人群； 请说明被评估卫生技术是否用于目标疾病的预防/筛查，目标疾病的诊断/治疗，治疗方案选择、预后评估、监测、康复等。

维度	问题	说明
C 对照	**备选技术/干预措施：** 被评估技术/干预措施的备选技术有哪些？被评估技术/干预措施相对比的技术有哪些？例如医院的常规实践（现有技术）、传统实践（金标准）、空白对照/安慰剂、不同的人群、剂量或使用模式。	请列举出该项被评估技术的备选技术/干预措施，着重强调可与被评估技术进行对比（对照）的技术/干预措施。请明确给出这些备选技术（对照技术）的名称。
O 结果	**可测量的结果：** 技术评估使用的终点/结果指标有哪些？如病死率、发病率、副作用、生命质量、成本效益、住院周期、入院率、增量成本效果比、预算影响、每准确诊断的成本等。	请阐明被评估技术应用后可能产生的重要结果，并重点指出技术评估的结果指标。

问题 8 – 12：一般方法、特性与报告

8. 是否对相关文献进行了综述（由医院或者其他部门组织）？

mini-HTA 应该建立在大量文献综述和分析基础上。如果开展了文献综述、评价了相关文献或是对 HTA 报告进行了综述，请提供检索、综述和评价文献的详细情况（例如文献检索时间、检索的关键词、数据库、文献纳入标准、检索到的文献篇数、流程图）。

9. HB-HTA 是否涵盖了其他信息/数据？

如果 HTA 卫生技术评估报告中包含有其他来源的数据或者资料，请提供这些资料/数据的详细来源和收集途径。额外的资料/数据可以是注册的数据、相关活动的数据、调研数据、厂商提供的数据或未发表的数据等。

10. 纳入分析的信息/数据/研究的质量？

请指明纳入分析的研究类型，并对纳入分析的信息/数据质量进行评价，例如通过清单评价文献的内部真实性和外部真实性，包括潜在的偏倚、样本量和可复制性等。

请使用证据等级对证据进行质量分级。

在卫生技术评估任务较为紧急的情况下，使用相关证据等级对证据质量进行分级是一个有效且快速的应对策略。然而通常情况下，要求对纳入分析的信息/数据质量进行评价。

11. 列出参考文献

请提供重要的参考文献。

12. 是否还有其他与评估的技术有关的在进行研究？

请指出正在开展的有关待评估技术效果的所有研究。

问题 13－23：多结构域的卫生技术评估结果

从以下各结构域描述技术评估的结果时，请将其与对照的结果/效果进行比较。

临床有效性

13. 卫生技术/建议技术的临床有效性？

请使用病人健康相关指标或病人诊疗相关指标评价卫生技术/建议技术的临床有效性（健康相关指标如：病死率、发病率、伤残率/机体功能、健康相关生活质量、疼痛或者住院天数、入院次数等）。临床有效性应尽可能使用量化指标进行测量（例如应答率、增量人均寿命年、增量质量调整寿命年等），至少使用 1 个相对效应指标（例如相对危险度、比值比、相对危险降低率）和 1 个绝对效应指标（例如绝对危险降低率、需要治疗病例数/较差结局的病例数）进行测量。若临床治疗效果测量使用的是治疗过程的中间指标（例如收缩压和舒张压的改变），请进一步说明中间指标与终点指标的关联。

病人安全

14. 卫生技术/建议技术是否引起副作用？

请详细说明卫生技术/建议技术的潜在副作用，例如关于时间、严重程度和频率。卫生技术应用的风险、副作用及不良事件应当同其带来的益处进行权衡。此外，请将卫生技术的缺陷与当前常用技术及备选技术的缺陷进行对比。

经济学方面

15. 医院可节约多少成本或需增加多少额外支出？

请测算每年卫生技术的使用为医院带来的额外支出或节约的成本，并阐明成本的类型包括初始投入（例如设备、重建、培训/教育费用等）和运行成本（例如员工工资、设备维修费等）。成本应该以量化的形式，给医疗机构其他部门带来的额外支出和节约的成本也应计算在内。

16. 卫生技术/建议技术应用对医院每年的报销产生哪些影响？

请详细说明每年被评估卫生技术的应用对医院报销产生的影响，可以通过患者数、出院人次数、门诊人次数、床日数、诊断相关组权重等指标进行估算。每年卫生技术的应用对医院报销产生的影响应该以量化的形式呈现。卫生技术应用对医疗机构其他部门报销方面的影响也应计算在内。该问题的回答取决于医院的财务制度。

17. 被评估卫生技术的应用可能会给其他医疗机构、部门带来额外支出还是成本的节约？

请说明被评估技术是否会为其他医疗机构、地区、部门、病人带来额外支出或者成本节约。在测量这些额外支出或成本节约时，应使用量化指标。

18. 是否从社会角度对卫生技术/建议技术开展经济学评价（此类评估一般指的是由医院或其他机构主导的评估）？

请说明是否已经存在围绕被评估卫生技术展开的社会经济学评价（例如成本效果分析、成本效用分析等）。如果有，请说明负责这些评价项目的主体是谁、主要结果是什么。卫生技术/建议技术的经济学影响应以量化的形式呈现。

组织机构方面

19. 卫生技术的引入对医院内部组织的影响？

请说明卫生技术引入之后对医院内部的组织架构产生的影响，例如空间、工作负荷和劳动力、人员需求、教育/培训、工作环境和工作组织、工作时间等的改变。卫生技术/建议技术何时可以被医院引进/实施？

20. 被评估技术对医疗机构外部组织机构的影响？

请说明被评估技术/建议技术的引入对医院外部组织机构的影响。一项卫生技术的引入往往会影响与其他医疗部门或卫生部门之间的合作关系。如果有，请说明该项技术将影响的部门/服务，例如合作形式、工作负荷和转诊条件等的改变。

病人感受

21. 病人使用卫生技术/建议技术后的体验？

请描述病人对卫生技术/建议技术的体验和技术产生的影响，例如满意度、依从性、赋权等患者体验。这类资料可在相关学术文献中查阅，或者通过对医院相关患者的访谈获得。

战略层面

22. 卫生技术/建议技术的引入是否具有战略层面的价值？

请说明卫生技术/建议技术的引入是否具有战略层面的价值，例如卫生技术/建议技术与科研战略方向的一致性、卫生技术引入对于医院/国家/地区卫生事业发展的战略价值、卫生技术引入对医院声誉和竞争力的影响等。卫生技术/建议技术相对于现阶段运用于临床实践的技术是否具有创新性？如果具有创新性，请说明。

23. 被评估卫生技术/建议技术的引入是否产生其他重要影响？

请说明卫生技术/建议技术的引入可能产生的其他影响。例如伦理学方面（可及性、公平性等）、社会影响（家庭动力学、职业地位、更快重返工作等）或法律问题（食品药品监督局管理批准、欧盟标准认证等）。应该结合以上几个方面，将卫生技术与备选技术进行对比。

问题 24 - 28：讨论、结论和推荐意见

24. 不确定性讨论

请说明并讨论以上所有问题的答案的不确定性。用于 HTA 的方法/方式是否存在局限

性，不同类型的证据是否存在偏倚？纳入分析的患者是否与临床实践过程中的患者相似（可复制性）？评估结果是否具有一致性？某些不确定性可以通过敏感度分析进行阐释。

25. 国内外其他医院是否已有该项卫生技术/建议技术使用的先例？

如果被评估卫生技术/建议技术已在其他地区投入使用（或即将引入），请说明。根据被评估卫生技术/建议技术的特性，就卫生技术管理权限逐步下放的必要性进行解释。

26. 卫生技术/建议技术是否曾被其他相关国家/国际组织/机构（例如卫生部、医疗协会、社会团体、欧洲药物管理局、美国医学协会、英国国家卫生与临床优化研究所）推荐？

如果有，请罗列这些机构的名称并给出他们对此项卫生技术的建议。

27. 根据卫生技术/建议技术的评估结果提出哪些推荐意见？

请说明根据卫生技术/建议技术的评估提出的建议。医院是否应该引入该项新技术。

28. 是否提出采取进一步行动的建议？

请提出进一步行动的建议，例如开展卫生技术/建议技术的效果研究，启动其他研究项目，明确质量保证措施，监测安全性及使用效果，以及一段时间之后更新文献综述等。